职业卫生与健康

主　　编　张建国　张丽珍
副 主 编　唱 斗　陶 然　殷 切
编　　者　王深永　陈茂源　尚林伟
　　　　　李子彬　刘 超　周甡喆
　　　　　夏金龙　苗银凤
技术顾问　陈 勇　任 旭　王洪喜

北京理工大学出版社
BEIJING INSTITUTE OF TECHNOLOGY PRESS

内 容 简 介

职业卫生与健康教育旨在普及劳动者对危害如何预防的"知情权"，从而做好职业健康的促进工作。具体而言，职业卫生与健康教育包括五个方面的内容：一是让劳动者了解自己周围的生产生活环境；二是了解可能接触的各种职业病危害因素及其对自身的影响；三是了解个人的行为和生活方式在环境中的作用；四是了解环境因素及个体因素对健康的不良作用、影响性质和影响程度及其控制方法；五是了解并参与改善作业环境及作业方式，控制影响健康的因素，自觉地实施自我保健，促进健康。

《职业卫生与健康》共包括八个模块，分别为：职业健康基础知识、职业心理健康、化学因素危害与防控措施、物理因素危害与防控措施、生物因素危害与防控措施、职业性肌肉骨骼损伤与防控措施、职业健康风险评估、职业卫生管理。

本书是"工伤预防教育与培训系列教材"之一，也可作为职业院校安全技术与管理、应急救援技术、消防救援技术、化工安全技术、职业健康安全技术等专业的教材或作为职业院校安全教育公共基础选修课教材使用。

图书在版编目（CIP）数据

职业卫生与健康 / 张建国，张丽珍主编 . -- 北京：
北京理工大学出版社，2024.11.
ISBN 978 - 7 - 5763 - 4562 - 9

Ⅰ. R13

中国国家版本馆 CIP 数据核字第 2024Z0T906 号

责任编辑：龙　微　　　**文案编辑：**邓　洁
责任校对：周瑞红　　　**责任印制：**施胜娟

出版发行 / 北京理工大学出版社有限责任公司

社　　址 / 北京市丰台区四合庄路 6 号

邮　　编 / 100070

电　　话 / （010）68914026（教材售后服务热线）
　　　　　　（010）63726648（课件资源服务热线）

网　　址 / http://www.bitpress.com.cn

版 印 次 / 2024 年 11 月第 1 版第 1 次印刷

印　　刷 / 涿州市新华印刷有限公司

开　　本 / 787 mm × 1092 mm　1/16

印　　张 / 16.5

字　　数 / 370 千字

定　　价 / 50.00 元

图书出现印装质量问题，请拨打售后服务热线，负责调换

前 言

国际劳工组织报告显示，近年来，全世界每年死于职业事故和职业病的人数约为 200 万人，比交通事故死亡近 100 万人、暴力死亡 56.3 万人、局部战争死亡 30 万人多得多。可以说，职业事故和职业病已成为人类最严重的死因之一。在如此严峻的形势下，防止职业事故的发生，减少或消除职业病危害因素对健康乃至生命的影响应该是各级政府部门、企业和劳动者共同的责任。

安全和健康是人类全面发展的基础，也是家庭幸福、社会经济高质量发展的基础。职业安全与健康问题成为整个人类社会健康发展的重要制约因素，保护劳动者在生产过程中的安全与健康更是社会文明的重要标志。基于经济全球化背景，企业的活动、产品或服务中所涉及的职业安全与健康管理问题更是受到普遍关注。就各类职业人群而言，维护、促进健康，增进劳动者的劳动权益和福祉，促进体面劳动，首先要减少或避免职业安全与健康问题对劳动者造成的健康损害。

党的二十届三中全会决议指出，"推进国家安全体系和能力现代化""完善公共安全治理机制""完善安全生产风险排查整治和责任倒查机制"。进入新时代以来，为适应高质量发展和建设社会主义现代化强国的需要，我国的大多数企业对职业安全与健康工作越来越重视，在不断加强企业内部安全措施的同时，也积极引入世界通用统一的标准来规范职业安全与健康管理行为，建立和完善管理体系。

我们在对有关职业伤害案例进行分析时发现，其主要源头是社会经济高速发展与相对落后的职业安全与健康管理体制和机制之间的摩擦，也存在包括企业主在内的劳动者自身职业安全与健康知识匮乏的问题。

为深入贯彻习近平总书记"人民至上、生命至上"的重要指示精神，切实降低工伤事故和职业病的发生率，我们编写了"工伤预防教育与培训系列教材"，分为《职业安全与管理》《职业卫生与健康》两册。

第一，《职业安全与管理》教材。安全教育是企业安全生产工作的重要内容，坚持安全教育制度，做好对全体职工的职业安全教育，对提高企业安全生产水平具有重要意义。本分册的编写旨在：加强和规范生产经营单位安全培训工作，提高从业人员安全素质，防范伤亡事故，减轻职业危害；使广大职工熟悉有关安全生产规章制度和安全操作规程，具备必要的安全生产知识，掌握岗位安全操作技能，增强预防事故、控制职业危害和应急处理的能力；提高企业各级管理人员的安全生产法律意识和管理水平；增强职工的安全生产意识和安全操作技能；减少"三违"作业行为（即：违章指挥、违章操作、违反劳动纪律），预防和减少事故的发生。

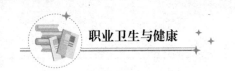

本分册的内容主要包括八个模块，分别为职业安全概述、安全生产基础、常见风险防范、现场作业安全、消防与用电安全、个体防护装备及劳动环境保护、应急处置与救援、从业人员的安全权利和义务。

第二，《职业卫生与健康》教材。职业卫生教育旨在普及劳动者对危害如何预防的"知情权"，做好职业健康的促进工作。具体而言，包括五个方面的内容：一是让劳动者了解自己周围的生产生活环境；二是了解可能接触的各种职业病危害因素及其对自身的影响；三是了解个人的行为和生活方式在环境中的作用；四是了解环境因素及个体因素对健康的不良作用、影响性质和影响程度及其控制方法；五是了解并参与改善作业环境及作业方式，控制影响健康的因素，自觉地实施自我保健、促进健康。

本分册的内容主要包括八个模块，分别为职业健康基础知识、职业心理健康、化学因素危害与防控措施、物理因素危害与防控措施、生物因素危害与防控措施、职业性肌肉骨骼损伤与防控措施、职业健康风险评估、职业卫生管理。

同时，依托出版社数字化教学资源平台，编者团队开发了数字资源包——工伤预防数字资源培训包，包含教学课件、培训教学视频、教学案例等内容。确保为不同类型、不同需求、不同层次的人员提供全方位学习支持。

开发上述教材及配套资源旨在推动企业管理者牢固树立安全健康意识，引导在职职工和即将进入工作岗位的预备劳动者掌握职业安全和健康的有关常识，切实掌握工伤预防的技能，使得企业内活动的成员的职业健康安全风险降低到最小限度，企业的经营者的灾害风险降低到最低限度，从而强化企业的风险管理，避免可能发生的职业健康安全风险，提高企业的整体管理水平。同时，为企业提高职业健康安全绩效提供了科学、有效的管理手段，有助于推动职业健康安全法规和制度的贯彻执行，使职业健康安全管理由被动强制行为变为自动自愿行为，从而使企业树立良好的社会形象，对企业产生直接和间接的经济效益。

"工伤预防教育与培训系列教材"由吉林省工业技师学院组织编写班子，中国劳动关系学院安红昌教授担任总主编，吉林省工业技师学院、重庆安全技术职业学院、福建船政交通职业技术学院等有关安全生产方面的院校的资深教师分别担任主编、副主编。

由于这一学科的快速发展，且学术观点存在差异，加上编者水平有限，教材中难免存在不足之处，诚望读者批评指正。

编　者

目录 CONTENTS

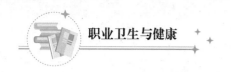

职业健康基础知识

哲人隽语

惩病克寿，矜壮死暴。

——唐·柳宗元《敌戒》

模块导读

职业健康是健康中国建设的重要基础和组成部分，事关广大劳动者健康福祉与经济发展和社会稳定大局。党中央、国务院高度重视职业健康工作。自《国家职业病防治规划（2021—2025 年）》实施以来，各地区、各有关部门和单位认真贯彻落实习近平总书记关于职业病防治工作的重要指示批示精神，贯彻落实党中央、国务院关于职业健康工作的一系列决策部署，深入实施健康中国行动，大力推进尘肺病防治攻坚行动，源头治理力度进一步加大，防治服务能力显著增强，职业病及危害因素监测范围逐步扩大，救治救助和工伤保险保障水平不断提高，《中华人民共和国职业病防治法》标准体系不断完善，劳动者的职业健康权益得到进一步保障。

学习目标

1. 了解健康的表现，掌握工作相关疾病；
2. 掌握我国职业卫生工作的三级预防原则；
3. 掌握工作场所职业性有害因素的分类、来源，能够结合具体企业判定可能存在的职业性有害因素；
4. 理解职业病的概念、发病模式和特点，能够根据《职业病分类和目录》判定具体职业病的种类；
5. 理解职业病诊断流程及所需资料，掌握职业病诊断和工伤认定之间的区别与联系，能够指导员工进行职业病诊断并进行工伤认定；
6. 了解我国职业卫生工作的发展历程、防治形势和主要发展趋势。

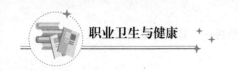

单元一　健康与疾病

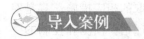

问君能有几多愁？恰似"疾病"在心头

　　张燕身上几乎集齐了办公室"打工族"的职业病，最严重的是颈椎病。张燕之前的工作是在一个"铁饭碗"型的企业做文秘工作，工作强度比较大，基本是早上8点上班，晚上9点以后才能下班回家，有时候甚至更晚。每天除了简单吃个工作餐，就一直在电脑前工作。张燕因为经常在电脑前工作，加上熬夜，早上起来眼睛干，甚至有点疼，直接诱发了干眼症等病症；因为长期吃饭不规律，张燕还经常胃疼。另外，腱鞘炎也是很多办公室打工人常见的职业病，张燕也未能幸免，当时右手的腱鞘炎已经严重到连几本书都拿不动。

　　分析：当今，在竞争激烈和快节奏的职场中，人们常常把工作置于生活的首位，而忽视了最宝贵的资本——身体健康。然而，身体健康是我们能够充分发挥自己潜力、应对挑战并实现职业成功的关键因素。为了在现代职场中取得持久优势，我们需要认识到身体健康管理的重要性，并拥有一个强健的体魄。

一、职业卫生

（一）概述

　　自中华人民共和国成立以来，职业卫生一直被称为劳动卫生学（Labor Hygiene）；欧洲的一些国家则将其称为职业卫生（Occupational Health）；美国则称其为工业卫生学（Industrial Hygiene）；日本则称其为产业医学。目前，国际上更倾向于使用职业卫生这一术语。

　　美国工业卫生学家协会（ACGIH）将职业卫生定义为预测、识别、评估、控制工作场所存在的可能导致劳动者损伤、疾病或影响心态健康（Well Being of Workers）的包括生物、化学、物理、人机工效和心理等的危害因素。英国职业卫生协会（The British Occupational Hygiene Society，BOHS）将职业卫生定义为通过识别、评估和控制风险预防由于工作导致的健康损害。国际职业卫生协会（The International Occupational Hygiene Association，IOHA）将职业卫生定义为预测、识别、评估和控制工作环境中对健康产生危害的因素的学科，目的是保护工人身心健康，保护社区安全。国际劳工组织（ILO）将职业卫生定义为职业卫生是对产生或存在于作业场所并可能对作业人员的身心健康造成危害的因素进行预测、识别、评价和控制的科学，它还是研究上述危害因素对周围的社区和大气环境可能产生的影响的学科。ILO和WHO（世界卫生组织）在1950年第一次共同制定，而后又于1995年对职业卫生的定义进行修订，将其定义为依靠预防健康偏离，控制风险和使工作适应于人，以及人适应于工作的措施，促进和保持所有职业工人的身体、精神和社会心态（Social Well→being）处于最佳状态。

我国职业卫生的定义有两个：一是以职工的健康在职业活动中免受有害因素侵害为目的的工作领域及在法律、技术、设备、组织制度和教育等方面所采取的相应措施；二是对工作场所内产生或存在的职业性有害因素及其健康损害进行识别、评估、预测和控制的一门科学，其目的是预防和保护劳动者免受职业性有害因素所致的健康影响和危害，使工作适应劳动者，促进和保障劳动者在职业活动中的身心健康和社会福利。

西方国家、ILO 和 WHO 对职业卫生的定义涉及工作场所与健康有关的各种因素和与安全有关的方方面面，主要是预防危害，采取的预防措施主要是预测、识别、评估和控制风险；而我国对职业卫生的定义只是针对健康，并不包括安全。

虽然各国对职业卫生的表述不同，但其本质是相同的，基本目标是一致的，都是通过在作业场所采取预防措施，保护工人的身心健康。职业卫生研究对象包括工业、农业、商业、交通、科研、教育、行政管理等各行业。它既包括各种体力劳动，也包括各种脑力劳动；不但研究职业病，而且研究职业相关疾病。职业卫生的基本任务是识别、评价和控制工作场所可能存在的风险，以保护和促进劳动者健康，促进经济发展。其目的涉及三个方面：一是保持和促进劳动者健康；二是改善工作环境，保障健康和安全；三是发展工作组织和工作文化，促进健康和安全，提高生产率。职业卫生要确保发展能够满足人们目前的需要，同时不降低满足未来几代人的需求的能力（世界环境与发展委员会，1987 年）。

（二）职业卫生与健康研究的意义

劳动与健康是人的基本权利，是推动人类进化和文明发展的动力，也是社会经济发展和创新的决定性因素。《中华人民共和国宪法》规定，公民有劳动的权利和义务。国家通过各种途径，创造劳动就业条件，加强劳动保护，改善劳动条件，并在发展生产的基础上，提高劳动报酬和福利待遇。劳动与健康本质上应该是和谐统一、相辅相成、互相促进的。在工作环境中，良好的劳动条件促进健康；反之，不良的劳动条件会损害健康，甚至导致疾病和死亡。职业卫生与健康就是研究劳动及劳动环境对健康的影响，提出有效、适宜的预防及控制职业性有害因素的措施及技术，以促进健康、预防疾病的一门学科，具有理论及实践密切融合的特点。

职业卫生学以职业人群为研究对象，主要研究劳动条件对职业人群健康的影响，主要任务是识别、评价、预测、控制和研究不良劳动条件，为保护劳动者健康、提高作业能力、改善劳动条件提供科学依据及技术。职业医学又称职业病学，以劳动者个体为对象，对受到职业性有害因素损害或存在潜在健康风险的个体，通过健康监护、临床检查和诊断，对发生的职业病、职业相关疾病和早期健康损害进行识别、诊断、治疗和康复处理；该学科的主要宗旨是创造安全、卫生、高效、舒适的劳动环境，提高职业生命质量，保护劳动者的身心健康及安全。

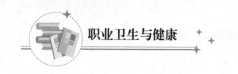

二、健康

劳动是人类生存和发展的必要手段，劳动与健康本质上是相辅相成、互相促进的。良好的劳动条件促进健康；反之，不良的劳动条件则会导致健康损害。除少数遗传疾病外，绝大多数职业病、职业相关性疾病和早期健康损害的发生与发展均为环境与机体交互作用的结果。大多数慢性疾病70%~90%的危险度可归因于环境暴露的影响。在阐明环境与机体交互作用对人类健康的影响时，职业人群是具有代表性的研究对象，这主要是因为：作业人数众多，我国至少有2亿人；根据主要职业性有害因素的理化性质，可了解其作用的靶系统和靶器官，所以每类作业人群大都有相对特异的发病谱；作用于人体的职业性有害因素的总剂量或强度＝接触浓度（或强度）×接触时间，能相对较准确地测量和计算作业人群的接触量，能估算剂量反应关系；能更好地动态观察和分析作业工人的健康状况，这些不仅有助于职业病的研究，而且有助于进一步阐明卫生经济负担重大的环境相关疾病的发生与机制。环境有害因素对人的损害程度，还由个体的特征决定，个体特征包括性别、年龄、健康状态、营养状况和遗传差异等。因此，在同一职业环境中，不同工人所受的健康损害有所不同。由于职业人群多处于青壮年阶段，有些还通过就业体检加以筛选，故比一般人群健康，至少在开始工作时是健康的，总发病率与死亡率将低于总体人群，这种职业健康工人效应现象在职业卫生和职业医学研究和评价中应予以考虑。由于预防工作的疏忽和技术局限性，引起职业从事者的职业性病损有工伤、职业病、职业相关疾病和早期健康损害。

（一）健康的定义

健康是指一个人在身体、心理和社会适应均处于完好状态，而不仅是没有疾病或不虚弱。世界卫生组织对人类健康曾经下过这样的定义：一个人的健康应该包括身体健康、精神健康和社会适应良好3个方面。

（二）健康的表现

1. 精神饱满，活力四射

清晨醒来，不需要闹钟的反复催促，自然醒来，感觉神清气爽，精神抖擞。一整天都充满活力，无论是工作还是休闲，都能保持高度集中的注意力和高效的工作学习状态，这说明身体机能良好，睡眠质量高，身体能量得到了充分的恢复。

2. 稳定的体重与合理的饮食

体重稳定，不因季节变换或短期饮食变化而大幅度波动。在享受美食的同时，也能自觉地选择均衡的饮食，摄入多样化食物，既满足营养需求，又不会过量。这意味着新陈代谢健康，自我调节能力强。

3. 规律的睡眠，优质梦乡

每晚能够轻松入睡，且睡眠时间充足，通常成人每晚睡7~9 h。醒来后不感觉疲惫，而是感觉焕然一新，这表明生物钟稳定，神经系统和内分泌系统处于良好的状态。

4. 稳定的消化系统

消化系统运作顺畅，没有经常性的腹胀、腹泻或便秘。饮食后没有不适感，这说明肠道菌群平衡，消化吸收功能良好，是身体健康的重要标志之一。

5. 良好的免疫功能

很少感冒或得其他传染病，即使周围人感冒，自己也能够"出淤泥而不染"。这表明免疫系统强大，可以有效抵御外界病原体的侵袭。

6. 灵活的关节与健康的体态

行动自如，关节不僵硬，没有慢性疼痛。站立、坐立时姿势端正，体态健康，这不仅反映骨骼、肌肉系统的健康，也是整体健康的一个侧面体现。

7. 积极的情绪与心态

心理健康同样重要，能够保持乐观、积极的心态，面对生活压力和挑战时能够有效管理和调整情绪。社会关系良好，乐于助人，也是心理健康的一个体现。

8. 适当的运动与休闲

喜欢并能够坚持适当的体育锻炼，如散步、慢跑、游泳、瑜伽等，每周进行至少150 min 的中等强度运动。运动后感觉身心愉悦，而不是疲惫不堪。休闲时间能够有效放松，发展兴趣爱好，有助于身心健康。

（三）职业健康的目的和意义

1. 职业健康的目的

（1）使在组织内活动的成员的职业健康安全风险降低到最小限度；
（2）使组织的经营者的灾害风险降低到最小限度；
（3）强化组织的风险管理，避免可能发生的职业健康安全风险；
（4）提高企业的整体管理水平。

2. 职业健康的意义

（1）为组织提高职业健康安全绩效提供了科学、有效的管理手段；
（2）有助于推动职业健康安全法规和制度的贯彻执行；
（3）使职业健康安全管理由被动强制行为变为自动自愿行为；
（4）有助于消除贸易壁垒；
（5）会对组织产生直接和间接的经济效益；
（6）有利于组织树立良好的社会形象。

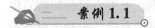 案例1.1

小王患上了颈椎病

小王最近常常觉得颈肩部疼痛，有时右侧胳膊还会有触电样锐痛，医生诊断小王患有颈椎病，建议他到医院进行康复治疗，必要时可能要做手术。小王觉得自己年经轻轻就得

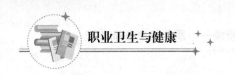

了颈椎病，一定是因为最近工作强度大，每天都工作到凌晨，没得到很好的休息造成的，这属于"累"出来的病。

分析：颈椎病是一种多发病，直接影响了从业者的健康和生活质量。有研究证实从事持续性视屏操作、伏案或颈部固定姿势工作的劳动者为颈椎病的易患人群，多年后颈椎病的发病率可达70%，且男性的颈椎病发病率高于女性。上述所说的颈椎病不是职业病，它叫工作相关疾病。

三、疾病

（一）工作相关疾病

工作相关疾病，顾名思义是由于生产过程、劳动过程和生产环境中的某些不良因素造成职业人群中某些常见病的发病率增高、潜伏的疾病发作或现患疾病的病情加重，这些疾病统称为工作相关疾病。

1. 行为（精神）和身心疾病

如精神焦虑、忧郁、神经衰弱综合征，常由于工作繁重、各种类型的职业紧张、夜班工作，饮食失调、过量饮酒、吸烟等因素引起。有时由于对某一职业性有害因素产生恐惧心理，而导致心理效应和器官功能失调，几乎所有的职业有害因素均可引起神经衰弱综合征。

2. 非特异性呼吸系统疾病

非特异性呼吸系统疾病包括慢性支气管炎、肺气肿和支气管哮喘等，是多种因素引起的疾病。吸烟、环境空气污染、呼吸道反复感染常是其主要病因。因生产环境中的化学、生物有害因素主要由呼吸道进入，而许多物理因素又可影响呼吸系统的功能，因此，在许多行业，导致急性和慢性呼吸系统疾病高发，如慢性阻塞性肺病、肺癌、下呼吸道感染，这些仍是降低我国人均预期寿命的主要原因。

3. 心脑血管疾病与代谢性疾病

心脑血管疾病是我国人均预期寿命下降的最重要的疾病，而糖尿病是我国发病率上升最快的疾病之一，生产环境中的各种有害因素能影响血压、心率、血脂和血糖等的系列改变，进而加快上述疾病的发生和死亡。越来越多的研究表明，不合理的轮班作业导致了糖尿病和冠心病病率的显著增加。

4. 其他

如消化性溃疡、腰背痛等疾病，常与某些工作有关，例如高温作业可引起和加剧消化性溃疡的发生和进展。骨骼肌肉系统疾病在许多职业中高发，不仅严重降低职业生命质量和劳动效率，而且会降低退休后的生活质量和增加经济负担。

（二）早期健康损害

职业性有害因素对人体的作用可以在分子、细胞、组织、器官、个体及人群水平上表现出来，而职业性有害因素与机体内的各种分子（如 DNA、蛋白质等）的交互作用导致了健康损害的早期效应。职业性有害因素大都主要经呼吸道进入人体，直接或（和）代谢后，引起一系列反应，主要包括氧化应激、炎性反应和免疫应答反应，这些反应是机体积极、重要的防御反应。然而如果机体产生过低或过强的反应，就可能对机体不利，甚至可能是早期健康损害的危险信号。更重要的是，如果有害因素过强或机体反应异常，就会出现各种早期健康损害，如血压、血脂和血糖的不良改变，遗传损伤增加（微核率、DNA损伤和基因突变等），肺功能下降，动脉粥样硬化加剧，心率变异性下降等。职业性有害因素导致的早期健康损害可发展成两种完全相反的结局：健康或疾病。如果采取积极、正确的职业健康监护和干预治疗等二级预防措施，早期健康损害可恢复为健康；反之，则可发展为疾病。因此，对职业性有害因素所致早期健康损害的定期检测和制定科学预防策略，在我国和谐社会的构建和促进经济快速可持续性发展等方面具有战略意义和前瞻性。

四、劳动过程中引起的有关疾患

（一）劳动强度和强制体位引起的疾病

生产劳动过程中，由于各种原因，有时需要劳动者长时间保持某种特定的姿势或处于一种强迫体位，或者由于劳动负荷过大或节奏过快等原因，可以引起机体某些部位的损伤或疾病。此外，由于牵拉、压迫或摩擦等原因，也可使机体某些器官或组织发生功能性或器质性变化，甚至形成职业性疾患。

1. 下背痛

肌肉骨骼损伤是一种常见的与工作有关的疾病，影响范围很广，在各种行业都可能发生。

下背痛是肌肉骨骼损伤中最常见的一种，半数以上的劳动者在工作年龄都曾患过下背痛。站姿作业和坐姿作业均可发生下背痛，其中以站立负重作业的发病率最高，如搬运工。

引起职业性下背痛的常见原因有 4 个：

（1）负重。负荷过大可使腰部肌肉、骨骼和椎间盘等支撑系统发生损伤。

（2）姿势。长时间保持某种姿势，为了支撑人体上部的重量，使腰部处于持续紧张状态，如果不能保持自然姿势，使姿势负荷加大，会加重腰部负担。

（3）用力不当。用力要自然、顺畅，避免突然用较大的力。

（4）在负重过程中突然转身。

2. 颈、肩、腕损伤

颈、肩、腕损伤主要见于坐姿作业，常见的职业活动有键盘操作者，如秘书、打字员、计算机操作人员，计算机广泛应用以后，这类损伤的数量和程度明显增加；流水线生产工人，如电子元件生产、仪表组装、食品包装等；手工工人，如缝纫、制鞋、刺绣等；音乐工作者，如钢琴师、手风琴演奏者等。

颈、肩、腕损伤的主要表现是疼痛、肌张力减弱、感觉过敏或麻木、活动受限等，严

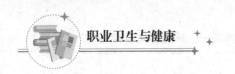

重者只要处于工作姿势即产生剧烈的疼痛，以至于不能坚持工作。腕部损伤严重者还可以引起手部肌肉的萎缩等。

3. 下肢静脉曲张

由于劳动引起的下肢静脉曲张，多见于长期站立或行走的作业，如警察、教师等，如果站立的同时还需要负重，则引发这种疾患的机会更多。患下肢静脉曲张疾患的概率随工龄的延长而增加，女性比男性更容易患病。常见部位在小腿内上侧。出现下肢静脉曲张后感到下肢及脚部疲劳、坠胀或疼痛，严重者可出现水肿、溃疡、化脓性血栓静脉炎等。

4. 腹疝

腹疝多见于长期从事重体力劳动者，由于负重，使腹肌紧张，腹内压升高，久之而形成腹疝。青少年从事重体力劳动更容易发生这种疾病。其中，脐疝和腹股沟疝比较常见，其次是股疝。腹疝一般无疼痛感，对身体影响不大。劳动中突然发生的称为创伤性疝，疼痛剧烈，但很快可缓解或转为钝痛。

（二）个别器官紧张

1. 器官紧张

指、掌迅速活动或前臂用力活动的作业，以及伴有不良气象因素的手臂用力作业均可诱发腱鞘炎；神经肌肉长期过度紧张，可致职业性神经肌肉痛；频繁精细的小动作可引起职业性痉挛；腕、肘关节动作频繁且负重极大的工人，可患上踝炎。上述各种作业均可发生关节炎和关节周炎。

2. 视觉器官紧张

在视力极度紧张的工作后，往往出现急性症状，如眼内疼痛感、头痛、自觉性视力障碍（视力下降、光幻觉、闪光）、充血、流泪等。

3. 发音器官紧张

可造成机能性发音障碍，症状为开始发音后不久迅速陷于疲劳、声音嘶哑、失调及失音；也可造成器质性损害，如呼吸道及发音器官卡他、声带出血、声带不全麻痹及"歌唱家小结节"。

（三）压迫及摩擦所致疾患

1. 胼胝

身体与工具或其他物体接触的部位因摩擦和压迫，可使局部皮肤反复充血，表皮增生及角化，形成胼胝（Callus）或胼胝化（Callosity）。胼胝范围小且厚，界限清楚；反之，则为胼胝化。胼胝和胼胝化最常见的部位是手部，其次是脚。这种情况一般不影响作业，甚至还具有一定的保护作用，但如果数量多或面积大，也会使活动受限，感觉灵敏度降低，影响正常功能。如果发生感染，出现炎症，则会影响身体健康。

2. 滑囊炎

滑囊炎是一种常见疾患，很多工种都可以引起滑囊炎，尤其多见于快速、重复性的操作。滑囊炎可以发生于各种不同的部位，如包装工的腕部，跪姿工作者的膝部等。滑囊炎发生的原因主要是局部长期受到强烈的压迫和摩擦，职业性滑囊炎呈慢性或亚急性过程，一般症状较轻，表现为局部疼痛、肿胀，对功能影响不大。

3. 掌挛缩病

长期使用手控制器，如手柄、轮盘等，由于持续压迫和摩擦，可引起掌挛缩病。掌挛缩病发生缓慢，一般要工作 20～30 年才可诱发。其发生过程先是由于手掌腱鞘因反复刺激而充血，形成炎性小结节，在此基础上，出现腱膜纤维性增生及皱襞化，进一步发展腱膜可与皮肤粘连，使手掌及指的掌面形成线状瘢痕，使皮肤变厚，以致活动受限，严重者失去活动功能。掌挛缩病以右手多见，常发生于尺侧，累及无名指和小指，病程进展缓慢。

五、职业性损害的三级预防

《中华人民共和国职业病防治法》第一章总则第三条指出，职业病防治工作坚持预防为主、防治结合的方针，建立用人单位负责、行政机关监管、行业自律、职工参与和社会监督的机制，实行分类管理、综合治理。其基本准则应按三级预防加以控制，以保护和促进职业人群的健康。

（一）第一级预防

第一级预防（Primary Prevention）又称病因预防，是从根本上消除或控制职业性有害因素对人的作用和损害，即改进生产工艺和生产设备，合理利用防护设施及个人防护用品，以减少或消除工人接触的机会。主要涉及四个方面：一是改进生产工艺和生产设备，使其符合我国工业企业设计卫生标准，如 1979 年颁布的《工业企业设计卫生标准》，含 111 项毒物和 9 项粉尘最高允许浓度和噪声等物理因素的卫生标准。在 2010 年，根据《中华人民共和国职业病防治法》，修订为《工业企业设计卫生标准》（GBZ 1—2010）；二是职业卫生立法和有关标准、法规制定，如 2007 年，经更新、修订，颁布《工作场所有害因素职业接触限值　第 2 部分：物理有害因素》（GBZ 2.2—2007），2019 年，进一步更新、修订，颁布《工作场所有害因素职业接触限值　第 1 部分：化学因素》（GBZ 2.1—2019）等；三是个人防护用品的合理使用和职业禁忌证的筛检，如生产性粉尘所导致的尘肺，可以佩戴防尘口罩；对高危职业人群，可依据《职业健康监护技术规范》（GBZ 188—2014）对就业禁忌证进行检查，凡有职业禁忌证者，禁止从事相关的工作；四是控制已明确能增加发病危险的社会经济、健康行为和生活方式等个体危险因素，如禁止吸烟可预防多种慢性非传染性疾病、职业病或肿瘤。

（二）第二级预防

第二级预防（Secondary Prevention）是早期检测和诊断人体受到职业性有害因素所致的健康损害并予以早期治疗、干预。尽管第一级预防措施最为理想，但因所需费用较大，在现有的技术条件下，有时难以达到理想效果，仍然可出现不同健康损害的人群，因此，第二级预防也是十分必要的。其主要手段是定期进行职业性有害因素的监测和对接触者定期进行体格检查，以早期发现病损和诊断疾病，特别是早期健康损害的发现，及时预防、处理。定期体格检查的间隔期可根据下列原则而定：一是疾病的发病时间和严重程度；二是接触职业性有害因素的浓度或强度和时间；三是接触人群的易感性。体格检查项目应鼓励常规检查并结合特异及敏感的生物检测指标进行评价。肺通气功能的检查或 X 线肺部摄片，常用作对接触粉尘作业者的功能性和病理性改变的指标；心电图、脑电图、神经传导速度和听力检查等，均可作为早期的特异性检查方法；微核率可以用于接触如放射线、多环芳烃等职业性致癌因素的早期检测等。尽管早期健康损害的检查和发现是第二级预防的重要环节，但是积极、正确、有效的干预措施与方案更为重要，因为职业性有害因素所导致的早期健康损害可发展成健康或疾病两种完全相反的结局。

（三）第三级预防

第三级预防是指在患病以后，给予积极治疗和促进康复的措施。第三级预防原则主要包括三个方面：一是对已有健康损害的接触者应调离原有工作岗位，并结合合理的治疗；二是根据接触者受到健康损害的原因，对生产环境和工艺过程进行改进，既能治疗病人，又能加强一级预防；三是促进病人康复，预防并发症的发生和发展。除极少数职业中毒有特殊的解毒治疗外，大多数职业病主要依据受损的靶器官或系统，采用临床治疗原则，给予对症治疗。特别对接触粉尘所致肺纤维化，目前尚无特效方法治疗。

三级预防体系相辅相成、浑然一体。第一级预防针对整个人群是最重要的，第二级预防和第三级预防是第一级预防的延伸和补充。全面贯彻和落实三级预防措施，做到源头预防、早期检测、早期处理、促进康复、预防并发症、改善生活质量，构成职业卫生与职业医学的完整体系。

案例 1.2

工作中得了"职业病"

作业人员由于长时间或坐或站的工作，导致颈椎长时间处于一个固定的姿势，造成颈椎受压，从而引起颈椎病。颈椎病的症状包括颈部疼痛、僵硬、头晕、头痛、恶心等，严重的还会出现手指麻木、失去力量等症状。

分析：适当的运动可以增强身体的代谢能力，锻炼肌肉，提高颈部机能，预防颈椎病的发生。要注意的是，应避免长时间采用单一的姿势工作。

活动与训练

某企业员工健康和疾病问卷调查——健康与疾病实践

一、目标

（1）正确选择健康和疾病观测人群，设计具有针对性的调查问卷；

（2）通过线上、线下多种方式对观测人群进行问卷调查，分析调查结果；

（3）通过模拟演练，提高学生的职业素养和应变能力，展现个人魅力。

二、程序和规则

步骤 1：将学生分成若干小组（3~6 人为一组），小组进行任务分工，如查找资料、制作 PPT、现场展示。

步骤 2：每个小组根据任务分工，进行任务实施。

步骤 3：展示过程 5 min，每组派代表进行展示。

步骤 4：小组互评、教师评价。

具体考核标准如表 1-1 所示。

表 1-1　健康与疾病实践评价表

序号	考核内容	评价标准	标准分值	评分
1	正确选择健康和疾病观测人群（30 分）	观测人群选择数量足够、有序、科学	30 分	
		观测人群选择数量不足，未能体现企业实际作业情况	20 分	
		观测人群选择混乱，无法得到对比结果	10 分	
2	设计具有针对性的调查问卷（30 分）	设计具有针对性的调查问卷	30 分	
		设计的调查问卷针对性不强	20 分	
		设计的调查问卷没有针对性	5 分	
3	线上、线下问卷调查并分析结果（30 分）	线上、线下问卷调查有效开展，分析结果正确	30 分	
		线上、线下问卷调查部分开展，分析结果部分正确	20 分	
		线上、线下问卷调查开展不当，分析结果不正确	5 分	
4	汇报综合表现（10 分）	表达清晰，语言简洁，肢体语言运用适当，大方得体	10 分	
		表达较清晰，语言不够简洁，肢体语言运用较少，表现较紧张	5 分	
得分				

三、总结评价

通过互评和教师评价，总结反思，巩固提升，强化学生的职业素养，提升学生的实践应用能力。

课后思考

1. 陈述健康和疾病的区别。

2. 讨论工作相关疾病的表现形式。

3. 查找企业中相关工作疾病案例，分析疾病的产生过程。

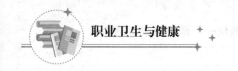
单元二 职业性有害因素来源

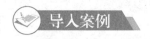

企业忽视职业性有害因素治理，被重罚！

苏州市卫生监督所执法人员在对某铸造企业进行执法检查时发现，该企业工作场所空气中烟尘弥漫、噪声巨大，检测报告显示众多检测点位的矽尘浓度和噪声强度严重超标，甚至有检测点位的矽尘浓度超标8倍，并且该企业未采取任何治理措施。工人在超标环境下工作，患职业病的风险极高。苏州市卫健委依据《中华人民共和国职业病防治法》的规定，对该企业予以警告并做出罚款24万元的行政处罚，同时责令其改正。

分析：《中华人民共和国职业病防治法》第十五条第一项规定：产生职业病危害的用人单位的设立除应当符合法律、行政法规规定的设立条件外，其工作场所还应当符合下列职业卫生要求：职业病危害因素的强度或者浓度符合国家职业卫生标准。

一、职业性有害因素的来源

（一）职业性有害因素定义

职业性有害因素，又称职业病危害因素，是指在生产工艺过程、劳动过程和工作环境（劳动条件）中存在和（或）产生的，对职业人群健康、安全和作业能力可能造成不良影响的一切要素或条件。生产工艺过程是指生产工艺所要求的各项生产工序进行连续作业的过程，通常涉及生产设备、使用的材料和生产工艺三个因素。劳动过程是指劳动者运用劳动资料对劳动对象进行加工，生产使用价值的过程，它涉及劳动组织、操作体位和方式、脑力和体力劳动的比例等诸多方面。生产环境是指进行生产的周围条件，可以是大自然环境，也可以是按生产需要建立起来的人工环境，是劳动者从事生产劳动的总体空间，包括和生产劳动有关的场地、厂房建筑、相应空间的空气流动状况，以及其中的设备布局、通风条件、采光照明等因素。

（二）生产工艺过程中产生的有害因素

生产工艺过程通常随着生产设备、使用的原料和生产工艺的变化而变化。其所产生的职业性有害因素，按照性质的不同可分为化学因素、物理因素、生物因素等。

1. 化学因素

化学因素是指原料、辅料、中间产品、成品和生产过程中的废气、废水、废渣中的化学毒物，包括生产性毒物和生产性粉尘。其主要包括：①金属及类金属，如铅、汞、锰、砷等；②有机溶剂，如苯及苯系物、正己烷、二硫化碳等；③刺激性气体，如氯、氨、氮氧化物、光气、二氧化硫等；④窒息性气体，如一氧化碳、硫化氢、氰化氢、甲烷等；⑤苯的氨基和硝基化合物，如苯胺、硝基苯、三硝基甲苯、联苯胺等；⑥高分子化合物，如氯乙烯、丙烯腈等农药，如有机磷农药、有机氯农药、拟除虫菊酯类农药等；⑦生产性粉尘，如矽尘、煤尘、石棉粉尘、水泥粉尘及各种有机尘等。这些化学物多以粉尘、烟尘、雾、蒸气或气体的形态散布于空气中，主要经呼吸道进入体内，还可以经皮肤、消化道进入体内。

2. 物理因素

物理因素是生产环境中的构成要素，如异常气象条件（高温、高湿、低温、高气压、低气压）、噪声、振动、非电离辐射（可见光、紫外线、红外线、射频辐射、激光等）、电离辐射（X 射线、γ 射线等）。

3. 生物因素

生物因素是生产原料和作业环境中存在的致病微生物或寄生虫，如炭疽杆菌、真菌孢子（吸入霉变干草粉尘所致的外源性过敏性肺泡炎）、森林脑炎病毒，以及生物病原物对医务卫生人员的职业性传染等。

（三）劳动过程中的有害因素

1. 劳动组织不合理

劳动组织和劳动制度的安排不合理不仅会影响劳动效率，而且会使作业者的健康受到损害。例如，工作时间过长，作业人员易疲劳，作业能力和效率明显降低，这种情况的发生轻则会使生产质量下降，重则会导致工伤事故的产生和机体衰竭。

由于现代工业多为集体连续生产，存在工作的分配与协作，因此轮班劳动的安排也是劳动制度的重要一环。轮班劳动不合理，不仅会严重打乱正常的生物节律，对身体健康、社会和家庭生活产生较大的影响，而且对作业能力也有明显影响。调查发现，在一天内，体力作业能力从早上 9 点到中午 12 点时的效率最高，脑力作业能力一般以 9—12 时最佳，但也有个体差异。国外资料表明，5% ~20% 的轮班作业人员对设计不良的轮班安排感觉不适，常会导致睡眠质量差、难以入睡、失眠；休息后难以恢复；易于激动、技能下降、身体不适；消化不良、食欲差等症状。这些症状又被称为"轮班劳动不适应综合征"。

夜班作业是轮班作业中对作业者身心影响最大的作业。夜班作业是指一天中通常用于睡眠的时间里进行职业活动，一般是 22 时或 23 时到次日凌晨 5 时或 6 时。夜班作业对作业人员的心理会产生明显的不良影响，神经行为测试表明，在夜间，同一受试者各项指标的得分呈不同程度的下降。

2. 精神（心理）过度紧张

如驾驶员或自动化程度高的工作带来的精神紧张问题。精神过度紧张是一种常见的心理状态，可能导致一系列身体和心理症状。

3. 劳动强度过大或生产定额不当

劳动强度过大或生产定额不当是许多工作场所中常见的问题，在制造业、建筑业和服务业等领域最为常见，例如安排的作业与生理状况不相适应，使得劳动者承受过大的体力负担。这些问题可能导致多种负面后果的产生，包括员工健康受损、生产力下降、士气低落等。

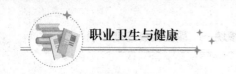
4. 个别器官或系统过度紧张

个别器官或系统过度紧张是指某个特定的身体部位或系统长时间处于高度紧张状态，可能导致一系列的健康问题。例如视力紧张、发音器官过度紧张等，长时间使用某个器官或系统可能导致其功能受损。

5. 长时间处于某种不良体位或使用不合理的工具

如长时间保持坐姿、站姿或其他不当姿势，可能会导致肌肉骨骼疾病或慢性疼痛等问题的出现。此外，不良的生活方式，如吸烟、过量饮酒等，也可能对劳动者的健康产生负面影响。

为了保障劳动者的健康，用人单位应当委托有资质的职业卫生检测机构对工作场所的职业病危害因素进行定期检测，并提供符合国家职业卫生标准和要求的劳动条件。同时，劳动者也应注意自我保护，合理安排工作和休息时间，避免出现过度疲劳和不良体位等问题。

（四）生产环境中的有害因素

生产环境是指职业从事者操作、观察、管理生产活动所处的外环境，涉及作业场所建筑布局、卫生防护、安全条件和设施有关的因素。

（1）自然环境因素的作用，如炎热季节的太阳辐射；

（2）厂房建筑或布局不合理，如有毒与无毒的工段安排在同一车间；

（3）来自其他生产过程散发的有害因素的生产环境污染。

案例 1.3

警惕！职业病危害因素可能就在你身边

2020 年 8 月，某镇卫生院手术室工作人员汪某被职业病医院诊断为职业性慢性中毒苯中毒（再生障碍性贫血）。相关监管部门对该医院的职业健康监护情况进行监督检查，发现汪某工作的手术室为新建，其中存在苯、甲醛等职业病危害因素，该卫生院涉嫌未按照规定组织职业健康检查以及安排未经职业健康检查的劳动者、有职业禁忌的劳动者从事接触职业病危害的作业以及禁忌作业。

当地有关部门依据《中华人民共和国职业病防治法》第七十一条第（四）项、第七十五条第（七）项，做出行政处罚决定，给予该用人单位罚款人民币贰拾贰万柒仟伍佰元整（227 500.00）的行政处罚。

分析：不同于传统职业病危害因素主要在生产过程中产生，本案中的职业病危害因素为手术室装修导致苯和甲醛等职业病危害因素超标。

职业病危害因素包括职业活动中存在的各种有害的化学、物理、生物因素以及在作业过程中产生的其他职业有害因素。由此可见，不管是生产过程产生或者其他原因产生，只要劳动者接触了职业病危害因素，用人单位就有责任履行职业病防治的义务。

二、职业病危害因素分类

《职业病危害因素分类目录》是为贯彻落实《中华人民共和国职业病防治法》，切实保障劳动者健康权益，根据职业病防治工作需要，国家卫生计生委（今国家卫健委）、安全监管总局（今应急管理部）、人力资源社会保障部和全国总工会联合组织对职业病危害因素分类目录进行了修订。具体包括粉尘、化学因素、物理因素、放射性因素、生物因素和其他因素6类。

（一）粉尘

主要包括矽尘、煤尘、石墨粉尘、炭黑粉尘、石棉粉尘、滑石粉尘、水泥粉尘、云母粉尘、陶瓷粉尘、铝尘、电焊烟尘、铸造粉尘等共52种粉尘。

（二）化学因素

主要包括铅及其化合物（不包括四乙基铅）、汞及其化合物、锰及其化合物等和可能导致职业病的其他化学因素共375种。

（三）物理因素

主要包括噪声、高温、低气压、高气压、高原低氧、振动、激光、低温、微波、紫外线、红外线、工频电磁场、高频电磁场、超高频电磁场和未提及的可导致职业病的其他物理因素共15种。

（四）放射性因素

主要包括密封放射源产生的电离辐射、非密封放射性物质、X射线装置（含CT机）产生的电离辐射、加速器产生的电离辐射、中子发生器产生的电离辐射、氡及其短寿命子体、铀及其化合物和以上未提及的可导致职业病的其他放射性因素共8种。

（五）生物因素

主要包括艾滋病病毒（限于医疗卫生人员及人民警察）、布鲁氏菌、伯氏疏螺旋体、森林脑炎病毒、炭疽芽孢杆菌和以上未提及的可导致职业病的其他生物因素共6种。

（六）其他因素

主要包括金属烟、井下不良作业条件（限于井下工人）和刮研作业（限于手工刮研作业人员）3种。

三、职业性有害因素的致病模式

接触有害因素对健康损害的机会和程度往往存在很大的差异，劳动者接触职业性有害因素由于机体的修复和代偿作用不一定会发生职业性疾患、伤残或死亡。形成职业性疾患必须具有一定的致病条件，符合一般疾病的致病模式职业性有害因素本身的性质，以及作用、条件和接触者个体特征3个因素联系在一起才能对人体造成职业性损害。

（一）职业性有害因素的性质

有害因素本身的理化性质和作用部位决定了其毒作用的大小。例如电磁辐射透视人体

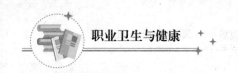

组织的深度和危害程度，主要取决于其波长。毒物的理化性质及其对组织的亲和性与毒性作用有直接关系，如汽油和二硫化碳具有明显的脂溶性，对神经组织有密切的亲和作用，因此首先损害神经系统。一般物理因素常在接触时有作用，脱离接触后体内不会残留；而化学因素在脱离接触后，作用还会持续一段时间或继续存在。有时心理因素也可成为病因，在职业医学中不容忽视。因此，应在不影响产品质量的前提下尽量用低毒物质代替高毒物质，用危害小的物质代替危害大的物质，并尽可能降低职业性有害因素的强度。

（二）作用条件

作用条件包括接触机会、接触方式、接触时间、接触强度等。

（1）接触机会。例如，在生产工艺过程中，经常接触某些有毒有害因素。

（2）接触方式。例如，经呼吸道、皮肤或其他途径可进入人体，或由于意外事故造成病伤。

（3）接触时间。每天或一生中累计接触的总时间。

（4）接触强度。接触强度是指接触浓度或水平。

后两个条件是决定机体受危害剂量的主要因素。常用接触水平来表示，与实际接受量有所区别。据此，改善作业条件，控制接触水平，降低有害因素进入机体的实际接受量，是预防职业性病损的根本措施。为此，我国制定了"工作场所有害因素职业接触限值"及职业卫生监督中的定期环境有害物检测制度，以便控制劳动者的职业性有害因素接触水平。所谓工作场所有害因素接触限值，是指作业环境中接触这些有害物质一般不引起健康损害的最高限值。

（三）个体因素

个体对有害因素的防御功能是多方面的。机体能通过自我修复、恢复和生物转化过程将毒物降解和排出。由于个体间的这种功能存在差异，因此在同一生产环境从事同样工作的工人，个体发生职业性损害的机会和程度会有很大差别，即存在个体易感性。个体易感性主要取决于遗传因素、年龄和性别差异、营养不良、其他疾病、文化水平和生活方式等个体因素。

1. 遗传因素

现代基因序列和基因位点的多态性研究表明，基因序列和位点上的微小差异，经过蛋白质表达放大，会造成机体内某些酶和细胞因子量的较大差异，直接影响机体的代谢过程。例如，某些人由于胆碱酯酶活性过低，不能直接接触有机磷农药。患有某些遗传性疾病或存在遗传缺陷（变异）的人，会容易受某些有害因素的作用。

2. 年龄和性别差异

包括妇女从事接触对胎儿、乳儿有影响的工作，以及未成年和老年工人对某些有害因素作用的易感性。

3. 营养不良

机体的营养和健康状况与机体的防御和修复功能密切相关，如不合理膳食结构，可致机体抵抗力降低。

5. 其他疾病

如患有皮肤病会降低皮肤防护能力；肝病影响肝脏对毒物的解毒功能；患有呼吸系统疾病，导致对粉尘的危害较敏感等。

6. 文化水平和生活方式

如缺乏卫生及自我保健意识，以及吸烟、酗酒、缺乏体育锻炼、过度精神紧张等，均能增加职业性有害因素的致病机会和程度。

以上这些因素统称为个体危险因素。存在这些因素者在接触职业性有害因素时起反应比一般人强，即较易感，故称易感者和高危人群。在就业前或已接触人群中及时鉴别易感者，使其尽量避免或脱离职业性有害因素，对其加强医学监护，是职业病预防工作的一个重要环节。

四、职业病危害因素识别

职业病危害因素识别是评价工作场所职业病危害程度，以及其他评价内容的重要基础，只有对工作场所中职业病危害因素及其特征进行充分、准确识别，才能对职业病危害因素的危害程度和接触水平进行准确评估，才能对职业病防治的可行性与有效性做出科学的评价。

（一）识别的意义

（1）通过职业病危害因素识别，为分析和确定工作场所存在的职业病危害作业工种（岗位）及其接触地点、接触方式、接触时间与频度等，以及分析和确定工作场所存在的职业病危害因素及其可能引起的职业病及其他健康影响提供了基础依据。

（2）通过职业病危害因素识别，可以确定工作场所职业病危害因素的发生（扩散）源、发生（扩散）方式，以及发生（扩散）量等，从而为分析和评价职业病防护设施设置的符合性或有效性等提供基础依据。

（3）通过职业病危害因素识别，可以确定工作场所存在职业病危害因素的发生方式（泄漏、逸出或聚集等）与发生地点等，从而为分析和评价工作场所应急救援设施设置的符合性或有效性提供基础依据。

（4）通过职业病危害因素识别，为分析和评价工作场所总体布局、工艺设备布局，以及建筑卫生学等的符合性提供基础依据。

（二）识别的原则

通过识别可能存在的职业病危害因素，对所存在的各种职业病危害因素进行定期检测、工程防护等措施来降低其对作业人员的健康影响，保护作业人员的健康。

1. 根据使用的物品（如原辅材料、成品半成品等）识别

原辅材料是工作场所中产生职业病危害因素最主要的原因之一。一般来说，当企业购进原辅材料时，会附带该材料的化学品安全数据说明书（MSDS）。说明书上会详细记录该材料中所含的化学毒物的种类、含量等内容，使用时应保存每种原辅材料的化学品安全数据说明书，以作为辨识职业病危害因素的主要依据。

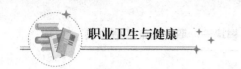
原辅材料分析是进行职业病危害因素识别的重要环节。一般来说，应调查原辅材料的种类与数量、形态、理化特性、杂质、产地、毒性资料与质检报告资料等信息，通过这些信息识别分析可能存在的职业病危害因素。产品也可能是职业病危害因素之一，企业的产品一般比较固定，通常通过了解企业产品的种类和数量等，对照职业病危害因素目录和限值标准，筛查是否在职业病危害因素目录中以及是否制定了职业接触限值，如果制定了职业接触限值，应将其列为职业病危害因素检测的项目。

2. 根据生产机器设备和生产工艺流程中产生的有害成分进行识别

生产设备可能是产生职业病危害因素尤其是物理因素的来源之一，如噪声、高温、微波辐射等，应了解企业使用的生产设备型号、种类等，判断其是否产生噪声、高温等职业病危害等因素，为职业病危害因素监测提供依据。

在企业生产过程中，会产生各种各样的职业病危害因素，如噪声、粉尘、化学毒物等，不同的生产方式、工艺、生产条件等可能产生的职业病危害因素也不尽相同，生产过程的自动化程度不同，产生的职业病危害因素程度也不同，应了解企业生产工艺流程，识别出生产工艺流程中的职业病危害因素类别及危害程度。通过对生产过程的分析，掌握并了解在生产过程中产生的副产品及其他有毒有害物质的种类、数量，识别和分析可能产生的职业病危害因素。

企业应掌握本企业内各作业场所职业病危害因素的种类和浓度，要了解每种职业病危害因素的接触人数、接触时间、接触方式等信息，以便能够清楚地掌握每个作业人员可能接触的职业病危害因素，为进行职业病危害因素监测和职业健康体检提供重要依据。

五、职业危害因素的控制和申报

（一）控制

职业危害因素控制，应优先考虑从源头上防止劳动者接触各类职业危害因素，改善可能引起健康损害的作业环境，其中工程控制是从源头防治职业病的重要手段之一，针对粉尘、化学毒物、噪声与振动、高温等职业危害因素，从工程控制上采取相应的防护措施，主要包括通风除尘、通风排毒、防噪声和振动、防暑降温等卫生工程防护措施。

为控制职业危害因素，《中华人民共和国职业病防治法》专门设置前期预防一章，规定用人单位工作场所存在职业病目录所列职业病的危害因素的，应当及时、如实向所在地卫生行政部门申报危害项目，接受监督。新建、扩建、改建建设项目和技术改造、技术引进项目可能产生职业病危害的，建设单位在可行性论证阶段应当进行职业病危害预评价。用人单位应当优先采用有利于防治职业病和保护劳动者健康的新技术、新工艺、新设备、新材料，逐步替代职业病危害严重的技术、工艺、设备、材料。发现存在于《职业病危害因素分类目录》里的职业病危害，或者经常发生职业病事故的高危险化学品时，检索有无低毒或无毒的替代品。如果有低毒或无毒替代品时，用人单位应尽量采用低毒或无毒替代品。如果没有或不能替代的，应通过工程管理（如改善工艺流程和加强防护设施）、作业管理（如减少接触时间）和加强个人防护等途径来预防职业病危害事故的发生。

《中华人民共和国职业病防治法》规定，用人单位应当实施有专人负责的职业病危害因素日常监测，并确保监测系统处于正常运行状态。日常监测是用人单位及时了解、掌握工作场所职业病危害因素的浓度或强度，早期发现职业病危害，及时采取防护措施，消除或减少职业病危害因素对劳动者健康影响的关键环节。只有通过日常监测，用人单位才能及时了解、掌握工作场所职业病危害因素的浓度或强度。职业病危害因素日常监测是用人单位自身职业病防治管理义务之一，用人单位应当按照国务院卫生行政部门的规定，定期对工作场所进行职业病危害因素检测、评价。检测、评价结果存入用人单位职业卫生档案，定期向所在地卫生行政部门报告并向劳动者公布。

（二）申报

用人单位应当按照规定及时、如实地向所在地卫生健康主管部门申报职业病危害项目，并接受卫生健康主管部门的监督检查。

用人单位（煤矿除外）工作场所存在职业病目录所列职业病的危害因素的，应当及时、如实地向所在地卫生健康主管部门申报危害项目，并接受卫生健康主管部门的监督管理。煤矿职业病危害项目申报办法另行规定。职业病危害因素按照《职业病危害因素分类目录》确定。

职业病危害项目申报工作实行属地分级管理的原则。中央企业、省属企业及其所属用人单位的职业病危害项目，向其所在地设区的市级人民政府卫生健康主管部门申报。前述规定以外的其他用人单位的职业病危害项目，向其所在地县级人民政府卫生健康主管部门申报。

案例1.4

职业病危害因素辨识与检测不可缺

2022年7月，某区卫生与健康委员会接到市民举报，投诉其所在用人单位从未安排职业健康体检。该市民因身体不适自行去医院进行检查，结果显示肺部疾病，需要复查，随即向所在用人单位提出职业健康体检要求，但该用人单位并不配合。卫生监督员在接报后立即赶赴该用人单位展开现场调查。经调查发现，该用人单位存在的职业病危害因素主要有碳化硅粉尘（呼尘）、噪声等。现场查见该公司2021年8月职业病危害因素检测报告，该报告中未查见对举报人所在原料整形车间存在的职业病危害因素进行识别和检测。

根据现场调查，发现该用人单位存在未按照规定对工作场所职业病危害因素进行检测、评价等违法行为，区卫健委依据《中华人民共和国职业病防治法》相关法律法规，责令该用人单位限期改正，并做出相应行政处罚。

分析：对工作场所的职业病危害因素进行日常和定期的检测，可以及时了解职业病危害因素的产生、扩散和变化规律，对劳动者健康影响的程度，以及对职业病防护措施的效果进行鉴定评价，也为用人单位对其工作场所的防护设施建设的完备性、生产设备与生产工艺的先进性的判断提供参考数据。

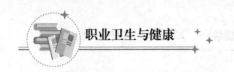

活动与训练

氮肥生产中的职业性危害因素辨识——职业性有害因素来源实践

一、目标

（1）正确绘制氮肥生产工艺流程图；

（2）辨识氮肥生产中可能存在的职业性有害因素并正确归类；

（3）通过模拟演练，提高学生的职业素养和应变能力，展现个人魅力。

二、程序和规则

步骤1：将学生分成若干小组（3~6人为一组），小组进行任务分工，如查找资料、制作PPT、现场展示。

步骤2：每个小组根据任务分工，进行任务实施。

步骤3：展示过程5 min，每组派代表进行展示。

步骤4：小组互评、教师评价。

具体考核标准如表1-2所示。

表1-2　职业性有害因素来源实践评价表

序号	考核内容	评价标准	标准分值	评分
1	绘制氮肥生产工艺流程图（20分）	正确绘制氮肥生产工艺流程图	20分	
		氮肥生产工艺流程图绘制错误	10分	
2	辨识氮肥生产中可能存在的职业性有害因素（40分）	氮肥生产中可能存在的职业性有害因素辨识完整	40分	
		氮肥生产中可能存在的职业性有害因素辨识不够完整	20分	
		未辨识出氮肥生产中可能存在的职业性有害因素	0分	
3	职业性有害因素归类（20分）	职业性有害因素归类完全正确	20分	
		职业性有害因素归类部分正确	10分	
		职业性有害因素归类全部错误	0分	
4	汇报综合表现（20分）	表达清晰，语言简洁，肢体语言运用适当，大方得体	20分	
		表达较清晰，语言不够简洁，肢体语言运用较少，表现较紧张	10分	
	得分			

三、总结评价

通过互评和教师评价，总结反思，巩固提升，强化学生的职业素养，提升学生的实践应用能力。

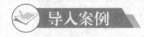 **课后思考**

1. 为什么要辨识职业性有害因素？
2. 陈述职业性有害因素的分类、职业病危害因素的分类。
3. 讨论职业性有害因素辨识要点。

单元三 职业病及其特点

导入案例

办公室里的"职业病"

甲女士，30 岁，为某企业办公室打字员，于 2024 年 8 月 5 日到市劳动保障行政部门咨询，自述参加工作 5 年多来，一直在企业办公室担任打字员工作，由于长期从事电脑工作，患上了干眼症、颈椎病等疾病，而且近来症状有所加重，经常出现头晕、恶心等症状。现在企业正在裁减人员，自己这半年由于上述疾病困扰经常请假，很有可能要被裁掉。甲女士认为，自己所患疾病与自己的职业有关，咨询自己是否可以享受"职业病"待遇，企业在裁员时能不能对她有些相关照顾政策。

分析：本案中，甲女士所患疾病与其从事的职业活动有关，但不在国家公布的法定职业病目录范围中，因此不能被诊断为"职业病"，也不能享受"职业病"待遇。

不过，法定"职业病"目录不是一成不变的，随着经济的不断发展，该目录也会不断修订。像甲女士这样的与职业相关的疾病，虽然目前未列入法律适用范围，但可以用行政、教育以及健康促进等手段加以管理。

一、职业病概述

（一）职业病的定义

职业病可以从广义和狭义两方面来理解。

广义的职业病，又称为职业性疾病，是指劳动者在职业活动中，由于职业有害因素的作用，身体上出现一定的功能性或器质性病理改变，从而出现相应的临床表现，影响作业能力，甚至丧失全部劳动能力。

狭义的职业病是指《中华人民共和国职业病防治法》中所规定的职业病，即法定职业病，通常是指企业、事业单位和个体经济组织的劳动者在职业活动中，因接触粉尘、放射性物质和其他有毒有害物质等因素而引起的疾病。可以诊断为职业病并享受工伤保险待遇或职业病待遇的，是狭义的职业病，即法定职业病。

（二）职业病分类

2013 年 12 月 23 日，原国家卫生计生委、人力资源社会保障部、安全监管总局、全国

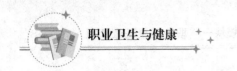

总工会四部门联合印发《职业病分类和目录》。《职业病分类和目录》将职业病分为职业性尘肺病及其他呼吸系统疾病、职业性皮肤病、职业性眼病、职业性耳鼻喉口腔疾病、职业性化学中毒、物理因素所致职业病、职业性放射性疾病、职业性传染病、职业性肿瘤、其他职业病共 10 类 132 种。

1. 职业性尘肺病及其他呼吸系统疾病

职业性尘肺病是在职业活动中由于长期吸入生产性粉尘并在肺内潴留而引起以肺组织弥漫性纤维化为主的全身性疾病，是我国危害最广泛且严重的职业病。具体包括矽肺、煤工尘肺、石墨尘肺、炭黑尘肺、石棉肺、滑石尘肺、水泥尘肺、云母尘肺、陶工尘肺、铝尘肺、电焊工尘肺、铸工尘肺以及根据《尘肺病诊断标准》和《尘肺病理诊断标准》可以诊断的其他尘肺病。

呼吸系统疾病是一种常见病、多发病，主要病变在气管、支气管、肺部及胸腔，病变轻者多咳嗽、胸痛、呼吸受影响，重者呼吸困难、缺氧，甚至呼吸衰竭而致死。职业性呼吸系统疾病主要包括过敏性肺炎、棉尘病、哮喘、金属及其化合物粉尘肺沉着病（锡、铁、锑、钡及其化合物等）、刺激性化学物所致慢性阻塞性肺疾病、硬金属肺病共 6 种。

2. 职业性皮肤病

职业性皮肤病是指在生产活动中接触物理、化学、生物等生产性有害因素引起的皮肤黏膜及其附属器的疾病。

职业性皮肤病主要包括接触性皮炎、光接触性皮炎、电光性皮炎、黑变病、痤疮、溃疡、化学性皮肤灼伤、白斑，以及根据《职业性皮肤病的诊断总则》可以诊断的其他职业性皮肤病。

3. 职业性眼病

职业性眼病是指劳动者在职业活动中由于接触职业病危害因素引起的各种眼部病变，导致职业性眼病的职业病危害因素主要有化学因素和物理因素两大类。化学因素既可引起眼部的接触性损害，即化学性眼灼伤，又可经机体的吸收而引起职业性白内障。物理因素所致的眼部病变可分为电离辐射和非电离辐射所致，前者主要有 X 射线、中子、γ 射线，后者包括紫外线、红外线、微波、激光等。电离辐射可导致放射性白内障，非电离辐射可导致电光性眼炎。此外，机械冲击物、粉尘、烟尘、生物颗粒物等也可导致不同程度的眼部损害。

职业性眼病包含化学性眼部灼伤、电光性眼炎、白内障（含放射性白内障、三硝基甲苯白内障）3 种。

4. 职业性耳鼻喉口腔疾病

职业性耳鼻喉口腔疾病包括噪声聋、铬鼻病、牙酸蚀病、爆震聋。

（1）噪声聋。指劳动者在工作场所中，由于长期接触噪声而发生的一种渐进性的感音性听觉损害。

（2）铬鼻病。指劳动者在工作场所中，由于长期接触铬酐、铬酸、铬酸盐及重铬酸盐等六价铬化合物引起的鼻部损害，鼻部损害以鼻中隔结膜糜烂、溃疡、软骨部穿孔等为主。

（3）牙酸蚀病。指劳动者在工作场所较长期接触各种酸雾或酸酐所引起的牙齿硬组织脱矿缺损。

（4）爆震聋。指暴露于瞬间发生短暂而强烈的冲击波或强脉冲噪声所造成的中耳、内耳或中耳及内耳混合性急性损伤所导致的听力损失或丧失。

5. 职业性化学中毒

职业性化学中毒是指接触工业毒物的工人在劳动过程中吸收工业毒物所引起的中毒，分为急性、慢性、亚急性 3 种。根据相关法律、法规规定，职业中毒的种类主要有铅、汞、锰、镉、铊、钒、磷、砷及其化合物中毒，铍病，砷、氯气、二氧化硫、光气、氨、氮氧化合物、一氧化碳、二硫化碳、硫化氢、磷化氢、磷化锌、磷化铝等中毒，工业性氟病，氰及腈类化合物中毒，甲苯、二甲苯、正乙烷、汽油、二氯乙烷中毒等 60 余种。

6. 物理因素所致职业病

物理因素所致职业病主要包括中暑、减压病、高原病、航空病、手臂振动病、激光所致眼（角膜、晶状体、视网膜）损伤、冻伤。

（1）中暑。指暴露在高温环境中，机体未能做出适应性调节，或体温调节功能紊乱而产生的一系列急性疾病的统称，也称为急性热致疾病，主要表现为热痉挛、热晕厥、热衰竭等，严重时可发展为重症中暑，直接威胁人们的生命。

（2）减压病。旧称沉箱病、潜水员病，指人体在高气压环境下停留一定时间后，在转向正常气压时，因减压过速，气压降低幅度过大所引起的一种疾病。

（3）高原病。又称高原适应不全症，或称高山病。长期生活在低海拔地区的人，快速进驻海拔 3 000 m 以上的高原地区后，人体的呼吸、循环、血液、内分泌及中枢神经系统在短时间内受缺氧及低压、寒冷、干燥、强紫外线等高原环境因素影响，出现头昏、头痛、恶心、呕吐等一系列不适症状。

（4）航空病。指由于航空飞行环境中的气压变化，所引起的航空性中耳炎、航空性鼻窦炎、变压性眩晕、高空减压病、肺气压伤等 5 种疾病。航空病是飞行环境中大气压力超长变化所引起的一种物理性损伤，根据气压变化、损伤的部位和程度，可引起不同的临床表现，而对于航空病的患者来说，则可能出现其中一种或多种损伤表现。

（5）手臂振动病。是长期从事手传振动作业而引起的以手部末梢循环和（或）手臂神经功能障碍为主的疾病，并可引起手、臂骨关节、肌肉的损伤。其典型表现为振动性白指。

（6）激光所致眼（角膜、晶状体、视网膜）损伤。指在职业活动中因接触较大剂量的激光引起的眼（角膜、晶状体、视网膜）损伤。不同波长激光可能对眼不同部位组织产生不同损伤，以角膜、晶状体、视网膜 3 个部位损伤为主。

（7）冻伤。是一种由寒冷所致的末梢部局限性炎症性皮肤病，是一种冬季常见病，以暴露部位出现充血性水肿红斑，遇温高时皮肤瘙痒为特征，严重者可能会出现患处皮肤糜烂、溃疡等现象。在职业活动中可因在低于 0℃ 的寒冷环境作业，或者短时间接触介质（制冷剂、液态气体等）而患冻伤。

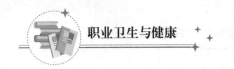

7. 职业性放射性疾病

放射性疾病是由电离辐射照射机体所引起的一系列疾病。职业性放射性疾病包括外照射急性放射病、外照射亚急性放射病、外照射慢性放射病、内照射放射病、放射性皮肤疾病、放射性肿瘤、放射性骨损伤、放射性甲状腺疾病、放射性性腺疾病、放射复合伤，以及根据《职业性放射性疾病诊断标准（总则）》可以诊断的其他放射性损伤。

8. 职业性传染病

职业性传染病是在职业活动过程中，接触职业性有害因素所致的一种传染病。它既具有传染病的特点，又具有职业病的特点，与患病者所从事的职业有着必然的内在联系。虽然职业性传染病的接触行业范围较有限，但由于病情较特殊，具有极强的传染性，部分感染者病情较重，终生需要治疗，甚至会危及生命。

职业性传染病主要包括炭疽、森林脑炎、布鲁氏菌病、艾滋病（限于医疗卫生人员及人民警察）和莱姆病等5种。

9. 职业性肿瘤

职业性肿瘤是指由于工人在生产劳动过程中长期接触致癌因素，经过较长的潜伏期而产生的某种特定的肿瘤。职业性致癌因素包括化学的、物理的和生物的因素，但在职业性肿瘤的致癌因素中，最常见的职业性致癌因素是化学物质。

职业性肿瘤主要包括石棉所致肺癌、间皮瘤，联苯胺所致膀胱癌，苯所致白血病，氯甲醚、双氯甲醚所致肺癌，砷及其化合物所致肺癌、皮肤癌，氯乙烯所致肝血管肉瘤，焦炉逸散物所致肺癌，六价铬化合物所致肺癌，毛沸石所致肺癌、胸膜间皮瘤，煤焦油、煤焦油沥青、石油沥青所致皮肤癌，β-萘胺所致膀胱癌共11种等。

10. 其他职业病

其他职业病包括金属烟热、滑囊炎（限于井下工人）、股静脉血栓综合征、股动脉闭塞症或淋巴管闭塞症（限于刮研作业人员）。

金属烟热是急性职业病，是吸入金属加热过程中释放出的大量新生成的金属氧化物离子引起的。多为在通风不良的环境中作业，吸入过多的金属氧化物烟尘所致，以氧化锌烟雾引起者最多见，锡、银、铁、镉、铅、砷、锑、镁、铊或锰等氧化物烟雾也可引起本病。

煤矿井下工人滑囊炎是指煤矿井下工人在特殊的劳动条件下，致使滑囊急性外伤或长期摩擦、受压等机械因素所引起的无菌性炎症改变。

股动脉闭塞症或淋巴管闭塞症是由于刮研作业长期压迫，一些劳动者出现股静脉血栓、股动脉闭塞或淋巴管闭塞的症状。股静脉血栓综合征、股动脉闭塞症、淋巴管闭塞症均为周围血管疾病，可分别表现为肢体均匀性非凹陷性肿胀，浅表静脉扩张或曲张，小腿皮肤色素沉着，瘀积性皮炎，下肢间歇性跛行，静息痛，感觉异常以及下肢象皮肿等。

案例1.5

都是"甲苯"惹的祸

2023年6月1日上午，某鞋厂有8名工人因头晕、乏力、皮下瘀斑等症状到当地卫生院就医。当地卫生防疫站接报后到现场调查发现，该厂工人使用和接触标签为"甲苯"的清洁剂、黄胶、白乳胶和快干剂。经追踪观察，该厂有 37 人被诊断为职业性苯中毒。该中毒事故的原因是该厂使用的"甲苯"清洁剂和胶水中含苯量高，生产车间布局不合理，通风不良，导致苯浓度严重超标。该厂投产前未向卫生防疫站申报，所以未获必要的卫生监督。接触苯作业的工人均未接受就业前体格检查，也未被告知所从事的工作有毒，也未让他们采取任何防护措施。

分析：本案中，该鞋厂违反了我国法律关于职业病防治管理中的职业病危害项目申报制度、工作场所的基本要求、职业危害告知制度、职业卫生培训制度、健康监护制度、职业病报告制度，以及职业危害事故的防范与调查处理制度等相关规定，造成群发性职业病，应该承担相应的法律责任。

二、职业病特点

（一）病因特异性

职业病患者必须具有相应职业史或接触史，这是诊断职业病的最重要前提条件，在停止接触特定有害因素后病情可以控制或消除。

（二）病因可检测性

在职业病患者的劳动环境中能检测到特定的职业性有害因素。职业病的危害程度一般存在剂量—反应（效应）关系。

（三）发病聚集性

经过一定暴露时间出现职业病的多个职业者通常出现在同一职业性有害因素的接触环境中。但是因职业者健康状况不同或对有害因素影响的敏感性差异，职业病出现的潜伏期存在差异或病情严重程度不同。

（四）疾病可预防性

控制和消除职业性有害因素与采取适当的卫生防护措施可以预防职业病的发生，及早脱离有害因素接触，可以减缓或阻碍职业病病情的进一步发展。

（五）职业病构成要件

（1）患病主体是企业、事业单位或个体经济组织的劳动者；

（2）必须是在从事职业活动的过程中产生的；

（3）必须是因接触粉尘、放射性物质和其他有毒、有害物质等职业病危害因素引起的；

（4）必须是国家公布的职业病分类和目录所列的职业病。

三、职业病预防

《中华人民共和国职业病防治法》第三条规定，职业病防治工作坚持预防为主、防治

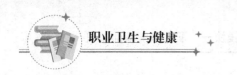

结合的方针，建立用人单位负责、行政机关监管、行业自律、职工参与和社会监督的机制，实行分类管理、综合治理。第五条规定，用人单位应当建立、健全职业病防治责任制，加强对职业病防治的管理，提高职业病防治水平，对本单位产生的职业病危害承担责任。用人单位应当依照法律、法规要求，严格遵守国家职业卫生标准，落实职业病预防措施，从源头上控制和消除职业病危害。

（一）前期预防

产生职业病危害的用人单位的设立除应当符合法律、行政法规规定的设立条件外，其工作场所还应当符合下列职业卫生要求：

（1）职业病危害因素的强度或者浓度符合国家职业卫生标准；

（2）有与职业病危害防护相适应的设施；

（3）生产布局合理，符合有害与无害作业分开的原则；

（4）有配套的更衣间、洗浴间、孕妇休息间等卫生设施；

（5）设备、工具、用具等设施符合保护劳动者生理、心理健康的要求；

（6）法律、行政法规和国务院卫生行政部门、安全生产监督管理部门关于保护劳动者健康的其他要求。

（二）劳动过程中的防护与管理

在《中华人民共和国职业病防治法》中，紧接着前期预防一章之后又对劳动过程中的防护与管理做出了24条规定，表明劳动过程中防护与管理不但很重要，是职业病防治中前期预防的延伸，而且在这个过程中要有更具体的规则，涉及管理制度、工作场所的防护措施、个人防护要求、防治职业病人员培训、劳动者健康监护、劳动关系的调整，以至有关费用的开支等事项，使职业病防治从对预防措施的监督管理延伸到了经常性的、劳动过程中的防护与管理，有关规定前后连贯，紧密相接，更深入、更具体。

1. 职业病防治管理措施

对职业病的防治应当是用人单位实施管理的经常性的内容，并且是必不可少的内容，这种管理应当定型化、制度化，并强有力地加以推行，因此在《中华人民共和国职业病防治法》第二十条明确规定，用人单位应当采取下列6项职业病防治管理措施：

（1）设置或者指定职业卫生管理机构或者组织，配备专职或者兼职的职业卫生专业人员，负责本单位的职业病防治工作；

（2）制订职业病防治计划和实施方案；

（3）建立、健全职业卫生管理制度和操作规程；

（4）建立、健全职业卫生档案和劳动健康监护档案；

（5）建立、健全工作场所职业病危害因素检测及评价制度；

（6）建立、健全职业病危害事故应急救援预案。

上述6项职业病防治管理措施可以说是用人单位职业病防治管理的基本制度，它要求必须从组织、人员上落实，要有防治计划，在实际中要有相应的措施，坚实的基础工作，能有效地应对事故的发生。这些规定虽然简明扼要，但都是可以操作的，要作为法定的职责去实施。

除了上述管理措施外，用人单位还必须经常地采取技术措施，推进职业病防治，所以在《中华人民共和国职业病防治法》中规定，用人单位应当优先采用有利于防治职业病和保护劳动者健康的新技术、新工艺、新材料，逐步替代职业病危害严重的技术、工艺、材料。这是一项体现在法律上的技术原则，或者说是法定的保护劳动者的技术原则，应当从项目的开始，甚至在整个劳动过程中都遵循。

2. 工作场所的防护

工作场所是劳动者从事职业活动所在的环境，其中的危害因素和劳动者与其接触的状况是职业病防治必须严密监测的，十分重要的是必须采取防护措施消除或者减少对劳动者的危害，《中华人民共和国职业病防治法》有针对性地规定了防护措施，具体如下：

（1）用人单位在醒目位置设置公告栏，公布职业病防治的规章制度、操作规程、职业病危害事故应急救援措施和工作场所职业病危害因素检测结果；

（2）对产生严重职业病危害的作业岗位，应当在其醒目位置，设置警示标识和中文警示说明，依法载明警示的内容；

（3）对可能发生急性职业损伤的有毒、有害的工作场所，用人单位应当设置报警装置，配置现场急救用品、冲洗设备、应急撤离通道和必要的泄险区。

（4）对职业病防护设备、应急救援设施和个人使用的职业病防护用品，用人单位应当进行经常性的维护、检修，定期检测其性能和效果，确保其处于正常状态，不得擅自拆除或者停止使用。

（5）用人单位应当定期对工作场所进行职业病危害因素检测、评价；检测、评价结果存入本单位的职业卫生档案，定期向所在地卫生行政部门报告并向劳动者公布。

如果发现工作场所职业病危害因素不符合国家职业卫生标准和卫生要求时，用人单位应当立即采取相应治理措施；对于经治理后仍然达不到国家职业卫生标准和卫生要求的，必须停止存在职业病危害的作业，只有在治理后达到了标准和要求才能重新作业。

上面列举的工作场所的职业病防护，法律对几个重要事项做出规定，比如确定了防护责任，要由用人单位来采取防护措施；对防护措施有具体的要求，目的是切实有效；工作场所的防护必须是经常性的，保持正常运行的状态；对工作场所应当按规定进行职业卫生检测、评价，坚持达到预定的标准和要求。

要做到这些，确实需要做大量的工作，即使这样立法时还是认为必须有这些规范，要有法可依，依法保护劳动者的健康，让用人单位履行这些义务。

3. 按照职业病防治的要求进行健康检查、健康监护

《中华人民共和国职业病防治法》中关于健康检查、健康监护的规定，都与防治职业病直接有关，以预防为目的，监视职业病的危害，鉴定受危害的人群，采取相应的对策，具体规定如下：

一是对从事接触职业病危害作业的劳动者，用人单位应当按照国务院卫生行政部门规定组织上岗前、在岗期间和离岗时的职业健康检查，并将检查结果如实告知劳动者；职业健康检查费用由用人单位承担。这里明确的是职业健康检查由用人单位组织，并由其承担

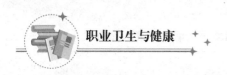

费用。检查制度有更具体的规定，反映不同职业的不同要求。

二是用人单位不得安排未经上岗前职业健康检查的劳动者从事接触职业病危害的作业；不得安排有职业禁忌的劳动者从事其所禁忌的作业，对在职业健康检查中发现有与所从事的职业相关的健康损害的劳动者，应当调离原工作岗位，并妥善安置；对未进行离岗前职业健康检查的劳动者不得解除或者终止与其订立的劳动合同。这些规定都是从保护劳动者合法权益出发的，作为职业健康检查中出现的几种情况的处置规则。

三是用人单位应当为劳动者建立职业健康监护档案，并按照规定的期限妥善保存；职业健康监护档案的主要内容由法律规定，保证档案的完整性，包括劳动者的职业史、职业病危害接触史、职业卫生健康检查结果和职业病诊疗等个人健康资料；劳动者离开用人单位时，有权索取本人职业健康监护档案复印件，用人单位应如实、无偿提供。

四、职业健康监护

职业健康监护是为及时发现劳动者的职业性健康损害，根据劳动者的职业接触史，对劳动者进行有针对性的定期或不定期的医学健康检查和健康相关资料的收集，连续性地监测劳动者的健康状况，分析劳动者健康变化与所接触的职业病危害因素的关系，并及时将健康检查和资料分析结果报告给用人单位和劳动者本人，以便及时采取预防和干预措施，保护劳动者健康。

（一）职业健康检查的种类及目的

职业健康检查是职业健康监护的重要内容和主要的资料来源。通过医学手段和方法，针对劳动者所接触的职业病危害因素可能产生的健康影响和健康损害进行临床医学检查，了解受检者健康状况。职业健康体检项目和体检周期应当根据接触的职业病危害因素确定，具体参照《职业健康监护技术规范》（GBZ 188—2014）。

通过职业健康检查，能发现职业禁忌人员，从而指导岗位设置；同时能在早期发现疑似职业病，进一步提请职业病诊断；另外，对其他健康损害给予妥善处理意见。

1. 上岗前职业健康检查

上岗前职业健康检查是指用人单位对准备从事某种作业人员在参加工作以前进行的健康检查。目的在于掌握其上岗前的健康状况及有关健康基础资料和发现职业禁忌证，建立接触职业病危害因素人员的基础健康档案。

上岗前健康检查均为强制性职业健康检查，应在开始从事有害作业前完成。下列人员应进行上岗前健康检查：

（1）拟从事接触职业病危害因素作业的新录用人员，包括转岗到该种作业岗位的人员；

（2）拟从事有特殊健康要求作业的人员，如高处作业、电工作业、职业机动车驾驶作业等。

2. 在岗期间定期职业健康检查

在岗期间定期职业健康检查是指用人单位按一定时间间隔对已从事某种作业的劳动者

的健康状况进行检查，属于第二级预防，是健康监护的主要内容。

定期健康检查的目的主要是早期发现职业病患者或疑似职业病患者或劳动者的其他健康异常改变；及时发现有职业禁忌证的劳动者；通过动态观察劳动者群体健康变化，评价工作场所职业病危害因素的控制效果。

定期健康检查的周期根据不同职业病危害因素的性质、工作场所有害因素的浓度或强度、目标疾病的潜伏期和防护措施等因素决定。

3. 离岗时职业健康检查

离岗时职业健康检查是指从事接触职业病危害作业的工人在离岗时的健康检查，包括从事有害作业的离休、退休、调离时的人员。离岗时职业健康检查的目的是了解劳动者的健康状况，评价劳动者健康变化是否与职业病危害因素有关，明确诊断，对职业病患者依照国家有关规定给予相应的待遇或赔偿。

对准备离岗的从事职业病危害的工种或岗位作业的劳动者，根据其所在工作岗位或工种存在的职业病危害因素及其对劳动者健康的影响规律，选定重点检查项目进行检查。根据检查结果，评价劳动者的健康是否与职业病危害因素有关，或是否患有职业病，以明确法律责任。

4. 应急的职业健康检查

应急的职业健康检查是指在发生急性职业病危害事故时对遭受或可能遭受急性职业病危害的人员进行的检查。对遭受或可能遭受急性职业病危害的人员进行健康检查的目的主要是了解、确定该事故是否对作业人员的健康造成损害，一旦发现急性职业病患者或观察对象（疑似职业病患者），应立即抢救治疗和观察。

当发生职业病危害事故时，对遭受或可能遭受职业病危害的劳动者，应及时组织进行健康检查和医学观察。依据检查结果，发现职业病危害因素，评价劳动者健康危害程度或进行治疗，控制职业病危害的继续蔓延和发展。

另外，还有对职业病患者与观察对象的复查、康复和住院诊断观察。对象包括经职业病诊断机构确诊的职业病患者；经职业病诊断机构认定的观察对象（疑似职业病患者）；经健康监护筛检出的观察的阳性体征人员。对职业病患者和观察对象进行健康检查，主要的目的是随时掌握他们的机体健康受损情况和病情的进展，及时采取相应的治疗手段和措施，控制职业病的发展和并发症的发生，有效地保护职业病患者和观察对象的劳动能力与生活能力，延长他们的寿命。

（二）职业健康检查的内容

职业健康检查的内容包括接害工人的一般自然情况、职业接触史、体检周期、上岗前和在岗期间检查项目、职业禁忌证等。

1. 职业健康检查项目

职业健康检查项目包括一般检查项目、特殊检查项目和选检项目。其中，选检项目应根据医疗卫生机构仪器设备条件和用人单位职业病危害程度及劳动者健康损害程度确定。

（1）一般自然情况。职业健康检查应注意受检者从事职业病危害作业的工作时间、既往病史、个人生活史、家庭史、传染病史、药物过敏史等情况，掌握这些信息对于了解受检者身体状况、生活嗜好、个体差异，判断职业病危害的影响，具有十分重要的意义。

（2）职业接触史。调查接触职业病危害因素作业人员的职业史，是职业健康检查的最大特点，也是各种职业病诊断的重要依据。它包括受检者接触有害作业的时间、地点、单位、工种、岗位、作业方式及变动情况，还包括作业场所的有害物质浓度（强度）及防护措施，这些情况必须由接触有害作业人员或所在单位提供。

（3）体检项目。职业性健康体检项目应按《用人单位职业健康监护监督管理办法》和《职业健康监护技术规范》（GBZ 188—2014）、《放射工作人员职业健康监护技术规范》（GBZ 235—2011）中有关职工上岗前和在岗期间检查项目规定执行。如果用人单位有特殊要求，可以协商增加检查项目。

2. 职业健康体检周期

体检周期，即职业健康体检的间隔时间（周期），应按《职业健康监护技术规范》（GBZ 188—2014）及《放射工作人员职业健康监护技术规范》（GBZ 235—2011）中关于在岗期间体检周期的有关条款来执行。对这些办法中未列入的有害因素，用人单位应根据生产环境监测结果及作业人员的健康状况来确定体检周期。

（1）对接触有毒有害化学物质作业人员。其检查周期为 1～3 年。危害严重的化学物质，通常要进行生物指标检查或肝功能检查，如铅及其无机化合物，若血铅小于 400 μg/L 或尿铅小于 70 μg/L，则 1 年 1 次，否则应每 3 个月复查 1 次。肝功能检查一般 6 个月 1 次，如四氯化碳、三硝基甲苯、氯乙烯、二甲基甲酰胺等。对进行了有毒作业分级的物质，则根据等级不同确定相应的检查周期，一般 Ⅱ 级及其以上 1 年 1 次，Ⅰ 级 2 年 1 次，如汞及其无机化合物、砷、氯乙烯、丙烯酰胺等。对一般毒性物质，通常为 1 年 1 次，如锰、镉、铬、氟及其无机化合物，苯、汽油、正己烷、联苯胺、氯气、二氧化硫、氨、甲醛等。其他毒性较低的物质，则可每 2～3 年 1 次，如酸雾或酸酐、酚及酚类化合物等。还有一些特异性毒性物质，如三氯乙烯应在上岗后前 3 个月每周进行皮肤科常规检查 1 次，二异氰酸甲苯酯在初次接触的前 2 年，应每 6 个月体检 1 次，2 年后 1 年 1 次，若在岗期间劳动者新发生过敏性鼻炎，则应每 3 个月体检 1 次，连续观察 1 年，1 年后每年 1 次。实际管理中，可针对不同毒性类型化学物质根据有关规范标准确定体检周期。

（2）对粉尘作业人员。一般应根据生产线粉尘作业等级、X 射线胸片表现以及是否已患尘肺病等情况来确定体检周期。若生产线粉尘作业等级在 Ⅱ 级及其以上，接触矽尘作业者应 1 年 1 次，煤尘作业者 2 年 1 次，其他致尘肺病的无机粉尘 2～3 年 1 次；作业等级为 Ⅰ 级，矽尘 2 年 1 次，煤尘 3 年 1 次，其他无机粉尘类四年 1 次。对 X 射线胸片表现为观察对象，则应 1 年 1 次，连续观察 5 年，若 5 年内不能确诊为砂肺患者，则按生产线粉尘作业分级情况确定体检周期。对尘肺病患者，矽肺者应 1 年检查 1 次，其他尘肺者 1～2 年检查 1 次，或根据病情随时检查。对棉尘（包括亚麻、软大麻、黄麻粉尘）等有机粉尘作业者，应在开始工作的 6～12 个月之间先进行 1 次健康检查，随后对粉尘作业分级为 Ⅱ 级及其以上的，2～3 年检查 1 次，Ⅰ 级为 4～5 年 1 次；棉尘病观察时间为 6 个月，观察期满仍不能诊断为棉尘病者，按粉尘作业等级确定体检周期。

（3）对高温作业人员，应每年体检 1 次，而且应在每年高温季节到来之前进行。对噪声作业人员，若作业场所噪声 8h 等效声级大于或等于 85 dB，则每年体检 1 次，若作业场所噪声 8 h 等效声级大于或等于 80 dB 且小于 85 dB，则每 2 年 1 次。其他如高处作业、高气压作业、接触布鲁氏菌作业、高原作业、航空作业等人员及大型车及营运性职业驾驶员应每年 1 次。

（4）放射性工作人员在岗期间职业健康检查的周期为 1～2 年，但不得超过 2 年。核电厂操作员在岗期间职业健康检查周期为每年 1 次。必要时，可适当增加检查次数。

（5）接触紫外线（电光性眼炎、白内障）及炭疽杆菌作业、压力容器操作、手传振动作业、微波作业、视屏作业、电工作业、高处作业等人员及小型车及非运营性职业驾驶员每 2 年体检 1 次。

（三）职业健康检查结果的处理

职业健康检查是用人单位对接触职业病危害因素的作业人员进行的连续动态健康检查，它同一般性体检的最大区别就在于职业健康检查的结果，要依据国家有关卫生法规和职业病诊断标准进行处理。职业健康检查结果的处理，一般分为个体健康检查结果处理和群体健康检查结果分析。

1. 个体健康检查结果处理

职业健康检查是由取得省级人民政府卫生行政部门批准职业健康检查的医疗卫生机构进行。根据职业健康检查对象的不同，其健康检查结果的处理有所不同。

（1）就业前体检。医疗机构对将要从事接触职业病危害作业人员检查的主要目的是发现、确定职业禁忌证。由于各种职业病危害因素作用于人体的机理和靶器官不同，所出现的职业禁忌证相差甚大。医疗机构在处理时大致有两种情况：一是《职业健康监护技术规范》（GBZ 188—2014）中对于常见的职业病危害因素所产生的职业禁忌证已有明确规定，医疗机构可以照章执行；二是对于《职业健康监护技术规范》（GBZ 188—2014）中没有规定的有害因素，医疗机构在体检结果处理时，要结合该职业病危害因素的毒理作用和损伤机体的主要特点，确认职业禁忌证。

（2）在岗期间体检。医疗机构对已经接触职业病危害因素作业人员进行健康检查，主要是早期发现职业病患者、疑似职业病患者和职业禁忌证者。根据检查结果的不同，处理意见有：经检查未发现异常临床表现，体检未见异常者无须处理。经检查发现有异常临床表现，但其异常的体征及检查指标与从事的职业无明显关系，应通知用人单位和患者本人到综合医院诊治；如发现有职业禁忌或有与从事职业相关的健康损害的受检人员，应通知用人单位，用人单位应将其调离原工作岗位，并妥善安置。经检查发现受检人员的异常体征或检查指标与从事的职业有关，可确定其患有疑似职业病，应立即向当地政府卫生行政部门报告，并通知用人单位安排该人员到取得职业病诊断资质的医疗卫生机构进行诊治。

（3）急性职业病危害的职业健康检查。对遭受或可能遭受急性职业病危害的人员，应当及时组织救治，进行健康检查和医学观察。

（4）职业病患者。按照职业病诊断要求，职业病患者每半年至一年应该复查 1 次，以便随时掌握健康损害程度，采取相应的治疗措施，控制病情的发展。

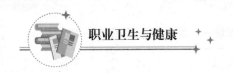

2. 群体健康检查结果分析

职业健康检查的对象，往往是以用人单位生产工艺特点和接触职业病危害因素的种类来划分群体，因此，分析群体健康检查结果，对于识别、评价和控制不良的劳动条件，保护作业人员的健康，具有十分重要的意义。目前，常用职业流行病学方法进行群体健康检查结果分析，以评价群体健康状况和接触水平—反应（效应）关系。

3. 职业健康检查结果报告

职业健康检查机构应当自体检结束之日起 30 日内，将检查结果及健康评定以书面方式通知受检单位，有特殊情况需要延长的，应当说明理由，并告知受检单位。受检单位应及时将检查结果如实告知员工。职业健康检查机构发现职业病患者或疑似职业病患者时，应立即向当地政府卫生行政部门报告，告知员工本人，并及时通知用人单位。职业健康检查机构体检时，应认真填写职业健康检查表，要求字迹清晰，书面清洁。

（四）职业健康监护档案

劳动者的职业健康监护档案是劳动者健康变化与职业病危害因素关系的客观记录，是职业病诊断鉴定的重要依据之一，也是区分健康损害责任的重要证据，同时也是评价用人单位治理职业病危害的依据。

1. 职业健康监护档案的内容

根据国家安监总局（今应急管理部）颁发的《职业卫生档案管理规范》规定，职业健康监护档案应当包括劳动者的职业史，职业病危害接触史，上岗前、在岗期间和离岗时的职业健康检查结果以及职业病诊疗等有关个人健康资料。职业史是指劳动者的工作经历，记录劳动者既往在用人单位工作的起始时间和用人单位名称，所从事的工种、岗位；职业病危害接触史是指劳动者从事职业病危害作业的工种、岗位及其变动情况，接触工龄、接触职业病危害因素种类、浓度或强度等。职业健康监护档案的内容应当精确可信，并满足连续、动态观察劳动者健康状态及诊断职业病和职业卫生执法的需要。

2. 职业健康监护档案的管理

职业健康监护档案应由用人单位为劳动者建立，并按照规定的期限妥善保存。劳动者有权查阅、复印其本人的职业健康档案。一个企业职业健康监护档案质量的高低，直接反映了该企业职业病防治工作的好坏。职业健康监护档案应由专人严格管理，永久保存。

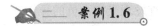 **案例 1.6**

可怕的尘肺病村

陕西某小镇某村是"尘肺病"村。至 2016 年 1 月，该村被查出的 100 多个尘肺病人中，已有 30 多人去世。

起因是 20 世纪 90 年代后，部分村民自发前往矿区务工，长期接触粉尘却没有采取有效防护措施。医疗专家组在普查和义诊中发现，当地农民对于尘肺病的危害及防治知识一无所知，得了病后认为"无法治疗"，很多患者只是苦熬，失去了最佳治疗时机。

分析：纵观全国，乃至全世界，每天遭受尘肺病毒害的患者何止千万。据卫健委报告，全国受到职业病危害的人数已经超过 2 亿；截至 2020 年年底，全国共报告各类职业病新病例 17 064 例，职业性尘肺病及其他呼吸系统疾病 14 408 例，其中职业性尘肺病 14 367 例，因尘肺病死亡 6 668 例。

尘肺病给国家和个人造成巨大的经济损失和不良的政治影响，尘肺病不但威胁患者的生命和健康，还给国民经济造成巨大损失。我们需要根据职业病的特点采取预防措施，最大限度保障劳动者身体健康。

活动与训练

典型案例与职业病分析——职业病及其特点实践

一、目标

（1）搜集近年来典型职业病案例，掌握职业病分类及其特点；

（2）理解不同职业病的发病特点；

（3）通过模拟演练，提高学生的职业素养和应变能力，展现个人魅力。

二、程序和规则

步骤 1：将学生分成若干小组（3～6 人为一组），小组进行任务分工，如查找资料、制作 PPT、现场展示。

步骤 2：每个小组根据任务分工，进行任务实施。

步骤 3：展示过程 5 min，每组派代表进行展示。

步骤 4：小组互评、教师评价。

具体考核标准如表 1－3 所示。

表 1－3 职业病及其特点实践评价表

序号	考核内容	评价标准	标准分值	评分
1	典型职业病案例搜集（40 分）	搜集典型职业病案例 8 个以上	40 分	
		搜集典型职业病案例 6 个以上	30 分	
		搜集典型职业病案例 4 个以上	20 分	
		搜集典型职业病案例 2 个以上	10 分	
2	职业病的分类（30 分）	职业病归类完全正确	30 分	
		职业病归类部分正确	20 分	
		职业病归类全部错误	0 分	
3	分析不同职业病的发病特点（30 分）	分析不同职业病的发病特点完全正确	30 分	
		分析不同职业病的发病特点部分正确	20 分	
		分析不同职业病的发病特点全部错误	0 分	

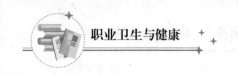
序号	考核内容	评价标准	标准分值	评分
4	汇报综合表现（20分）	表达清晰，语言简洁，肢体语言运用适当，大方得体	20分	
		表达较清晰，语言不够简洁，肢体语言运用较少，表现较紧张	10分	
得分				

三、总结评价

模拟演练结束后，进行总结和反思。首先由学生分享自己在模拟演练中的体验和感受，以及遇到的困难和挑战。其次，教师对整个模拟演练过程进行总结和评估，指出学生实践中的不足。最后，提出针对性的提升建议和改进措施，帮助学生提升职业素养和个人魅力。

课后思考

1. 什么是职业病？
2. 职业病是如何进行分类的？
3. 讨论职业病的发病特点。

单元四　职业病诊断与工伤认定

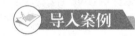**导入案例**

"热"倒在工地　却不被认定工伤

2018年7月19日，建筑工人罗×义在绵阳一工地高温作业，在快下班时忽然在工地晕倒，而后送医治疗，7天后死亡。8月，罗×义家人申请司法鉴定，结论认为"罗×义符合中暑后突然晕倒，头部着地，致脑挫裂伤出血梗死，继发大叶性肺炎致急性呼吸循环功能障碍死亡"。10月29日，罗×义家人又向当地人社部门申请工伤认定，被要求提交《职业病诊断证明书》或《职业病诊断鉴定书》，于是向当地具有诊断资质的医院和疾病预防控制中心提出申请。

2019年1月，当地人社部门认为，其情形不符合"在工作时间和工作岗位，突发疾病死亡或者48 h之内经抢救无效死亡的"规定，不予认定工伤。罗×义家人不服该决定，于同年5月向法院提起行政诉讼。法院一审支持诉讼请求，判决撤销关于不予认定罗×义因工受伤的决定。人社局于是提起上诉；二审法院判决撤销一审法院判决，并驳回诉讼请求。2020年9月，罗×义家人申请再审被裁定驳回。

2021年2月，罗×义家人向绵阳市检察院申请监督。次年4月，四川大学华西第四医院做出《职业病诊断证明书》，载明罗×义为"职业性中暑（热射病）"。

四川省检察院认为，《职业病诊断证明书》足以推翻原判决，并向四川省高院提出抗诉。省高院提审该案。2024年4月2日，四川法检"两长"同庭，开庭审理这起抗诉的工伤认定行政确认案件。庭审中，绵阳当地人社部门表示，将重启工伤认定程序。

分析：这起工伤认定案历时5年，经过一审、二审、再审，因对相关问题定性存在争议，致使工伤认定纠纷在审判程序中未得到有效解决。这也是四川"职业性中暑（热射病）"被认定为工伤进入司法程序的首个案例。

一、职业病诊断

（一）用人单位应该履行的义务

《职业病诊断与鉴定管理办法》规定："职业病诊断机构进行职业病诊断时，应当书面通知劳动者所在的用人单位提供其掌握的本办法第二十一条规定的职业病诊断资料，用人单位应当在接到通知后的十日内如实提供。

"用人单位未在规定时间内提供职业病诊断所需要资料的，职业病诊断机构可以依法提请卫生健康主管部门督促用人单位提供。

"劳动者对用人单位提供的工作场所职业病危害因素检测结果等资料有异议，或者因劳动者的用人单位解散、破产，无用人单位提供上述资料的，职业病诊断机构应当依法提请用人单位所在地卫生健康主管部门进行调查。

"经卫生健康主管部门督促，用人单位仍不提供工作场所职业病危害因素检测结果、职业健康监护档案等资料或者提供资料不全的，职业病诊断机构应当结合劳动者的临床表现、辅助检查结果和劳动者的职业史、职业病危害接触史，并参考劳动者自述或工友旁证资料、卫生健康主管部门提供的日常监督检查信息等，做出职业病诊断结论。对于做出无职业病诊断结论的病人，可依据病人的临床表现及辅助检查结果，做出职业病诊断，提出相关医学意见或者建议。"

《职业病诊断与鉴定管理办法》第六条规定，用人单位应当依法履行职业病诊断、鉴定的相关义务：

（1）及时安排职业病病人、疑似职业病病人进行诊治；

（2）如实提供职业病诊断、鉴定所需的资料；

（3）承担职业病诊断、鉴定的费用和疑似职业病病人在诊断、医学观察期间的费用；

（4）报告职业病和疑似职业病；

（5）《中华人民共和国职业病防治法》规定的其他相关义务。

（二）职业病诊断机构

职业病诊断机构是专门负责进行职业病诊断的医疗机构，它们依据《中华人民共和国职业病防治法》和其他相关法规，对因接触职业病危害因素而引起的疾病进行医学诊断。

1. 开展职业病诊断工作应当具备的条件

医疗卫生机构开展职业病诊断工作应当具备下列条件：

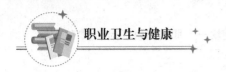

（1）持有《医疗机构执业许可证》；

（2）具有相应的诊疗科目及与备案开展的诊断项目相适应的职业病诊断医师及相关医疗卫生技术人员；

（3）具有与备案开展的诊断项目相适应的场所和仪器、设备；

（4）具有健全的职业病诊断质量管理制度。

2. 职业病诊断机构的职责

职业病诊断机构对备案信息的真实性、准确性、合法性负责。职业病诊断机构的职责具体包括：

（1）在备案的诊断项目范围内开展职业病诊断；

（2）及时向所在地卫生健康主管部门报告职业病；

（3）按照卫生健康主管部门要求报告职业病诊断工作情况；

（4）承担《中华人民共和国职业病防治法》中规定的其他职责。

从事职业病诊断的医师应当具备下列条件，并取得省级卫生健康主管部门颁发的职业病诊断资格证书：

（1）具有医师执业证书；

（2）具有中级以上卫生专业技术职务任职资格；

（3）熟悉职业病防治法律法规和职业病诊断标准；

（4）从事职业病诊断、鉴定相关工作三年以上；

（5）按规定参加职业病诊断医师相应专业的培训，并考核合格。

职业病诊断医师应当依法在职业病诊断机构备案的诊断项目范围内从事职业病诊断工作，不得从事超出其职业病诊断资格范围的职业病诊断工作。

3. 职业病诊断

劳动者依法要求进行职业病诊断的，职业病诊断机构不得拒绝劳动者进行职业病诊断的要求，并告知劳动者职业病诊断的程序和所需材料。劳动者应当填写《职业病诊断就诊登记表》，并提供本人掌握的职业病诊断有关资料。职业病诊断需要以下资料：

（1）劳动者职业史和职业病危害接触史（包括在岗时间、工种、岗位、接触的职业病危害因素名称等）；

（2）劳动者职业健康检查结果；

（3）工作场所职业病危害因素检测结果；

（4）职业性放射性疾病诊断还需要个人剂量监测档案等资料。

4. 职业病申请

申请职业病时需要以下资料：

（1）身份证明（本人身份证或者户口簿）；

（2）劳动关系证明（单位介绍信、有效的劳动合同、人社局的参保证明、人社局劳动争议仲裁委员会的仲裁书、法院判决书等），职业病诊断介绍信如图 1-1 所示；

（3）劳动者职业史和职业病危害接触史（包括在岗时间、工种、岗位、接触的职业病危害因素等）；

（4）劳动者职业健康检查结果；

（5）工作场所职业病危害因素检测结果；

（6）职业性放射性疾病诊断还需要个人剂量监测档案等资料；

（7）与诊断有关的其他资料

其中，（1）（2）（3）为必须具备的资料。

职业病诊断介绍信（例）

重庆市职业病防治院：

兹介绍我单位职工_____，身份证号码_____，
到贵院进行职业病诊断。其职业史、职业病危害接触史如下：

接害工作起止年月	工作单位	工作岗位、工种	职业病危害因素
2001.01至2021.05	重庆××有限公司	焊接车间电焊工	电焊烟尘

单位名称（公章）：

年 月 日

用人单位地址：

用人单位联系人：

用人单位联系电话：

用人单位统一社会信用代码：

图1-1 职业病诊断介绍信（样例）

在确认劳动者职业史、职业病危害接触史时，当事人对劳动关系、工种、工作岗位或在岗时间有争议的，职业病诊断机构应当告知当事人依法向用人单位所在地的劳动人事争议仲裁委员会申请仲裁。

当事人对职业病诊断机构做出的职业病诊断结论有异议的，可以在接到职业病诊断证

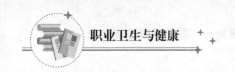
明书之日起 30 日内，向职业病诊断机构所在地设区的市级卫生健康主管部门申请鉴定。

当事人对设区的市级职业病鉴定结论不服的，可以在接到鉴定书之日起 15 日内，向原鉴定组织所在地省级卫生健康主管部门申请再鉴定。职业病诊断流程如图 1-2 所示。

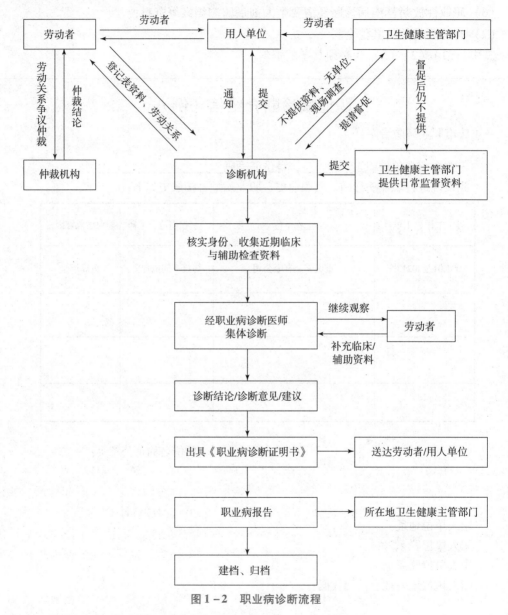

图 1-2　职业病诊断流程

职业病鉴定实行两级鉴定制，省级职业病鉴定结论为最终鉴定。

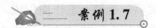
案例1.7

职业病与工伤保险

2013 年 2 月，阿康入职惠州某塑胶公司，工作岗位为磨光车间作业员。该公司为阿康购买了社保。从 2021 年开始，阿康感觉身体不适，咳嗽不断，去医院检查时，被诊断为职业性肺病。2021 年 12 月，惠州市职业病防治院向阿康出具《职业病诊断证明书》，诊断结论为职业性矽肺一期。2022 年 4 月，惠州市仲恺高新技术产业开发区社会事务局出具了《认定工伤决定书》，认定阿康患职业病属于工伤。2022 年 8 月，惠州市劳动能力鉴定委员会做出《初次鉴定（确认）结论书》，鉴定阿康劳动功能障碍等级为七级，生活自理障碍等级为未达级。确认停工留薪期 2021 年 12 月至 2022 年 12 月，为期 1 年。

分析：《中华人民共和国职业病防治法》第五十八条：职业病病人除依法享有工伤保险外，依照有关民事法律，尚有获得赔偿的权利的，有权向用人单位提出赔偿要求。《中华人民共和国民法典》第一百二十条：民事权益受到侵害的，被侵权人有权请求侵权人承担侵权责任。《中华人民共和国民法典》第一千一百六十五条：行为人因过错侵害他人民事权益造成损害的，应当承担侵权责任。

二、职业病工伤认定

根据《工伤认定办法》第四条，职工发生事故伤害或者按照职业病防治法规定被诊断、鉴定为职业病，所在单位应当自事故伤害发生之日或者被诊断、鉴定为职业病之日起 30 日内，向统筹地区社会保险行政部门提出工伤认定申请。遇有特殊情况，经报社会保险行政部门同意，申请时限可以适当延长。所以，职业病是可以被认定为工伤的。

工伤认定及赔偿流程为：申请工伤认定→申请劳动能力鉴定→工伤保险待遇支付。

（一）工伤认定申请

根据《工伤保险条例》第十七条规定：职工发生事故伤害或者按照职业病防治法规定被诊断、鉴定为职业病，所在单位应当自事故伤害发生之日或者被诊断、鉴定为职业病之日起 30 日内，向统筹地区社会保险行政部门提出工伤认定申请。遇有特殊情况，经报社会保险行政部门同意，申请时限可以适当延长。

用人单位未按前款规定提出工伤认定申请的，工伤职工或者其近亲属、工会组织在事故伤害发生之日或者被诊断、鉴定为职业病之日起 1 年内，可以直接向用人单位所在地统筹地区社会保险行政部门提出工伤认定申请。

根据《工伤保险条例》第十九条规定：职业病诊断和诊断争议的鉴定，依照职业病防治法的有关规定执行。对依法取得职业病诊断证明书或者职业病诊断鉴定书的，社会保险行政部门在进行工伤认定时不再进行调查核实。

如果超过 1 年申请期限，依据《最高人民法院关于审理工伤保险行政案件若干问题的规定》第七条，由于不属于职工或者其近亲属自身原因超过工伤认定申请期限的，被耽误的时间不计算在工伤认定申请期限内。

有下列情形之一耽误申请时间的，应当认定为不属于职工或者其近亲属自身原因：

（1）不可抗力；

（2）人身自由受到限制；

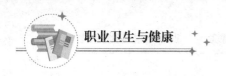

（3）属于用人单位原因；

（4）社会保险行政部门登记制度不完善；

（5）当事人对是否存在劳动关系申请仲裁、提起民事诉讼。

提出工伤认定申请应当填写《工伤认定申请表》，并提交下列材料：

（1）劳动、聘用合同文本复印件或者与用人单位存在劳动关系（包括事实劳动关系）、人事关系的其他证明材料；

（2）医疗机构出具的受伤后诊断证明书或者职业病诊断证明书（或者职业病诊断鉴定书）。

（二）社保部门受理时间

社会保险行政部门收到工伤认定申请后，应当在 15 日内对申请人提交的材料进行审核，材料完整的，做出受理或者不予受理的决定。材料不完整的，应当以书面形式一次性告知申请人需要补充的全部材料。社会保险行政部门收到申请人提交的全部补充材料后，应当在 15 日内做出受理或者不予受理的决定。

社会保险行政部门决定受理的，应当出具《工伤认定申请受理决定书》；决定不予受理的，应当出具《工伤认定申请不予受理决定书》。

（三）工伤认定时间

社会保险行政部门应当自受理工伤认定申请之日起 60 日内做出工伤认定决定，出具《认定工伤决定书》，或者《不予认定工伤决定书》。

社会保险行政部门对于事实清楚、权利义务明确的工伤认定申请，应当自受理工伤认定申请之日起 15 日内做出工伤认定决定。职工或者其近亲属、用人单位对不予受理决定不服或者对工伤认定决定不服的，可以依法申请行政复议或者提起行政诉讼。

（四）申请劳动能力鉴定

职工发生工伤，经治疗伤情相对稳定后存在残疾、影响劳动能力的，应当进行劳动能力鉴定。

申请劳动能力鉴定需要的材料：

（1）有效身份证或社会保障卡原件；

（2）有效诊断证明，按照医疗机构病历管理有关规定复印或者复制的检查、检验报告等完整有效的病历材料；

（3）劳动能力鉴定（确认）申请表。

设区的市级劳动能力鉴定委员会应当自收到劳动能力鉴定申请之日起 60 日内做出劳动能力鉴定结论，必要时，做出劳动能力鉴定结论的期限可以延长 30 日。劳动能力鉴定结论应当及时送达申请鉴定的单位和个人。

（五）工伤保险待遇

工伤保险待遇包括医疗救治、经济补偿，以及保障基本生活的费用等，具体参照《工伤保险条例》。

案例1.8

一起工伤保险资格认定案

2018年4月，原告石嘴山××劳务公司与第三人李×签订劳动合同，约定第三人工作地点为某煤矿，岗位为掘砌工。第三人于2021年离职。2022年，第三人被诊断为职业性矽肺二期。银川市人社局以原告为用人单位做出工伤认定，认定第三人为工伤。原告认为第三人在入职前已患有职业病，不应由其承担工伤责任，故诉至法院。

分析：《工伤保险条例》第十四条规定：“职工有下列情形之一的，应当认定为工伤：……（四）患职业病的；……”第三人于2018—2021年在原告处工作，原告未按《中华人民共和国职业病防治法》第三十五条规定，对从事接触职业病危害作业的劳动者组织上岗前和离岗时职业健康检查，也无证据证实第三人在入职前就患有职业病。且原告收到第三人的职业病诊断后未提出异议，也未向卫生行政部门申请鉴定。《工伤保险条例》第十九条规定：“……对依法取得职业病诊断证明书或者职业病诊断鉴定书的，社会保险行政部门不再进行调查核实。……”现第三人经诊断患有职业病，应当认定为工伤。

活动与训练

职业病诊断申请资料整理——职业病诊断与工伤认定实践

一、目标

（1）正确表述职业病诊断所需资料；

（2）正确进行职业病诊断申请资料整理；

（3）通过模拟演练，提高学生的职业素养和应变能力，展现个人魅力。

二、程序和规则

步骤1：将学生分成若干小组（3~6人为一组），小组进行任务分工，如查找资料、制作PPT、现场展示。

步骤2：每个小组根据任务分工，进行任务实施。

步骤3：展示过程5 min，每组派代表进行展示。

步骤4：小组互评、教师评价。

具体考核标准如表1-4所示。

表1-4　职业病诊断与工伤认定实践评价表

序号	考核内容	评价标准	标准分值	评分
1	表述职业病诊断所需资料（20分）	表述职业病诊断所需资料完全正确	20分	
		表述职业病诊断所需资料部分正确	10分	

续表

序号	考核内容	评价标准	标准分值	评分
2	正确进行职业病诊断申请资料整理（40分）	职业病诊断申请资料整理完全正确	40分	
		职业病诊断申请资料整理部分正确	20分	
		职业病诊断申请资料整理不正确	0分	
3	职业病诊断申请资料汇总（20分）	职业病诊断申请资料汇总完全正确	20分	
		职业病诊断申请资料汇总部分正确	10分	
		职业病诊断申请资料汇总全部错误	0分	
4	汇报综合表现（20分）	表达清晰，语言简洁，肢体语言运用适当，大方得体	20分	
		表达较清晰，语言不够简洁，肢体语言运用较少，表现较紧张	10分	
得分				

三、总结评价

通过互评和教师评价，总结反思，巩固提升，强化学生的职业素养，提升学生的实践应用能力。

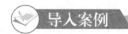
课后思考

1. 职业病诊断机构必须具备的条件是什么？
2. 职业病诊断资料包括哪些？
3. 讨论职业病申请工伤认定的流程。

单元五　职业卫生的产生与发展趋势

导入案例

我国职业病防治取得积极进展和明显成效

"十四五"国家职业病防治规划中期评估结果表明，"十四五"规划实施以来，职业病防治各项重点工作取得积极进展和明显成效，比较突出的有3个方面：

（1）坚持预防为主，源头预防的力度不断加大。截至2023年年底，全国纳入专项治理企业有18.5万家，已完成治理企业7.5万家。开展职业病及危害因素监测，实现职业病危害严重行业、重点职业病监测县区及监测病种全覆盖。强化监测与监督执法、危害治理和健康企业建设联动，累计监督检查用人单位92万余家、建设健康企业1.9万家、选出"职业健康达人"6.9万名。

（2）不断提高职业健康检查和职业病诊疗康复水平。全国现有职业病诊断机构620家、职业健康检查机构5 670家、尘肺病康复站（点）829个，基本形成"地市诊断、县区体检、乡镇康复"的职业病诊疗康复体系。

（3）加强技术支撑体系建设，推动科技创新。全国职业卫生、放射卫生技术服务机构达2 059家，现有职业病防治专业技术人员达7.4万人。国家卫生健康委和28个省设立了工程防护技术支撑机构；建设了"国家矿山安全技术创新中心""国家尘肺病诊疗中心"以及尘肺病防治省部级重点实验室；分两批遴选推广了64项防尘防毒先进适宜技术，转化应用一批科技成果，健全完善与省级工程防护机构协作联动机制。

分析：我国职业病防治目前面临的挑战还包括防治技术支撑能力薄弱、专业人才缺乏、中小微型企业职业健康管理基础比较薄弱等问题。国家相关部门将强化源头预防，改善劳动条件，以粉尘、化学毒物、噪声和辐射等危害严重的行业领域为重点，持续开展职业病危害因素监测和专项治理，推进工作压力、肌肉骨骼系统疾患等相关疾病预防工作。

人类社会的维持和进步依靠劳动，人类自开始生产劳动以来，就出现了因接触生产环境和劳动过程中的有害因素而发生的疾病，而且职业病伤的发生常与社会经济的发展密切相关。早在公元前460年至377年，古希腊医学家希波克拉底就告诫他的同事，要"注意观察环境，以了解病人所患疾病的根源"。可以说，希波克拉底是第一个认识到铅是腹绞痛原因的人。随着人类社会的发展进步，人们开始意识到保护劳动者劳动健康的重要性，避免职业病伤的发生，保障劳动者劳动健康越来越被各国政府、企业领导者及劳动者自身重视，经过人们的不断努力，职业卫生工作正逐渐走向成熟，也有了属于职业卫生工作的专属的历史进程。

一、我国职业卫生工作的发展历程

中华人民共和国成立70多年来，我国在政治、经济、文化、军事、人民物质及精神层面发生了巨大的变化，居民健康水平持续改善，人均预期寿命显著增长，职业卫生作为我国卫生健康发展的一部分，经过多年的不懈奋斗，也得到了长足的发展，取得了翻天覆地的变化。

（一）职业卫生法规建设

我国党和政府非常重视职业病防治立法工作，组织劳动卫生和安全生产监管等部门的专家，研究和探讨职业卫生立法工作，2002年颁布了《中华人民共和国职业病防治法》，从宪法层面为广大职业人群提供了健康保障，在《中华人民共和国职业病防治法》的指导下，政府各主管部门先后出台了相应的法规、规章和标准，形成了较完善的职业病防治法律体系。回顾我国职业卫生法规发展历程，中华人民共和国成立初期颁布实施的职业卫生法规主要针对尘肺病、铅、苯、汞职业中毒、高温中暑等；改革开放后，我国职业卫生法规建设重新发展；2002年颁布《中华人民共和国职业病防治法》，标志着职业卫生立法工作进入完善时期；我国职业卫生法律体系和监管体系形成后，在职业病防治方面发挥着重

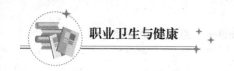

要作用，充分体现了我国政府以人民为中心的执政理念。

（二）职业卫生标准建设

在职业卫生标准化建设方面，我国1963年颁布了《工业企业设计卫生标准》（GBJ 1—62），该标准后来经过多次修订并沿用至今。为建设项目的职业病防护设施同时设计、同时施工、同时投入运行提供了卫生方面的标准要求，对职业病的前期预防发挥了重要作用。在我国卫生标准技术委员会、劳动卫生和职业病诊断标准委员会、中国预防医学科学院标准处的努力下，我国制定了《关于制订卫生标准的程序和方法》《报批和编写标准指南》等一系列工作规范化文件。2002年实施的《中华人民共和国职业病防治法》明确要求作业场所"职业病危害因素的强度或者浓度符合国家职业卫生标准"。目前，我国各类职业卫生标准合计达到936项，这些法规和标准的颁布，极大地促进了职业卫生工作的开展，进一步健全了我国职业卫生管理制度。

（三）职业卫生机构建设

早在中华人民共和国成立初期，我国就建立起各级卫生防疫站，由劳动卫生科承担职业卫生工作。后来逐步成立了国家级劳动卫生研究所和各级地方劳动卫生、职业病防治研究机构。1983年，卫生部成立卫生防疫司，主管工业卫生工作。1988年，成立卫生监督司，专设劳动卫生处和放射卫生处。2001年，成立各级卫生监督所和疾病预防控制中心。2004年，成立中国安全生产科学研究院。2018年9月，成立国家卫生健康委职业安全卫生研究中心。最近十年，各地的职业卫生技术服务机构不断增加。以上这些机构承担着我国职业病防治基础研究、职业卫生技术服务、职业病诊断、职业病治疗与康复等工作。截至2023年，全国现有职业病诊断机构620家、职业健康检查机构5 670家、尘肺病康复站（点）829个，形成了覆盖全国的职业卫生和职业病防治网络，为我国职业病防治工作打下坚实基础。

（四）职业卫生监管体系建设

我国的职业卫生监管体系经过了几次重大调整，职业病防治监管责任的落实更加到位。1998年前工作场所职业卫生监管工作分别由劳动部门和卫生部门负责，2003年机构改革将卫生部承担的作业场所职业卫生监督检查职能移交至国家安全生产监督管理局，国家安全生产监督管理总局担负起职业卫生监督管理职能后，先后颁发了《作业场所职业卫生管理规定》《建设项目职业病防护设施"三同时"管理规定》等上百个职业卫生相关管理法规，同时加强了监管力度，例如国家安全生产监督管理总局职业安全健康监督管理司2008年监督检查用人单位11.5万家，2014年组织开展职业卫生监督执法年活动，共监督检查企业25.8万家；2016年各级安全生产监管部门共监督检查用人单位39.5万家，下达执法文书28.4万份，并开展了建设项目职业病防护设施"三同时"制度情况专项检查，发现问题358项，监督检查力度呈逐年加强态势。

2018年3月，新一轮的机构改革将职业安全健康监督管理职责划归国家卫生健康委员会，组建了职业健康司，主要负责职业卫生相关政策、标准制定，职业健康监督工作由综合监督局及各级卫生监督所负责，我国职业卫生监管工作进入新的历史时期，出台的职业卫生管理新规有《关于启用新版"职业病危害项目申报系统"的通知》（国家卫生健康委职业健康司公告，2019 年 8 月 16 日）、《工作场所职业卫生管理规定》（国家卫健委令〔2021〕第 5 号）、《建设项目职业病危害风险分类管理目录（2021 年版）》（国卫办职健发〔2021〕5 号）。

（五）职业健康信息化建设

我国政府层面建立的全国职业卫生监管信息系统有 1997 年启用的"全国劳动卫生职业病信息管理系统"，建成了国家和省级职业病病例个案数据库。2003 年，原卫生部组织开发了"中国疾病预防控制信息系统"。2014 年，"中国疾病预防控制信息系统"升级后设置了具有独立管理权限的"职业病与职业卫生监测信息系统"，包括职业病报告卡、疑似职业病报告卡、有毒有害作业工人健康监护汇总表、职业病诊断鉴定相关信息报告卡等报告功能。此外，原国家安全生产监督管理总局还建立了"作业场所职业病危害申报与备案管理系统"，用于用人单位的作业场所职业病危害申报和备案。国家卫生健康委员会2019 年发布了《关于启用新版"职业病危害项目申报系统"的通知》。

职业健康管理涉及的信息量较大，包括用人单位的职工健康体检档案、工业卫生档案；职业健康体检机构的体检报告；职业卫生技术服务机构的检测报告、评价报告；政府主管部门的职业卫生监督管理信息；职业病治疗康复医院的病伤登记、健康监护等都需要信息化管理。但我国职业健康信息化建设和普及比较晚，全国各地发展水平不平衡，各类机构的发展水平也不平衡，有的信息平台处于信息孤岛状态，目前仍缺乏统一综合管理平台，有待于今后加大信息化管理体系建设力度，使职业健康管理更加精准高效。

案例 1.9

国家卫健委：职业病防治形势依然严峻

2023 年 6 月 15 日，国家卫生健康委召开新闻发布会，介绍加强职业健康监测保护劳动者健康有关情况。国家卫生健康委职业健康司副司长、一级巡视员王建冬表示，近十年来我国职业病防治工作取得了显著成效，全国报告的新发职业病病例数从 2013 年的 26 393例下降到 2022 年的 11 108 例，降幅达 58%。标志着我国职业病防治取得重要成效。

分析：当前全国报告的职业病率大幅下降，标志着我国职业病防治取得重要成效。但这个数字不能完全反映当前职业病防治工作现状，我国职业病防治形势依然十分严峻。

二、职业病防治形势

近年来，我国尘肺病等职业病防治法制、体制、机制进一步完善。全国人大常委会先后 4 次修订《中华人民共和国职业病防治法》，国务院连续印发国家职业病防治规划，各相关部门坚决贯彻落实中央决策部署，强化协调联动，在职业病预防、救治和保障方面采取了一系列措施，全国职业病防治工作取得积极进展。但是由于我国正处于工业化、城镇化快速发展阶段，几十年粗放式发展中积累的职业病问题逐渐显现，尘肺病等职业病防治

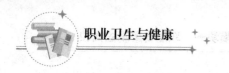

形势仍然十分严峻。

（一）基本情况

1. 职业病报告数量居高不下，行业集中趋势明显

2022 年，全国共报告各类职业病新病例 11 108 例，其中，约 70% 是职业性尘肺病（7 615 例），主要分布在采矿业，并呈现年轻化趋势。

2. 职业病危害分布广泛，涉害企业和接害劳动者数量众多

2016 年，根据国家安全监管总局办公厅关于开展工业企业粉尘危害情况抽样调查结果表明，有 57.4% 的工业企业（约 138 万家）存在粉尘和化学毒物危害，接触危害人数约 2 300 万，上述调查未包括建筑企业（从业人员约 5 000 万）和约 5 930 万家个体工商户。

3. 企业主体责任和地方政府监管责任落实不到位

相当多的企业特别是中小微企业主体责任不落实，缺少基本的防护设施和有效的个体防护用品，工作场所职业病危害因素严重超标。有的企业用工不规范，不依法与劳动者签订劳动合同，不参加工伤保险。部分地方政府对职业病防治工作重视不够、监管不力，致使一些职业病危害严重的企业长期"带病"运行。

（二）存在的主要问题

1. 就业状态变化对劳动者健康的影响

1994 年，世界卫生大会提出了"人人享有职业卫生"的全球策略，要求职业卫生与职业医学应面向一切职业人群。不仅指工人、农民，也应包括服务行业的职工和脑力劳动者；不仅包括正式工与合同工，也应包括临时工、下岗工人和老年职工。鉴于近几年我国就业形势的变化，职业卫生工作的覆盖范围存在一些亟待解决的问题，具体如下：

（1）临时工的职业卫生问题。随着我国经济的快速发展，第二产业和第三产业的比例逐步增加，需要大量劳动力、很多农业人口由第一产业转到工业和服务业。由于他们文化水平较低，往往缺乏正规培训，工业生产知识贫乏，尤其缺乏职业卫生和安全知识，自我防护能力差，因此迫切需要解决这一特殊人群中出现的职业卫生问题。另外，由于第三产业比重增加，许多特殊行业和人群的职业卫生问题也需要积极研究解决。随着用工制度由终身制变为合同制，临时工、合同工大量出现，导致工作时间不定和工种、工作单位频繁变动，所接触的职业性有害因素也随之频繁变动，因而职业卫生的应有保障难以落实，这就给职业卫生工作提出了很多新问题和解决问题的迫切要求。

（2）下岗职工的职业卫生问题。我国正处于经济转轨的变革时期，一些中年职工下岗，由于他们曾长期接触某些职业性有害因素，给他们的晚年生活带来某些潜在的危险因素，如以往长期接触矽尘（硅尘）者可能发生晚发型矽肺（硅肺）。对这个弱势群体的职业卫生问题，应给予足够关注。

（3）退休人员的职业卫生问题。随着我国医疗水平和社会生活条件的不断改善，劳动者的寿命逐渐延长，他们的工作寿命也相应延长。不少生产技术骨干在超过退休年龄后仍在工作或从事新的工作，他们中的大部分在缺乏技术力量、职业卫生条件相对较差的乡镇或个体用人单位重新就业。进入老年期后，随着生理功能的衰退，不但会出现一些老年性疾病，对职业性有害因素的抵御能力也相应降低，容易罹患职业性病变。另外，中青年时期接触的作业环境，往往会影响老年人的晚年健康和生命质量。

（4）特殊劳动者的职业卫生问题。由于很多劳动密集型个体企业和三资企业用人单位的出现，雇用了许多女性职工；有些雇主过分追求利润，违反国家法令，雇用未成年人的现象时有发生。鉴于女性和未成年人的生理特点，易受职业病危害因素的侵袭，如果不能对这些人群加以有效保护，将会带来严重的职业卫生问题，甚至影响后代健康和人口素质。另外，随着残疾人就业程度的提高，这个特殊群体的职业卫生问题也应受到关注。

2. 职业病危害因素范围的扩展

当前我国职业性有害因素的特点是种类多、范围广，不仅有发展中国家落后生产方式普遍存在的职业病危害因素，还有发达国家存在的高科技、高技术生产带来的新的职业病危害因素。因此，除了传统的职业病危害因素外，我国的职业卫生工作者必须努力应对新的职业卫生问题，所以应该对传统的"识别、评价、预测和控制职业病危害概念"赋予全新的思路，努力探索前瞻性的控制策略。

（1）主要职业病危害因素。当前，威胁我国职业人群的主要职业病危害因素以粉尘、化学毒物和某些物理因素（如噪声）为主，位居前几位的职业病为尘肺、化学中毒、职业性皮肤病和噪声性听力损伤。其次为不良体位、局部紧张和劳动组织不合理造成的肌肉骨骼损伤（如腰背痛）的工效学问题，以及不遵守操作规程、疏于职业病危害防范所致的职业危害事故。

（2）脑力劳动型职业病危害。随着信息技术的高度发展，智力密集的办公室型脑力劳动将取代传统的体力密集型劳动。充分运用信息技术来组织和操纵生产过程，存在职业病危害较大的作业甚至可以采用遥控进行生产，为改善职业卫生状况创造了许多有利条件。但高度机械化生产和先进的流水作业，也带来了快节奏和工作单调、对作业人员技术素质的要求高而形成的精神高度紧张、职业心理负荷大、脑力疲劳和工效学问题。由于办公室密闭，加上大量电子办公设备及装修材料产生的污染物，使室内空气质量恶化，导致"不良大楼综合征""办公室综合征"等新型疾病的发生。

（3）新兴或高科技行业的职业病危害。21世纪，微电子工业、纳米材料和生物基因工程技术在高新技术产业中占据显著地位。但是，同时这些新兴的行业也带来了新材料、新工艺、辐射和潜在的生物致病源。例如，微电子工业曾被认为是第一个"清洁生产"的产业，而实际上则是接触有机溶剂或金属化合物最多的行业，而且存在不容忽视的极低频磁场和射频辐射。基因工程产品对人类的危害，也将是毒理学评价的一个新课题。迄今为止，虽尚未见到由于生物基因工程的应用导致重大职业病危害事例的报道，但鉴于基因重组或突变而产生新的生物致病源的潜在危害，西方发达国家已制定了比控制放射性核素污染更为严格的生物基因工程实验室卫生管理条例。此外，为适应人民生活水平提高的需求，一些产业蓬勃发展，如珠宝首饰加工业和服装干洗业，随之出现了以前非常罕见的珠宝加工工人的速发型矽肺、干洗工人接触有机溶剂的职业卫生等问题。

（4）传统行业的职业病危害。在一些传统产业，机械化程度大大提高，但职业病防护措施落后，作业场所职业病危害因素浓度（强度）大幅上升。由于极高的浓度和过长的时

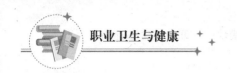

间接触，一些传统毒物导致了过去罕见病症的发生，如1，2－二氯乙烷引起的急性中毒性脑病。在采煤业，由于综合机械化采煤工艺的广泛应用，工人的劳动强度大大降低，由劳动强度过大和不良体位造成的人体工效学问题得到了解决，肌体的损伤也明显降低。但由于切割煤层的速度加快，相应降尘措施若不能及时跟上，作业面粉尘浓度大幅上升，从而对煤矿工人的健康造成了严重危害。

3. 经济全球化的影响

经济全球化是当今世界经济发展的主流，对有效利用各种资源、推动各国经济发展、缩小职业卫生的国际差距，起着重要作用。但是，在经济全球化过程中，不可避免地带来某些负面效应，其中，发达国家或地区将在本国或本地区禁止使用的原料、生产过程或产品转移到发展中国家或地区进行生产，成为一个严重的问题。

4. 职业紧张导致心理障碍增多

在我国目前的作业环境中，除存在化学性、物理性和生物性有害因素外，随着生产自动化程度的日益提高、高新技术的广泛应用及生产效率的不断提高，现代工业重复、单调、紧张、快节奏、高脑力低体力逐渐成为主要生产方式。加之就业竞争激烈，对就业人员的素质和能力的要求越来越高，由此导致就业状态不稳定、角色更迭和人际冲突，使就业人员产生职业性紧张，引起不良的心理行为效应和精神紧张效应，甚至诱发与紧张有关的疾患、职业性紧张综合征，或导致"过劳死"。上述种种，已成为职业卫生的突出问题。

三、职业卫生主要工作措施

深入贯彻习近平总书记关于职业病防治的重要指示精神，落实时任总理李克强和国务院常务会议的部署，坚持以人民为中心的发展思想，全面实施《"健康中国2030"规划纲要》和《国家职业病防治规划（2021—2025年）》有关任务安排，重点做好相关工作。

（一）深化源头预防，改善工作场所劳动条件

落实新发展理念，在行业规划、标准规范、技术改造、产业转型升级、中小微企业帮扶等方面统筹考虑职业健康工作，促进企业提高职业健康工作水平。强化用人单位主体责任，严格落实职业病危害项目申报、建设项目职业病防护设施"三同时"、职业病危害因素检测评价、劳动者职业健康检查和健康培训等制度。以粉尘、化学毒物、噪声和辐射等职业病危害严重的行业领域为重点，持续开展职业病危害因素监测和专项治理。建立中小微型企业职业健康帮扶机制，完善职业病防护设施，改善工作场所劳动条件。加强职业活动中新兴危害的辨识评估和防控，开展工作压力、肌肉骨骼系统疾患等防治工作。

（二）严格监管执法，提高职业健康监管效率

加强职业病危害项目申报、建设项目职业病防护设施"三同时"、职业病危害检测评价和职业健康检查等重点制度落实情况的监督执法。建立、健全以"双随机、一公开"为基本手段的监管机制，推进分类分级监督执法，探索建立互联网＋监督执法、现场执法与非现场执法相结合、部门联合双随机抽查的监管模式。规范用人单位劳动用工，加强劳动合同、工作时间、工伤保险等监督管理。继续在重点行业中推行集体协商和签订劳动安全

卫生专项集体合同，督促用人单位和劳动者认真履行防治责任。落实平安中国建设要求，加强工矿商贸、建筑施工、核与辐射等行业领域安全监管，统筹推进职业病防治工作，督促指导中央企业率先依法落实职业病防治责任。依托国家企业信用信息公示系统，完善职业健康不良信用记录及失信惩戒机制。畅通投诉举报渠道，鼓励社会监督，提升监管和执法效能。按照监管任务与监管力量相匹配的原则，加强职业卫生执法队伍和执法协助人员队伍建设，配备必要的执法装备和交通工具，加大培训力度，提升业务水平。

（三）强化救治措施，提升职业病患者保障水平

加强职业病及危害因素监测，完善监测政策和监测体系，扩大监测范围，开展风险评估，提高预警能力。按照"省市诊断、省市县救治、基层康复"原则，依托现有的医疗卫生机构建立、健全职业病诊断救治康复网络，建立、健全职业健康检查和职业病诊断基础数据库，规范职业病诊断医师管理，建立职业病救治专家队伍，加大临床诊疗康复技术和药物研发力度。持续实施尘肺病等重点职业病工伤保险扩面专项行动，将尘肺病等职业病严重的重点行业职工依法纳入工伤保险保障范围。探索建立工作相关疾病多元化筹资保障体系，逐步将相关职业人群纳入保障范畴，做好各相关保障制度的有效衔接，按规定做好相应保障工作。实施尘肺病筛查与随访，加强尘肺病等患者的救治救助，推进医疗、医保、医药联动。落实属地责任，对无法明确责任主体的尘肺病患者，依法开展法律援助，按规定落实医疗救治、生活救助等政策，减轻患者医疗与生活负担。将符合条件的职业病患者家庭及时纳入最低生活保障范围，对遭遇突发性、紧迫性、临时性基本生活困难的，按规定及时给予临时救助。

（四）推动健康企业建设，提升职业人群健康水平

把健康企业纳入健康城市健康村镇建设的总体部署，大力推进健康企业建设。鼓励用人单位建立完善与劳动者健康相关的各项规章制度，建设整洁卫生、绿色环保的健康环境，开展健康知识普及，完善职业健康监护、传染病和慢病防控、心理健康辅导等健康服务，营造积极向上、和谐包容的健康文化，建成一批健康企业。鼓励矿山、冶金、化工、建材、建筑施工、交通运输、环境卫生管理等行业和医疗卫生、学校等单位，率先开展"职业健康达人"评定活动，进行重点人群职业健康素养监测与干预，有效提升劳动者健康意识和健康素养。

（五）加强人才培养，强化技术支撑体系建设

加大职业健康检测评价、工程防护、诊断救治等技术人才培养力度，建立、健全人才培养和激励机制。建立职业健康专家库，完善专家工作机制，充分发挥专家作用。鼓励和支持高等院校、职业院校加强职业健康相关学科专业建设，将职业健康教育内容纳入相关课程，鼓励临床医学专业普及职业医学知识。健全以职业病监测评估、职业病危害工程防护、职业病诊断救治为主体的职业病防治技术支撑体系。以疾病预防控制机构、职业病防治院（所、中心）为主干，完善"国家、省、市、县"四级职业病及危害因素监测与风险评估技术支撑网络。充分利用卫生健康系统内外技术资源，构建"国家—行业（领域）—省"职业病危害工程防护技术支撑网络。充分发挥职业病专科医院、综合医院的作

用，构建"国家—省—市"并向重点县区、乡镇延伸的职业病诊断救治技术支撑网络。推进各级各类技术支撑机构基础设施、技术装备、人才队伍和信息化等达标建设，强化质量控制，提升技术支撑能力。

（六）加强宣教培训，增强全社会职业健康意识

持续开展《中华人民共和国职业病防治法》宣传周等活动，大力开展职业健康教育和健康促进活动，在全社会营造关心关注职业健康的文化氛围。推进将职业健康教育纳入国民教育体系，组织开展职业健康知识进企业、机构和学校等活动，普及职业健康知识，倡导健康工作方式。推动建立职业健康科普知识库。实施职业健康培训工程，加强用人单位主要负责人、职业健康管理人员培训工作，指导和督促用人单位做好接触职业病危害劳动者全员培训。推动有条件的地区或用人单位建设职业健康体验场馆，不断提升重点人群职业健康知识知晓率。

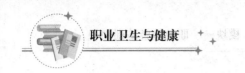

案例 1.10

国家卫健委印发"职业病防治三项行动方案"

2024年，国家卫生健康委印发《职业病防治"三项行动"工作方案》（国卫办职健函〔2024〕146号），内容包括《职业病危害项目申报扩面行动（2024—2025年）工作方案》《中小微企业职业健康帮扶行动（2024—2025年）工作方案》《职业病防治机构提质合规行动（2024—2025年）工作方案》三项，旨在进一步加大职业病防治工作力度。

分析："三项行动"工作方案旨在提高职业病防治机构的管理水平和治理能力，就摸清职业病防治"危害底数"、保障中小微企业劳动者职业健康权益、健全技术支撑体系等布置了工作目标，明确了工作要求。该方案的实施有助于提高职业病防治机构的治理能力和服务水平，从而提升整个行业的服务质量和效率。同时，通过强化对职业病危害的识别、评估和预防，以及加强与企业的合作，有助于提高职业病的预防和康复工作的效率和质量。

活动与训练

我国职业卫生工作措施的贯彻落实要点分析
——职业卫生的产生与发展趋势实践

一、目标

（1）正确分析我国职业卫生工作措施的贯彻落实要点；

（2）结合具体企业如化工、机械制造企业，编制企业本年度职业卫生工作要点；

（3）通过模拟演练，提高学生的职业素养和应变能力，展现个人魅力。

二、程序和规则

步骤1：将学生分成若干小组（3~6人为一组），小组进行任务分工，如查找资料、

制作 PPT、现场展示。

步骤 2：每个小组根据任务分工，进行任务实施。

步骤 3：展示过程 5 min，每组派代表进行展示。

步骤 4：小组互评、教师评价。

具体考核标准如表 1-5 所示。

表 1-5 职业卫生的产生与发展趋势实践评价表

序号	考核内容	评价标准	标准分值	评分
1	正确分析我国职业卫生工作措施的贯彻落实要点（40分）	分析我国职业卫生工作措施的贯彻落实要点6项以上	40分	
		分析我国职业卫生工作措施的贯彻落实要点少于6项	20分	
2	编制某企业本年度职业卫生工作要点（40分）	编制的某企业本年度职业卫生工作要点科学合理	40分	
		编制的某企业本年度职业卫生工作要点部分正确	20分	
		编制的某企业本年度职业卫生工作要点不正确	0分	
3	汇报综合表现（20分）	表达清晰，语言简洁，肢体语言运用适当，大方得体	20分	
		表达较清晰，语言不够简洁，肢体语言运用较少，表现较紧张	10分	
得分				

三、总结评价

通过互评和教师评价，总结反思，巩固提升，强化学生的职业素养，提升学生的实践应用能力。

课后思考

1. 陈述我国职业卫生的产生过程。

2. 说明我国职业卫生工作存在的问题。

3. 讨论我国职业卫生工作的发展趋势。

职业心理健康

心乱则百病生，心静则万病息。

——罗天益《卫生宝鉴》

模块导读

　　职业心理是人们在职业活动中表现出的认识、情感、意志等心理倾向或个性心理特征，而职业心理健康是在职场环境熏陶下个体对工作的不同看法，态度和意见经过长期的修养逐步内化的一种心理结果，是职业心理的最佳状态。职业心理健康重点关注的是职工心理健康。职工心理健康，简单说就是职工有一种高效而满意的、不间断的心理状态，通常在以下几个方面均处于积极均衡的状态：一是职业压力感；二是职业倦怠感；三是职业方向感；四是组织归属感；五是人际亲和感。了解员工心理健康状况，可以透视职场"病症"，发现职业状态背后深层的心理原因，通过一些缓解和治疗的手段，帮助员工从职业心理焦虑中解脱出来，缓解压力带来的心理伤害，保持职业心理健康。

学习目标

1. 了解职业应激，掌握职业应激源的分类；
2. 理解职业应激的理论模式，掌握职业应激过程；
3. 了解职业性精神疾患的分类，理解职业紧张，理解心身疾病；
4. 能够通过多种途径对员工进行心理健康促进。

单元一　职业应激源

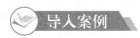

导入案例

工作焦虑严重影响身体健康

　　赵先生拥有良好的学历，之前工作的单位也是业内比较好的外资企业，收入不菲。因为产生职业倦怠，赵先生选择了辞职，并选择进行心理指导。在接受指导的过程中，赵先生较为健谈，说自己之所以辞掉之前的工作，选择在家休息，主要有两方面原因：一是原公司内部的晋升通道不太公平，他好几次晋升失败，导致他出现消极情绪和排斥工作；二是由于赵先生年纪日渐增大，在行业中逐渐失去了就业优势，将来是继续求职还是在家创业让他很纠结和迷茫。

分析：这一案例主要是因为职业发展不顺而对职场丧失信心，导致缺乏再就业的积极性。职场其实是有别于书本知识的一门学问，可能一帆风顺，也可能坎坷崎岖无常。一切还要从自我能力和特点出发，把握好职场和行业情况。希望赵先生能积极准备，勇敢地重新投身于职场，在自己热衷的工作中再上一层楼。

一、职业心理健康

（一）心理健康

职业心理健康的论述可以追溯至孔子，《论语·为政》中有"从心所欲，不逾矩"的言论，是说一个发展成熟的人，能够在符合现实规范的条件下，获得个人需要的满足，达到的"从心所欲"的自由状态。这句话充分体现出个体良好的心理机能状态，即能够协调好自身和外在环境的变化。随着现代社会不断向前发展，心理健康受到越来越多的关注。第三届国际心理卫生大会（1946 年）对心理健康的定义为"所谓心理健康，是指在身体上、智能上及情感上与他人的心理健康不相矛盾的范围内，将个人心境发展成最佳状态。"即身体、智力、情绪十分协调；适应环境，人际关系中彼此能谦让；有幸福感；在工作和职业中，能充分发挥自己的能力，过有效率的生活。心理健康迄今为止还没有一个统一和公认的定义。2005 年，世界卫生组织将心理健康定义为一种幸福状态，在这样的一种状态中，个体能认识到自己的潜能；能够应付日常生活的压力；能够有成效地从事工作；能够为他或她的社区做出贡献。2011 年中国心理卫生协会制定了中国人心理卫生标准，包含六方面内容：一是认识自我并且接纳自我；二是可以独立生活，拥有独立学习的能力；三是要保证情绪的健康，有淡定、安稳的心态；四是人际关系好，沟通良好且能与他人产生共情；五是承担应有的社会角色，如完成工作以及照顾家庭；六是具有应对挫折的能力。

需要重点强调的是，要区分心理健康和心理疾病这两个术语。这两个术语不能互换使用，心理健康不仅仅是没有心理疾病的生活。从健康状态到心理疾病状态一般可分为健康状态、不良状态、心理障碍、心理疾病 4 个阶段。

1. 心理健康状态

（1）本人不觉得痛苦，即在一个时间段里快乐的感觉大于痛苦的感觉；

（2）他人不感觉到异常，即心理活动与周围环境相协调；

（3）社会功能良好，即能胜任家庭和社会角色。

2. 不良状态

不良状态是介于健康状态与疾病状态之间的一种状态，是正常人群中常见的一种亚健

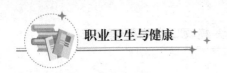

康状态；它是由于个人心理素质、生活事件、身体不良状况等因素所引起。其主要特点如下：

（1）时间短暂，持续时间较短，一般在一周以内便能得到缓解；

（2）损害轻微，对其社会功能影响比较小。处于此类状态的人一般能完成日常工作学习和生活，只是感觉到的愉快感小于痛苦感；

（3）能自己调整，大部分人通过自我调整及放松方式使自己的心理状态得到改善。小部分人若长时间得不到缓解，可能形成一种相对固定的状态。这小部分人应该去寻求心理医生的帮助，以尽快得到调整。

3. 心理障碍

心理障碍是指因为个人及外界因素导致心理状态的某一方面（或几方面）发展的超前、停滞、延迟、退缩或偏离。其主要特点如下：

（1）不协调性，其心理活动的外在表现与其生理年龄不相称或反应方式与常人不同；

（2）针对性，处于此类状态的人往往对障碍对象有强烈的心理反应，而对非障碍对象可能表现得很正常；

（3）损害较大，对其社会功能影响较大。它可能使当事人不能按常人的标准完成其某项（或某几项）社会功能；

（4）需求助于心理医生，此状态者大部分不能通过自我调整和非专业人员的帮助而解决根本问题，必须依靠心理医生的指导。

4. 心理疾病

由于个人及外界因素引起个体强烈的心理反应并伴有明显的躯体不适感，是大脑功能失调的外在表现。其主要特点如下：

（1）强烈的心理反应，可出现思维判断上失误，思维敏捷性下降，记忆力下降，大脑黏滞感、空白感、强烈自卑感及痛苦感，缺乏精力、情绪低落或忧郁，紧张焦虑，行为失常，意志减退等；

（2）明显的躯体不适感，由于中枢控制系统功能失调可引起其所控制的人体各个系统功能失调；

（3）损害大，患者不能或勉强能完成其社会功能，缺乏轻松、愉快的体验，痛苦感极为强烈；

（4）需要心理医生的治疗，患者一般不能通过自身调整和非心理科专业医生的治疗而康复。心理医生治疗一般采用心理治疗和药物治疗相结合的综合治疗手段。早期通过情绪调节和药物快速调整情绪，中后期结合心理治疗解除心理障碍，并通过心理训练达到社会功能的恢复并提高其心理健康水平。

（二）职业心理健康

职业心理健康就是指个体在工作中不感觉过分痛苦，在处理与职业相关事宜时他人认为适宜，能够适应工作所需的变化。在职业中心理健康的个体应具有如下特征：客观的自我认识和积极的自我态度；客观的社会知觉和建立适宜的人际关系的能力；工作的热情和有效解决问题的能力；人格具有协调性。工作场所是影响人们心理健康的关键环境之一，现有的研究越来越意识到工作在促进或阻碍心理健康及其矫正疾病方面的作用。虽然很难量化工作对个人身份、自尊和社会认可的影响，但大多数心理健康专业人士都认为，工作环境会对个人的心理健康产生重大影响。一方面，工作可以对心理健康有益，如通过提高社会包容度、地位和身份，以及提供一个时间结构；另一方面，许多社会心理风险因素会增加焦虑、抑郁和心理衰竭的风险。国际劳工组织将社会心理危害定义为压力过程中不可或缺的因素，一方面是工作内容、工作组织、工作管理和环境条件之间的相互作用；另一方面是员工的能力和需求。工作中的心理健康概念往往侧重于个人而非组织。然而，全面的工作中的心理健康政策包括对组织本身的心理健康的评估。

案例 2.1

员工罹患精神分裂症

张×是甘肃某化工公司员工，在公司工作 8 年后，被调至复合肥车间任职代班工长。

调至新岗位后因劳动时间长、强度大，工作环境恶劣，一年后张×的精神出现了问题，又因迟到被公司停职一周，张×的情况更严重了，经常出现烦躁、焦虑、心悸、幻听等症状。某日，张×在家中割腕自杀，然后自己报警，所幸救治及时，经医院诊断，确认张×患有精神障碍、抑郁焦虑症，后张×进入精神病院接受治疗，被诊断为精神分裂症。

分析：张×患精神分裂症之前没有受过工伤，也没有被诊断为职业病，故其所患精神分裂症既不是工伤或职业病直接所致，也不是工伤或职业病过程中伴发而生。工作环境恶劣可能会影响张×身心健康，从而诱发精神分裂症，但患精神分裂症的主要原因还是在于张×自身的生物学素质，因此工作环境恶劣与精神分裂症之间并不具有直接因果关系，不能认定其所患精神分裂症系由工作原因引起。且精神分裂症也不是《职业病分类和目录》中的职业病范围，其自残、自伤系由精神分裂症导致，既然精神分裂症不属于工伤，自残、自伤也不应认定为工伤。

二、职业应激源

职业应激源又称工作压力源、职业应激因素、职业紧张因素。最早由英国曼彻斯特大学 Cooper（库珀）于 1988 年编制职业应激指征。

职业应激是指工作过程中，对工作者的工作适应、紧张状态产生影响的各种刺激因素。它包括工作本身及与工作相关的因素，如工作负荷、工作条件、轮班作业、工作中的人际关系、工作环境等。职业应激的产生与应激产生的原理一致，职业应激源即工作中存在的刺激因素是职业应激产生的前提和条件，职业应激的产生与职业应激源息息相关。

（一）工作负荷

对许多人来说，平时有太多的工作要做。如果没有足够的时间、资源或能力来完成自己的工作，就会产生应激。这会让员工超负荷工作，加班加点工作，从而导致身心疲惫，

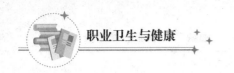

降低工作效率。那么，工作太少、过于安闲，也会让人产生应激问题，例如，刚刚退休的人或从领导岗位上退下来的人，会感到很不适应。而且，长期处于空闲状态也常常构成应激事件，许多人都有过工作内容太少、过于清闲而度日如年的体验。

（二）工作条件

恶劣的工作环境和条件是另一种重要的应激源。工作场所空间狭窄拥挤、温度过高或过低、噪声过大、光线太暗或太亮、辐射和空气污染等都会引起员工的应激。

此外，旨在改善工作条件的新技术的引进和使用也会带来应激。例如，越来越多的人患上了电脑焦虑症或技术压力过大。

（三）角色冲突和角色模糊

工作中，当不同的上司对同一个员工提出了不同的期望和要求，或者有多种相互冲突的岗位目标时，该员工就会产生角色冲突；当岗位职责不明确，员工不清楚自己应该做什么和怎么做时，就会产生角色模糊。绝大多数人不喜欢这样的不确定性，并发现这会给自己造成巨大的压力。

（四）职业生涯发展

组织情境中与职业生涯规划和发展相关的应激源包括工作安全度、提升机会、培训和发展机会等。工作不稳定，随时担心被炒鱿鱼，或没有培训机会，缺少发展空间，都会给员工带来压力和应激。员工提升过慢（没按照期望的进度提升）或过快（提升到超过个人能力的工作岗位）都会感到压力和产生应激。

（五）人际关系

与上司、同事、下属愉快相处，保持良好的工作关系，是组织生活极其重要的方面，也是员工在组织中要实现的主要目标之一。复杂而紧张的人际关系、防不胜防的组织政治行为、"办公室政治"等是职业应激的主要来源，其对员工造成的压力常常超过工作本身带来的压力。

（六）攻击性行为

组织中的攻击性行为常以暴力侵害或性骚扰的形式出现。对员工造成实际的生理或心理伤害的攻击性行为被称为工作场所暴力。在工作场所所受到暴力侵害或暴力威胁的个体更有可能体验到负面的情绪，并产生消极的行为反应，包括较低的生产率和较高的缺勤率。性骚扰是工作场所中第二种主要攻击性行为，通常是指不受欢迎、有着性意味的接触和交流。相当一部分女性员工在工作场所中受到过性骚扰。

（七）工作与其他角色的冲突

除了职业角色之外，人在生活中还扮演着许多其他角色。这些角色可能与工作发生冲突，成为应激源。例如，员工与家庭成员待在一起的愿望可能与他必须工作以促进职业生涯发展的愿望相冲突。目前，越来越多的双职工夫妇，已将工作和家庭角色冲突引向尖锐化。

案例 2.2

超负荷的工作导致心理疾病

××机械加工企业员工小张被高强度的工作压力所困，长期处于高度紧张的状态下，且常常得不到及时调适，久而久之，小张出现了焦虑不安、精神抑郁等症状，致使工作效率急剧下降。

分析：超负荷的工作可能会导致心理疾病，心理疾病会直接地影响到我们的心理健康，但是在现在的生活中，这种问题又经常困扰着我们，所以就需要了解到底什么因素会导致心理疾病的发生，这样才可以进一步做好心理保健。

活动与训练

职业应激源分析——职业应激源实践

一、目标

（1）正确表述职业应激源及其分类；

（2）根据具体案例分析职业应激源；

（3）通过模拟演练，提高学生的职业素养和应变能力，展现个人魅力。

二、程序和规则

步骤1：将学生分成若干小组（3~6人为一组），小组进行任务分工，如查找资料、制作PPT、现场展示。

步骤2：每个小组根据任务分工，进行任务实施。

步骤3：展示过程5 min，每组派代表进行展示。

步骤4：小组互评、教师评价。

具体考核标准如表2-1所示。

表2-1 职业应激源实践评价表

序号	考核内容	评价标准	标准分值	评分
1	表述职业应激源及其分类（30分）	职业应激源及其分类表述完全正确	30分	
		职业应激源及其分类表述部分正确	10分	
		职业应激源及其分类表述完全不正确	0分	
2	案例搜集（30分）	搜集产生职业心理健康问题的案例大于5例	30分	
		搜集产生职业心理健康问题的案例大于3例小于5例	10分	
		搜集产生职业心理健康问题的案例小于3例	5分	

续表

序号	考核内容	评价标准	标准分值	评分
3	职业应激源分类（20分）	根据典型案例，职业应激源分类完全正确	20分	
		根据典型案例，职业应激源分类部分正确	10分	
		根据典型案例，职业应激源分类不正确	0分	
4	汇报综合表现（20分）	表达清晰，语言简洁，肢体语言运用适当，大方得体	20分	
		表达较清晰，语言不够简洁，肢体语言运用较少，表现较紧张	10分	
得分				

三、总结评价

通过互评和教师评价，总结反思，巩固提升，强化学生的职业素养，提升学生的实践应用能力。

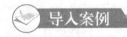 课后思考

1. 为什么会产生职业应激？
2. 陈述职业应激的分类
3. 讨论应该如何预防职业应激。

单元二　职业应激的理论模式

导入案例

工作焦虑严重影响身体健康

胡女士最近负责一个价值几千万元的项目，可以说这是她从业以来负责的最大项目，她害怕自己做不好，害怕有损自己在领导前的形象，更害怕自己好不容易坐到高管的位置，因这个项目没做好而被顶替。就这样，随着胡女士担心的加剧，她连续失眠2个星期。刚开始失眠时，她以为是正常现象，没太在意。渐渐地，她在上班期间，只要发现下属工作没做好，就控制不住自己的脾气，导致下属看到她都胆战心惊的。而且下班回到家，胡女士看到家里一些琐碎的事儿，就会特别烦躁、头疼，更严重的是听到老公和儿子稍微大声说话，就特别不舒服，心里堵着一口气，上不去、下不来，难受得手发抖。

分析：焦虑症如果久拖不治，危害性极大。如果自己或身边的朋友出现胡女士这种状况，一定要重视起来。如果不重视、不治疗，可能会引发失眠症，增加癌症发病率，甚至增加死亡率。

职业应激理论是情绪紧张状态与心理障碍及心身疾病关系的一种理论，认为生活中的急剧变动，尤其是生活中令人不愉快的变动是作用于个体的应激因素。个体对应激因素的承受能力取决于他的个性与生理素质，这些心理和生理要素构成了应变能力的基础。当应激因素在强度和数量上超过了应变能力时，个体会进入情绪高度紧张、生理机能紊乱的状态。在这种情况下，个体很容易产生情绪失调、行为错乱等症状，而且可能引起躯体疾病。整个应激过程可分为警觉期（应激因素导致生理、心理变化）、抵抗期（自我防护力量发挥作用，以促使平衡恢复）、衰竭期（由于生理、心理能量的大量损耗，使人体处于虚弱甚至"崩溃"状态，易于发生心理的或躯体的疾病）。

一、职业应激理论的分类

（一）生理反应模式

哈佛大学生理学家 W. B. 坎农提出个体在情绪唤醒刺激的作用下，交感神经系统被来自大脑的信号激活，产生一系列生理反应，如心跳加速、血压升高、呼吸加快，从而产生"或战或逃"（Fight－or－Flight）的反应即为应激。H. 塞里进一步提出能引起应激反应的刺激多种多样，只要对个体构成压力，所引起的生理反应就是一致的，他称之为综合适应征。

（二）相互作用论

J. 梅森认为，不同的刺激引起的反应是不同的，应激取决于个体对情境的情绪反应，情绪反应的性质对应激是否引起疾病有重要影响。在心理上不能意识到的压力事件存在的人最不可能经历应激反应。他认为 W. B. 坎农和 H. 塞里的理论过于简单，不能解释为什么有些人表现出与应激有关的失调，而有些人则没有。

（三）认知评价论

R. S. 拉扎鲁斯认为，具体的应激事件的性质或个人对该事件的反应均不是引起应激反应的关键。最重要的是人对事件的知觉，包括对潜在事件的危险的知觉及对自己应付事件能力的知觉。当个体没有能力或缺乏应付情境的资源时，就产生了应激。显然个体对情境的评价很重要。他和 S. 福尔克曼一起提出三类评价：一是初级评价，做出无关、积极或潜在压力的判断；二是次级评价，有无能力处理新情境，对各种选择进行检验；三是再评价：对新的想法、信息及压力情境重新评价，此过程可能使应激增加或下降。

案例 2.3

员工失业引发精神失常

××企业大厅，一名精神失常的女子每天都在自言自语，说着工作上的事。她姓王，30岁左右，曾是一名优秀的职员，自3年多前被裁员后就陷入了精神崩溃的状态。她不理会周围的人和事，也不接受任何帮助。更为奇特的是，她的"演讲"并非一时兴起，而是持续了整整5年之久。据知情人士透露，她几乎每天都会准时出现在这里，除了周末和节假日。她的作息比许多上班族还要规律，每天早上准时到达，仿佛这里就是她的办公室。

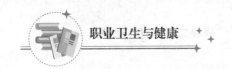

分析：这位女子的行为可能是一种应对机制。失去高管职位对她而言不仅是工作的丢失，更可能意味着身份和自我价值的崩塌。通过每天的"演讲"，她在潜意识中试图维持过去的身份认同，以此来抵御现实带来的心理冲击。然而，这种行为模式虽然在短期内可能带来一定的心理安慰，但长期来看却可能阻碍个人的成长和康复。专家指出，走出心理阴霾需要正视现实，接受变化，而不是固守过去。我们也呼吁社会更多关注和支持职场人士的心理健康问题，帮助他们释放压力、调整心态，进而找到平衡。

二、职业应激的理论模式

（一）职业应激的刺激理论模型

该模型将职业应激定义为能够引起个体产生紧张反应的外部环境刺激，比如工作失业、比赛失败、高考落榜等。研究者往往把应激看作自变量，分析是什么样的刺激环境使个体产生应激反应，从而寻找刺激—反应间的因果关系。该模型使我们认识到日常生活中什么样的环境刺激会引起人们的不良身心反应，尤其是生活事件的研究促进了人们对社会心理刺激和疾病关系的认识，加速了身心医学的发展。阿道夫·梅耶尔（Adolph Meyer）、霍姆斯（Holmes）等人在这方面进行了细致研究，揭示了生活事件和躯体疾病及精神症状的密切关系，对于人们根据生活事件预测患病可能性并进行及早预防和干预，具有重要的现实意义。职业应激的刺激理论模型如图 2－1 所示。

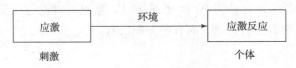

图 2－1　职业应激的刺激理论模型

（二）职业应激的反应理论模型

如果说刺激理论模型最初源于物理学，那么反应理论模型则来源于生理学和医学，代表人物是汉斯·塞里（Hans Selye）。他把应激看作人或动物有机体对环境刺激的一种生物学反应现象，并称此现象为一般适应综合征。他认为一般适应综合征分三个阶段出现：一是惊觉阶段，这是一种适应性的防御；二是阻抗阶段，有机体动员保护机制以抵消持续应激产生的应激状态，引起激素的分泌；三是衰竭阶段，由于机体适应性存储能量的殆尽，机体自身的免疫性下降，从而导致适应性疾病。职业应激的反映理论模型如图 2－2 所示。

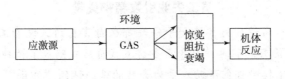

图 2－2　职业应激的反应理论模型

（三）职业应激的 CPT 理论模型

职业应激的 CPT 理论模型是一种心理学模型，即认知—现象学—相互作用理论模型（Cognitive Phenomenological Transactional，CPT），该模型是由美国著名心理学家理查德·拉扎勒斯（Richard Stanley Lazarus）等提出。他强调个体对应激的认知评价过程，认为思维、经验，以及个体所体验到的事件的意义是决定应激反应的主要中介和直接动因，即应激是否发生、以什么形式出现，这就依赖于个体评价他与环境之间关系的方式。通过初级评价和次级评价，决定个体的应激强度和应激体验。职业应激的 CPT 理论模型如图 2－3 所示。

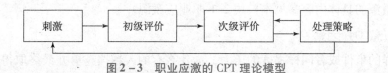

图 2－3　职业应激的 CPT 理论模型

（四）职业应激的系统理论模型

前面所述的三种理论模型都试图通过有限的一套变量来解释应激与机体免疫、机体健康的关系。目前的应激研究中，系统理论不断壮大和发展。它采用系统的观点试图去了解自我调节系统，从而实现对内部平衡状态的控制。该理论以应激为参照，外部应激源则是把信息输入系统的障碍，当这种障碍从参照系（理想状态或适度紧张）中产生一种矛盾（极度紧张）时，系统就会采取自我调节行为来恢复理想的状态，这些就是减少消除压力源的应付行为。卡文和沙伊尔曼（Carver 和 Scheier）把应激系统模型应用于健康心理学中，施瓦茨和塞曼（Schwartz 和 Seeman）根据系统理论，在医学行为科学领域提出了生物心理社会模型。职业应激的系统理论模型如图 2－4 所示。

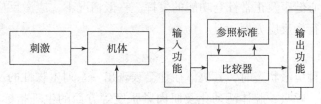

图 2－4　职业应激的系统理论模型

（五）"S－O－R" 新应激模型

新行为主义者、理学家托尔曼的"S－O－R"新应激模型指出，有机体内部自身变化 O 对应激过程（即应激源 S 引起应激反应 R）产生中介效应。该理论模型十分注重应激源与应激反应之间的各种中介或调节变量所起的积极或消极作用，如应对方式、社会支持，尤其是个体认知评价的作用，认为应激的发生除了取决于应激源的存在之外，个体对应激事件的威胁性的评估及自身应对能力的认知评价是引发应激反应的直接动因。同时，该模型十分强调与应激有关的人物、环境、时间、地点及所发生的事件的具体性，因为对于同一时间地点的同一事件，如火灾、地震等，不同的人可能会表现出完全不同的反应，甚至

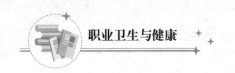

同一个人在不同的时间地点面对同一事件也可能会有不一样的表现。最后，该理论从相互作用的角度出发，认为应激是在个体与环境之间的相互作用的过程中产生的，充分考虑在应激过程中信息反馈与个体行为调整所起的积极作用。

三、职业应激过程

现代应激理论普遍认为，一个完整的应激过程应该包括职业应激源（S）、应激中介因素（O）及应激反应（R）。

（一）职业应激源

职业应激源的具体内容参见本模块2.1职业应激源。

（二）应激中介因素

面对同样的事件或者同样强度的压力，为什么有的人越挫越勇并最终取得了良好的发展，而有的人却早早被压力击垮放弃了抵抗？这是因为在应激源与应激反应之间有某些中介因素发挥了积极或消极的作用。也就是说，当刺激威胁到个体时，在做出反应之前，要先在个体内部对其进行加工，而各种中介因素就是影响加工过程的重要因素。根据对文献的检索与查阅发现，目前研究较多的中介因素有认知评价、可控性、社会支持、应对方式、自我效能感及人格等。

（三）应激反应

应激反应指的是由应激源及各种中介因素的共同作用所引起的个体的各种生理上、心理上及行为上的改变等。另外，根据专家的观点，应激反应也能够反作用于应激源及中介因素。应激反应其实是在个体的进化过程中所形成的一种具有保护性作用的机制，适度的应激反应是个体维护内环境协调，适应环境变化的必要条件，然而过高或过低的应激反应都不利于个体的身心健康及正常社会功能的发挥。一般情况下，应激反应主要表现在生理反应、心理反应、行为反应方面。

1. 生理反应

当个体处于某种应激状态时，其机体往往会表现出一系列生物性的反应，主要包括其血压、心率、神经、呼吸、腺体活动化及肌肉紧张度等方面的生理指标的变化，如出汗、发抖、疲劳、血压升高、呼吸急促、肌肉颤抖或僵硬、食欲过强或下降。

2. 心理反应

除了生理变化，处于应激下的个体也会产生相应的心理反应，其心理反应主要包括情绪、认知上的变化。情绪上的表现包括紧张、抑郁、自卑、恐惧、焦虑、愤怒等，而认知上的变化体现在记忆力下降、注意力高度集中或分散、思维敏感性及清晰度降低等。

3. 行为反应

心理与行为是互不分割的整体，一定的心理反应往往伴随着相应的行为变化，尤其是处于应激状态下的个体，为最大限度地减少应激事件对其造成的损害，往往会采取一系列行为措施及做出行为反应。个体的行为反应主要有积极应对、回避、替代性攻击和变相依赖等。我们可以看到个体采取的行为有的是积极的，有的是消极的，积极的行为有利于个体的发展，而消极的行为虽可暂时缓冲应激，却对个体的长久发展有负面影响。

案例 2.4

"全球范围的流行病"——职业紧张

如果你最近总感觉身心俱疲，工作越来越没劲，做什么都没兴趣，甚至会出现失眠、抑郁、内分泌紊乱、免疫力下降等症状，很有可能是"职业紧张"在作怪。

分析： 职场健康是每个员工和用人单位共同关注的话题。这些疾患不仅影响劳动者的工作效率和健康，也给国家经济造成了巨大的直接和间接损失。所以必须分析职业紧张应急源及应急过程，通过实施有效的预防措施，减少职业紧张的发生，构建一个更健康、更安全的工作环境。

活动与训练

职业应激的理论模式应用——职业应激的理论模式实践

一、目标

（1）正确绘制职业应激的理论模式图；

（2）根据典型案例进行职业应激理论的实践应用；

（3）通过模拟演练，提高学生的职业素养和应变能力，展现个人魅力。

二、程序和规则

步骤1：将学生分成若干小组（3～6人为一组），小组进行任务分工，如查找资料、制作PPT、现场展示。

步骤2：每个小组根据任务分工，进行任务实施。

步骤3：展示过程5 min，每组派出代表进行展示。

步骤4：小组互评、教师评价。

具体考核标准如表2-2所示。

表2-2　职业应激的理论模式实践评价表

序号	考核内容	评价标准	标准分值	评分
1	绘制职业应激的理论模式图（30分）	职业应激的理论模式图完全正确	30分	
		职业应激的理论模式图部分正确	10分	
		职业应激的理论模式图不正确	0分	
2	搜集职业应激典型案例（30分）	搜集职业应激典型案例多于5例	30分	
		搜集职业应激典型案例多于3例少于5例	10分	
		搜集职业应激典型案例少于3例	5分	

续表

序号	考核内容	评价标准	标准分值	评分
3	职业应激理论的实践应用（20分）	职业应激理论的实践应用完全正确	20分	
		职业应激理论的实践应用部分正确	10分	
		职业应激理论的实践应用全部错误	0分	
4	汇报综合表现（20分）	表达清晰，语言简洁，肢体语言运用适当，大方得体	20分	
		表达较清晰，语言不够简洁，肢体语言运用较少，表现较紧张	10分	
得分				

三、总结评价

通过互评和教师评价，总结反思，巩固提升，强化学生的职业素养，提升学生的实践应用能力。

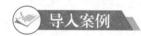

课后思考

1. 职业应激的理论模式有哪些？
2. 讨论职业应激过程。

单元三　职业性精神疾患与健康促进

导入案例

男子长期加班导致血压升高

"我的头不痛、心不慌，什么症状都没有，血压高就高了，随它去吧！"

半年前，一位30岁的小伙子杨力（化名），面对西安国际医学中心医院心脏病医院曾广伟主任苦口婆心的叮嘱，不以为意，抱着"无所谓"的态度。他任凭自己的血压像脱缰的野马一路狂飙。

就在最近，因为工作过度紧张，他突发脑溢血，倒在工位上，尽管捡回一条命，但杨力的右边肢体活动不利，话也说不清。

分析：除了熟知的遗传、年龄等因素，长期精神紧张也是引发高血压的主要原因之一。专家提醒，目前我国高血压患病的主要人群年龄段呈下降趋势，长期精神紧绷的年轻人一定要引起重视。

一、职业性精神疾患

职业紧张是职业领域心理健康损害的最重要的形式，持久的职业紧张使个体的交感神经受到刺激而长期兴奋，去甲肾上腺素（Norepinephrine）分泌过量，个体应激的压力轴被激活，5-羟色胺（5-Hydroxytryptamine）活动的异常导致下丘脑垂体肾上腺轴（Hypothalamic—pituitary—adrenal Axis）异常活跃，当这种异常活跃持续发生时，机体的神经系统和内分泌系统相关基因产生等位基因突变，使得机体的某些生物学指标发生变化，长此以往，最终导致机体的免疫功能下降，进而产生焦虑、抑郁、高血压、糖尿病和神经性皮炎等身心症状，并且也有研究表明心理健康的损害还会表现出一系列的偏常行为。

（一）职业紧张

职业紧张被视为一种情绪状态，一种由个人对其工作情景的评估而触发的情绪状态。当人们意识到他们无法应对他们的工作需求，而这些需求又是如此重要，或是他们的付出没有得到适当的回馈时，就会出现这种情绪状态。同样，如果个人感觉自己不能控制其所在的情境或者得不到别人的支持，同样也会体验职业紧张。综合当代职业紧张理论的心理模式，职业紧张是一种不愉快的认知—情绪状态，这种状态可能与个体的思维和行为方式及与之相关的生理机能的重大变化有关。人们试图采取一种应对方式，从根本上减少职业紧张引起的不愉快的体验。成功地应对职业紧张可以减少其对个体健康造成的威胁。欧洲委员会提出了一个宽泛的定义：由工作内容、工作组织或工作环境中的不利或有害因素所导致的情绪、认知、行为及生理反应模式。造成职业紧张的原因包括我们与自己的工作不匹配、我们的工作角色与其他角色相冲突，以及对我们自己的工作和自己的生活缺乏适当的控制。

随着人们对职业紧张影响个体、组织，甚至社会的负面影响认知越来越深入，研究者不断研究新的职业紧张诊断方法，包括专题讨论会、一对一面谈、压力日志、重大事件分析法等。还有利用相关医学仪器进行生理指标的测定与衡量，如 HDL 胆固醇测量、血压、皮电、肌电等。在组织中诊断员工职业紧张常采用量表作为测量手段、包括库珀（Cooper）等人设计的职业紧张指标量表、美国心理学家麦克林（Mclean）编制的职业紧张问卷、卡瑞克（Karasek）教授根据职业紧张 JD-C 模型研制的工作内容问卷，以及美国国家职业安全卫生研究所研制的工作控制问卷。

（二）工作倦怠

工作倦怠（Job Burnout），简称倦意（Burnout），19 世纪 70 年代，富卢登伯格（Freudenberger）和马氏拉奇（Maslach）几乎同时展开了对倦怠的研究。富卢登伯格（1974 年）认为，工作倦怠是助人行业中的工作人员因工作强度过高，工作时间过长，并且无视自身的个人需要，所引起的疲惫不堪的状态，也是过分努力去达到个人或社会的不切实际的期望的结果。而马氏拉奇和杰克森（Jackson）在 1981 年提出的关于倦怠的多维概念，得到学者们的一致认可，即倦怠是指个体因为不能有效地应对工作上持续不断的各种压力，而产生的一种长期性反应，包括情感耗竭（Emotional Exhaustion）、非人性化

（Depersonalization）、个人无效感（Ineffectiveness）。情感耗竭反映了工作倦怠感的压力维度，描述了个体感到自己有效的身心资源过度透支，表现出没有精力、过度疲劳等现象；非人性化反映了工作倦怠感的人际交往维度，描述了个体以一种负面、冷漠的或是极端逃避的态度去面对服务对象或工作，表现出易怒、消极、缺乏情感投入等现象；个人无效感反映了工作倦怠感的自我评价维度，描述了个体感到无能、工作没有成效，表现出士气低下、缺乏成就感等现象。

此外，研究还显示，组织中的职业紧张或倦怠反应还具有传染性，导致组织成员之间的关系紧张，相互猜疑、敌对、士气低落、高事故率等，这些都会影响组织氛围和组织效益。员工家庭生活/工作领域的种种压力源，也可能突破工作家庭的边界，迁延性的影响员工的工作领域/家庭生活中的表现。不同的研究者从不同的角度构建了工作倦怠的量表，主要包括马氏拉奇等人开发的马氏工作倦怠量表（Maslach Burnout Inventory，MBI）、帕里斯（Pines）等人开发的工作倦怠量表（Burnout Measure，BM）、希如（Shirom）等人开发的工作倦怠量表（Shirom Melamed Burnout Measure，S－MBM）及奥尔登伯格倦怠量表（Oldenburg Burnout Inventory，OLBI）。其中，MBI 是目前世界上应用最为广泛的工作倦怠测量工具，在已发表的有关工作倦怠的实证研究中，90% 以上的论文和研究报告都采用 MBI 作为测量工具。大量研究都证实 MBI 系列量表有较好的信度和效度。该量表是 Maslach 和 Jackson 在对专业助人行业进行观察及个案研究的基础上编制的。其最初包含 47 个项目，经反复测试与探索性因素分析后，最终得到 22 个共包括 3 个分量表，即情绪衰竭（9 个项目）、去个性化（5 个项目）和个人成就感低落（8 个项目）。

（三）焦虑

焦虑是指在缺乏充足的客观原因时，患者产生紧张、不安或恐惧的心理，并表现出相应的自主神经功能失调，此时的个体常伴有心悸、出汗等自主神经功能紊乱的症状。美国焦虑症协会的一项调查表明，职业人群发生焦虑的可能性要高于一般人群，焦虑会影响其在工作场所的表现，与同事、上级的关系，工作质量，引起缺勤，影响组织的绩效，甚至导致一系列的身心疾患。焦虑自评量表（Self—rating Anxiety Scale，SAS）可用来评定受试者焦虑的主观感受。SAS 的主要评定依据为项目所定义的症状出现的频度，分为 4 级，即没有或很少有时间、小部分时间、相当多时间、绝大部分或全部时间。国外研究认为，SAS 能较准确地反映有焦虑倾向的精神病患者的主观感受，而焦虑又是心理咨询门诊中较常见的一种心理障碍，因此 SAS 可作为咨询门诊中了解焦虑症状的一种自评工具。

（四）抑郁

抑郁是指由于情绪低落和冷漠等导致的由悲观和失望所构成的负面心理状态，是影响职业人群工作、学习，以及生活能力的较严重的心理卫生问题。当抑郁症状发展到较严重的程度，且持续时间较长，即可危害职业人群的社会与职业能力，从而发展为临床意义上的抑郁症。

二、心身疾病

（一）心身疾病概述

心身疾病（Psychosomatic Diseases），又称心理生理障碍（Psychosomatic Disorders），是指一组与心理和社会因素密切相关，但以躯体症状表现为主的疾病。

心身疾病的范围较广，可以累及人体的各个器官和系统。心身医学不是研究某一器官或某个系统的疾病，而是一种关于健康和疾病整体性和综合性的理论。心身疾病目前包括由情绪因素所引起的，以躯体症状为主要表现，受自主神经所支配的系统或器官的多种疾病。由于世界各国对心身疾病分类的方法不同，包括的疾病种类很不一致。根据美国心理生理障碍学会所做出的较为详细的分类，结合其他有关资料，对各系统的心身疾病阐述如下：

（1）皮肤系统的心身疾病，神经性皮炎、瘙痒症、斑秃、牛皮癣、多汗症、慢性荨麻疹、湿疹等；

（2）肌肉骨骼系统的心身疾病，腰背痛、肌肉疼痛、痉挛性斜颈、书写痉挛；

（3）呼吸系统的心身疾病，支气管哮喘、过度换气综合征、神经性咳嗽；

（4）心血管系统的心身疾病，冠状动脉粥样硬化性心脏病、阵发性心动过速、心律不齐、高血压、偏头痛、低血压、雷诺氏病；

（5）消化系统的心身疾病，胃十二指肠溃疡、神经性厌食、神经性呕吐、溃疡性结肠炎、幽门痉挛、过敏性结肠炎；

（6）泌尿生殖系统的心身疾病，月经紊乱、经前期紧张症、功能性子宫出血、性功能障碍，功能性不孕症；

（7）内分泌系统的心身疾病，甲状腺功能亢进、糖尿病、低血糖；

（8）神经系统的心身疾病，痉挛性疾病、紧张性头痛、睡眠障碍、自主神经功能失调；

（9）其他，按学科分类，属于耳鼻喉科的心身疾病有梅尼埃综合征、咽部异物感等；属于眼科的心身疾病有原发性青光眼、眼睑痉挛、弱视；属于口腔科的心身疾病有特发性舌炎、口腔溃疡、咀嚼肌痉挛等。其他与心理因素有关的疾病还有癌症和肥胖症等。

（二）常见的心身疾病

1. 支气管哮喘

患者的躯体素质具有敏感、易受暗示的特征，社会心理因素对其有较大的影响。由于遗传或早年环境因素的影响而形成支气管反应的个体类型，使这类患者容易发生气管痉挛反应——迷走神经兴奋。具有这种哮喘素质的人，可因炎症、过度劳累、吸入致敏原或在环境刺激引起情绪变化等因素影响下，导致哮喘发作。每次发作后，可能又以条件反射的方式固定下来，在遭遇同样情境时，即再度发作。对于儿童患者，若父母对患儿的哮喘行为过分关注，也可强化已形成的条件反射，使发作容易固定持续。支气管哮喘患者典型的特征是支气管系统的极端不稳定性，矛盾心理冲突。恐惧可以分为害怕哮喘的恐惧和因人

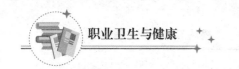

而异的恐惧两种。因此，心身医学的文献把支气管哮喘看作各种躯体和心理因素的"最终躯体反应"。有文献资料统计表明，对于哮喘发作的诱因，75%是感染，47%是过敏，61%是心理因素。

从上述统计数字可以发现，哮喘发作是多个诱因在起作用。还有一些学者认为，除了感染和过敏两种因素以外，至少有1/4的患者哮喘发作诱因是心理因素。

2. 消化性溃疡

胃肠道被认为是最能表达情绪的器官。实验室研究发现，心理因素可影响胃液分泌、胃黏膜血管充盈的程度和胃壁蠕动的变化。当心理因素与各种体质因素联合作用时，就有可能引发溃疡。临床上常见消化性溃疡的发生和恶化常与紧张的生活事件有关。心理应激导致大脑皮质的功能失调，作用于下丘脑下部，促使迷走神经兴奋，引起胃酸分泌持续升高。心理应激还可通过垂体—肾上腺皮质内分泌系统，促使消化性溃疡的发生。

有学者认为，溃疡病是与环境压力有一定关联的胃肠溃疡的发展，患者由于自身的性格特点和生活经历，会以机体胃肠功能紊乱的形式反映出来。

3. 原发性高血压

原发性高血压患者常具有 A 型行为特征，即性情急躁，完美主义，对外界要求过高，容易受到挫折。A 型行为特征可具有家族遗传特点。由于长期或强烈的心理应激，反复的情绪波动使大脑功能失调，不能正常调节皮质下中枢，使血管舒缩中枢受到刺激，促使外周血管长期过度收缩，从而使血压升高。此外，由于肾小动脉的持续收缩，也促使血压进一步上升。在发病原因中还有内分泌等其他因素的参与，其中社会心理因素占有重要地位。因此，在治疗时宜采取躯体活动、生物反馈、松弛训练和各种心理治疗等，降压药因不能治本，故要慎用。

4. 癌症

大量实验研究表明，心理应激可降低动物的免疫功能，流行病学调查资料也显示，癌症患者患病前曾受到过较多的精神刺激。此外，性格特点常较内向，情绪不易外露，自我克制，容易产生苦闷、怨恨和绝望感。发现患癌症以后，又易出现否认、愤怒、委屈和忧郁等情绪。这些心理状态对癌症的治疗和康复不利，可能加重病情的发展。

5. 甲状腺功能亢进症

近年研究证明甲状腺功能亢进症主要因精神刺激而诱发。曾有报道称，有人在极度恐惧和精神创伤后的几小时内发病。病前性格为内向、情绪不稳、紧张、焦虑、抑郁、神经质、对外界刺激敏感。在心理应激的条件下，引起皮质激素及免疫抑制剂的释放，干扰了机体正常的免疫监视功能，因而导致出现甲状腺功能亢进症。

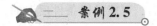 案例2.5

把心理健康"暖阳"洒进职工心田

"请大家闭上眼睛，调整思绪，跟随音乐放松自己的呼吸……"9月13日，有趣的心理小游戏伴随着舒缓的音乐，一堂别开生面的"心理解压课"在某煤炭公司里正式开始了。为丰富员工的业余文化生活，缓解工作压力，该公司邀请专业心理老师现场讲解了实用有效的心理解压技巧，引导大家合理释放压力、缓解焦虑，保持积极乐观的心态去面对生活与工作中的各种困难。

作为一家省外创业单位，该公司很多员工的家都远在千里之外，经常好几个月才能回去一趟，而且由于工作时间差的原因，并不能经常与家人倾诉愁心事，越来越多的烦恼积压在心里无处释放。为了让员工养成良好的生活行为习惯，缓解大家的工作、生活压力，该公司建立"心灵驿站"，并定期邀请专业医生前来坐诊、授课，构筑员工心理健康"防护网"。今年以来，累计开展职业心理评估、心理健康咨询等各类活动10余次，服务员工80余人。

分析：心理健康素养是一个能综合反映个体或群体心理健康相关的理念、认知、行为、技能水平的健康指标。通过科学有效的减压方式可更好地应对压力，维护心身健康。

三、职业心理健康促进

（一）从消极走向积极

沟通作为两人及多人交流的基本方式，是社会交往最广泛使用的形式之一。沟通的底线原则是尊重他人与自我谦和，一个善于沟通交流且熟练掌握沟通礼仪的从业者，本身就具备了取得职场成功的先决条件。

1. 积极安全健康管理新理念

积极组织管理的要义在于抛开以往病态的无效的组织管理方式，转而运用一种关注人和组织积极特性的全新视角来看待工作及员工，积极承担组织责任，促进员工健康而有效的工作，并帮助员工获得成就及健康，满足员工预期。积极组织管理的主要任务在于促进个体在工作中发挥其优势，而一个健康型组织会为了其员工进而强调、促进和支持不同方面的健康，通过积极性干预措施提高个体工作绩效，并实现组织与个体的集体繁荣。

积极安全健康管理理念是一套强调组织责任，关注员工的身心健康，帮助员工成长与自我实现全新、科学的安全健康管理理念。积极安全健康管理强调将传统管理过程中"紧盯事故、问题、缺陷"的目光，移向"关注人和企业的积极特性"，这是一种企业安全健康管理的全新视角，强调关注工作场所中人本身的优势和建立积极的制度，是一种管理理念的根本转变。积极安全管理关注员工积极心理状态的激发，关注构建员工心理资本，进而培育组织心理资本，形成具有自成长力的积极组织文化和制度模式，形成企业与员工之间相互信任、乐观、自主、安全的氛围，强调形成双向责任下的高水平安全健康秩序。

2. 积极职业心理健康内涵

"没有抑郁和焦虑症状的青少年"和那些"一大早起来就神采奕奕的青少年，那些不服用药物的青少年和在家庭、学校和那些在社区活动中受益的青少年"并不相同，"将自己的生活状态定性为还可以，抑或过得去学与定义为很好的人"之间也是不同的。心理健康与心理疾病并不是一个连续体上对立的两端，没有疾病并不意味着健康。凯斯（Keyes，2002 年）利用幸福感（高、中、低）和心理症状（是、否）两个维度将人群划分为 6 类，将具有高幸福感和无心理症状的个体定义为完全健康，并将这种完全健康状态称为繁荣（Flourishing）。处于繁荣状态的个体常充满热情活力，无论在个人生活还是社会互动中均能发挥积极、主动参与的正向功能，繁荣的人生应包含积极情绪、投入、意义、成就与优质的人际关系。繁荣是积极视角下的完全心理健康的状态。

基于此，积极职业心理健康同样不应该仅仅是指个体在工作场所未体验到不适当的职业紧张，没有因职业引发心理症状，而是包括个体在工作中感知到安全、健康、幸福、活力、成长等积极的心理和精神状态。现有的职业心理健康研究集中于工作场所的风险因素，且绝大多数的干预研究和实践是关于职业心理健康问题的检测与改善，而非对工作的积极方面的测查和强化，是消极取向的。积极职业心理健康的研究与实践关注的焦点应阐释工作环境是如何影响积极的人际关系、积极的情绪和积极的意义，以及又是如何受到它们的影响的。总之，积极职业心理健康的研究和实践应当能够促进职场健康和繁荣并研究如何利用积极现象，包括环境、个人自愿等，去避免职业心理风险的侵袭。

（二）积极职业心理健康的实践促进

1. 心理资本课程

卢森斯（Luthans）和他的同事们创建了一种发展心理资本的微观干预。每一种心理资本结构都有其独特的研究方法。对于"希望"的发展，他们采用植根于目标导向框架的三步策略，包括目标的设立、形成多种途径和处理障碍。一位项目主持人解释说，一个理想的目标必须有一个具体的终点以便对成功进行评估，以及一个积极的框架和一些子目标；取得大的胜利要庆贺，达到子目标的小胜利也要庆贺。子目标策略基于斯奈德（Snyder）希望培训的步进概念（Snyder，2000 年）。卢森斯认为，自我效能的培训可以促进乐观精神的发展，而希望课程也能对乐观产生积极的影响。班杜拉（Bandura，1997 年）强调了目标导向和建立效能框架的重要性。他们将树立希望的目标训练与对发展效能很重要的资源整合起来。在培养韧性的过程中，研究者向受试者确认最近个人在他们工作范围所遭受的挫折，告诉他们将对挫折做出的自动反应写下来。主持人帮助受试者用一种理想的方式在心理上重构挫折并且详细阐释一些例证，证明对现实的坚定看法，这会让受试者对他们的挫折的真实影响有更多的领悟并且帮助他们开阔视野。与控制组相比，试验组的心理资本水平有了显著提升。

2. 心理资本在线干预

心理资本可以通过短期、高度集中的在线干预得到发展。卢森斯等人采用实验前、实验后控制组实验设计检验了在线干预效果。干预由两期在线培训项目组成，从受试者进入为这个目的建立的网站开始。第一期培训介绍初性和自我效能等积极资本的表现以及每种资本如何用于一般工作场所和特殊的工作。除此之外，让受试者观看视频短片，这些短片里展示一些在戏剧化环境中的韧性和效能的例子。第一期培训的最后阶段，员工需要考虑在自己的组织中与工作有关的个人情境。第二期培训的重点是树立希望和培养乐观主义。

受试者开始考虑个人目标。之后，他们观看主持人关于个人价值观的重要性和实现目标、完成任务所遇到的现实挑战的介绍。然后，受试者必须写下几个现实的具有挑战性、适用于他们工作环境以及符合他们个人价值观的任务。接下来的任务是将主要目标分解成几个小的、容易实现的子目标。通过确认和创建实现同一目标的多种方法，覆盖希望要素的路径。控制组则接受一种可供选择的决策训练。干预前和干预后采用卢森等人开发的"24项心理资本问卷"对心理资本进行评估。结果显示，"治疗组"的心理资本有显著的增长而控制组则没有。

3. 积极情绪干预

微观干预的另一个例子是弗雷德里克森等人提出的积极情绪干预，该干预方案依据的是拓展—建构理论假说，假说认为积极的情绪为人们铺设了成长的道路，随着时间的流逝建立起重要的个人资源，个人的重要资源促进更好的工作、创新等绩效，以此延伸出更多的积极情绪，进而形成积极情绪—资源—成就—积极情绪的螺旋。弗雷德里克森及其同事参与了一个现场实验，他们把受试者随机分配到治疗组或等待名单控制组。研究的目的是通过慈爱冥感（Lovingkindness Meditation，LKM）诱发受试者的积极情绪，检验这些积极情绪是否能生成相应的个人资源。研究人员还要检验这些资源是否给人的心理健康和总体生活满意度带来积极的结果，一共有139名信息技术专业人士填写了首次调查表，该表是对他们的生活满意度、抑郁症状和个人资源的评估。除此之外，两组成员要完成每日情绪体验的调查和冥想练习，时间一共是9周。在实验结束时，他们填写了最后一份问卷，这份问卷评估的变量与首次调查一样。冥想训练包括每次60 min的6次小组练习，由一位压力管理专家领导。受试者应使用指导想象的录音带，每周至少在家练习慈爱冥想5天。结果证实了假说，即积极情绪的增加与较高水平的个人资源有关；个人资源反过来又使生活的满意度显著增加而使抑郁症状的水平下降。这个实验首次证明了体验积极的情绪能产生持久的影响、积累资源并让人们的生活真的有所不同。

（三）职业人群心理健康促进指南

2020年12月26日，中国卫生监督协会发布了《职业人群心理健康促进指南》，适用于用人单位开展职业人群心理健康促进活动，指出了职业人群心理健康促进步骤与方法。

1. 获取支持

高层管理者做出开展心理健康促进的承诺，制定相关政策及管理体系，保障工作经费、人力资源、工作场所和活动时间等资源需求。管理层全面支持心理健康促进各级管理制度的实施，将其纳入用人单位日常管理，创建支持性环境。职业健康与安全部门、工会、人力资源部门、员工协会等所有相关部门共同实施心理健康促进项目，保障心理健康工作环境持续发展。

2. 成立组织与需求评价

用人单位应按照《职业健康促进技术导则》（GBZ/T 297—2017）的要求成立由相关部门组成的健康促进组织，下设心理健康促进小组。首先进行需求评价，确定需要改进和

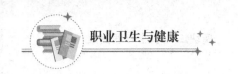

提高的领域，确保用人单位能准确地识别员工主要的心理健康相关问题。通过系统收集工作场所与心理健康有关的资料，分析与某种心理健康问题有关的行为和影响因素，确定心理健康促进需求，判断资源可及性，为确定心理健康促进干预目标、策略和措施提供依据。采用资料查阅、问卷调查、定性访谈等多种方式开展需求评价，了解员工的心理健康状况、影响因素及其改善心理健康状况的意愿、观点和建议等。

3. 制订计划与实施计划

根据收集的资料和评价结果，以需求的优先排序为基础，结合用人单位价值观、总体发展目标及愿景，制订 3 ~ 5 年心理健康促进计划，确定规划目标、实施策略，以及主要受众范围。其主要内容包括短期和长期目标、目标人群、干预措施、政策和经费保障、职责分工、时间进度安排和评价方法等。根据心理健康促进规划，制订具体、可操作性强，且易于评价的年度计划。制定针对心理健康问题的干预措施，应从预防心理伤害、促进心理健康、解决心理健康问题 3 个层面着手。

根据计划中所包含的时间、内容、策略、监测和评价等方面开展具体干预活动，并在必要时争取社区组织或专业机构等外部援助，如心理健康服务、员工心理援助计划服务。

4. 项目评价与持续改进

心理健康促进项目评价是对心理健康促进活动达到"有价值"的结果程度和范围进行评价，是心理健康促进的重要环节，也是重要的质量控制手段。通过评价，可衡量项目设计的合理性及可行性，发现项目设计的局限性和不足，为改进项目设计提供经验和依据。评价包括形成评价、过程评价和效果评价，贯穿工作场所健康促进全过程。

定期对心理健康促进效果及目标达成程度进行回顾，总结和分析未达到计划目标的原因，对发现的缺陷与不足实施改进，进一步制定可持续心理健康促进发展策略，将心理健康促进活动融入日常管理中，并将其纳入用人单位整体发展规划中。

案例 2.6

某公司 EAP 创"心"工作室　加强员工心理健康建设

EAP（Employee Assistance Program），直译为员工帮助计划，又称员工心理援助项目、全员心理管理技术、全员心理关爱计划等。某公司 EAP 创"心"工作室借助"心理助手"工具，围绕企业中心工作，让心理健康活动实现了"三到三进"，即到基层进班组，到学校进课堂，到社区进家庭。了解基层员工思想动态，发现他们关心关注的热点难点问题，集思广益，推动问题解决。同时做好思想文化引导，统一思想、凝聚力量，达到做好员工心理健康和加强企业思想政治工作的双重效果。公司为员工提供的心理健康服务由外部模式转为内外结合的模式，外部专业公司承担个案、讲座、美文推送，工作室结合公司重点工作开展系列心理健康团队活动，解决员工面临的各类工作、生活难题。

分析：心理健康是当下全民关注的热点，加入心理健康元素的活动更容易为基层员工所接受。"心理助手"工具中的卡片及方法具有开放性，可以结合实际进行替换、滚动更新，真正达到 EAP 工作"零距离"服务企业干部员工的目的。我们认为，心理健康活动也可以成为帮助员工渡过心理难关的一个新载体和新抓手。

活动与训练

某企业员工心理健康促进实践应用
——职业性精神疾患与健康促进实践

一、目标

（1）正确编制员工心理健康促进方案；

（2）根据员工具体心理健康问题，开展心理健康促进实践应用；

（3）通过模拟演练，提高学生的职业素养和应变能力，展现个人魅力。

二、程序和规则

步骤1：将学生分成若干小组（3~6人为一组），小组进行任务分工，如查找资料、制作PPT、现场展示。

步骤2：每个小组根据任务分工，进行任务实施。

步骤3：展示过程5 min，每组派代表进行展示。

步骤4：小组互评、教师评价。

具体考核标准如表2-3所示。

表2-3 职业性精神疾患与健康促进实践评价表

序号	考核内容	评价标准	标准分值	评分
1	员工心理健康问题分析（30分）	员工心理健康问题分析正确	30分	
		员工心理健康问题分析部分正确	20分	
		员工心理健康问题分析不正确	0分	
2	编制员工心理健康促进方案（30分）	员工心理健康促进方案合理可行	30分	
		员工心理健康促进方案针对性较差	10分	
		员工心理健康促进方案没有针对性	5分	
3	心理健康促进实践应用实践应用（30分）	心理健康促进实践应用效果好	30分	
		心理健康促进实践应用效果一般	20分	
		心理健康促进实践应用效果差	10分	
4	汇报综合表现（10分）	表达清晰，语言简洁，肢体语言运用适当，大方得体	10分	
		表达较清晰，语言不够简洁，肢体语言运用较少，表现较紧张	5分	
得分				

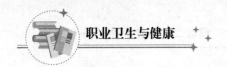

三、总结评价

通过互评和教师评价，总结反思，巩固提升，强化学生的职业素养，提升学生的实践应用能力。

 课后思考

1. 职业性精神疾患有哪些?
2. 讨论如何进行职业心理健康促进。

模块三

化学因素危害与防控措施

模块导读

目前，我国职业病新发病例总体呈现先上升后下降的趋势。其中，职业性尘肺病（含其他呼吸系统疾病）发病人数最多，其次为职业性耳鼻喉口腔疾病和职业性化学中毒。党中央和国务院高度重视职业健康工作，自《国家职业病防治规划（2021—2025年)》实施以来，通过健康中国行动、尘肺病防治攻坚行动、加大源头治理、逐步扩大职业病及危害因素监测范围、不断完善职业病防治法规标准体系等多种措施，使劳动者的职业健康权益得到进一步保障。

学习目标

1. 了解生产性粉尘的分类及理化特性；
2. 掌握作业场所中矽尘、石棉粉尘、煤尘等生产性粉尘引起疾病的特点及防控措施；
3. 了解生产性毒物的分类；
4. 了解职业性化学中毒的定义及分类；
5. 掌握刺激性气体、窒息性气体、有机溶剂、农药、高分子化合物等化学性有害因素对机体作用的特点及防控措施。

单元一　生产性粉尘与职业性肺部疾患

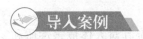 导入案例

我国职业性尘肺病高发

国家卫生健康委员会数据显示，2005—2020年，职业性尘肺病（含其他呼吸系统疾

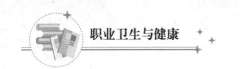

病）病例占职业病发病总人数的比例维持在一个较高的水平，即75%~90%。2016年，职业性尘肺病（含其他呼吸系统疾病）新发病例最高，为28 088人。2020年，职业性尘肺病及其他呼吸系统疾病发病人数为14 408人，职业性尘肺病为14 367人。其中2020年，职业性尘肺病（含其他呼吸系统疾病）病例所占比例为84%，其他职业病（除职业性尘肺病及其他呼吸系统疾病外的九大类职业病总和）所占比例为16%。

一、生产性粉尘

（一）来源

生产性粉尘是指在职业活动中形成的，并能长时间飘浮在空气中的固体微粒，例如矿山开采、凿岩、爆破、运输、隧道开凿、筑路等；冶金工业中的原材料准备、矿石粉碎、筛分、配料等；机械制造工业中原料破碎、配料、清砂等；耐火材料、玻璃、水泥、陶瓷等工业的原料加工等；皮毛、纺织工业的原料处理和加工等；化学工业中固体原料加工处理、包装物品等。还有当生产劳动过程中的防尘措施不够完善，也可产生大量粉尘，污染生产环境。

（二）分类

生产性粉尘的分类方法很多。按粉尘的理化性质，可分为无机粉尘、有机粉尘和混合性粉尘。

1. 无机粉尘

包括矿物性粉尘，如石英、石棉、滑石、煤等；金属性粉尘，如铅、锰、铁、铍、锡、锌及其化合物等；人工无机粉尘，如金刚砂、水泥、玻璃纤维等。

2. 有机粉尘

包括动物性粉尘，如皮毛、丝、骨等粉尘；植物性粉尘，如棉、麻、谷物、亚麻、甘蔗、木、茶等粉尘；人工有机粉尘，如有机染料、农药、合成树脂、橡胶、人造有机纤维粉尘等。

3. 混合性粉尘

在生产劳动环境中，以单纯一种粉尘存在的情况比较少见。大多数情况下为两种或两种以上粉尘混合存在，一般称之为混合性粉尘。

（三）粉尘的理化特性

粉尘的理化特性不同，对人体的危害性质和程度也不同，发生致病作用的特点也不同。影响粉尘损害机体的特性如下：

1. 化学成分、浓度和接触时间

工作场所空气中粉尘的化学成分及其在空气中的浓度是直接决定其对人体危害性质和严重程度的重要因素。根据化学性质不同，粉尘可引起炎症、肺纤维化、中毒、过敏和肿瘤等。成分相同的粉尘，由于其化学结构、表面结构等方面的变化对人体毒作用的程度也

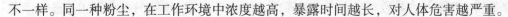

不一样。同一种粉尘，在工作环境中浓度越高，暴露时间越长，对人体危害越严重。

2. 分散度

分散度是指物质被粉碎的程度，通常以粉尘粒径大小的数量或质量组成百分比来表示，前者称为粒子分散度，粒径小的颗粒越多则分散度越高；后者称为质量分散度，质量小的颗粒占总质量百分比越大，质量分散度越高。粉尘粒子（简称尘粒）的大小一般以直径微米（μm）来表示。

粉尘被机体吸入的机会与其在空气中的稳定程度和分散度有关。粉尘粒子分散度越高，在空气中飘浮的时间越长，沉降速度越慢，被人体吸入的机会越多。分散度越高，单位体积总表面积越大，越容易参与理化反应，对人体危害也越大。总表面积是指单位体积中所有粒子表面积的总和。随着离子表面积增加，表面积吸附能力随之增强。

粉尘分散度还与其在呼吸道中的阻留有关。不同直径的粉尘粒子在呼吸道的沉积部位不同。一般认为，空气动力学直径小于 15 μm 的粒子可以吸入呼吸道，称为可吸入粉尘。其中 10 ~ 15 μm 的粒子主要沉积在上呼吸道。空气动力学直径小于 5 μm 的粒子可达呼吸道深部和肺泡区，称为呼吸性粉尘。

3. 硬度和溶解度

坚硬且外形尖锐的尘粒可能引起呼吸道黏膜机械损伤。某些粉尘可在呼吸道溶解吸收，溶解度越高，对人体作用越强。

4. 荷电性

粉尘的荷电量除取决于其粒径大小、密度外，还与作业环境的温度和湿度有关。同性电荷相斥，增强了空气中粒子的稳定程度，异性电荷相吸，使尘粒碰击、聚集并沉淀。一般来说，荷电性的颗粒在呼吸道内易被阻留。

5. 爆炸性

爆炸性是某些粉尘特有的，如高分散度的煤尘、面粉、糖、亚麻、硫黄、铝、锌等。在适宜的温度和浓度下，如煤尘浓度 35 g/m^3，硫黄 7 g/m^3，糖 10.3 g/m^3，一旦遇到明火、电火花和放电时，会发生爆炸，导致重大人员伤亡和财产损失。

（四）生产性粉尘在人体内的代谢过程

粉尘可通过呼吸道、眼睛、皮肤等进入人体，其中以呼吸道为主要途径。

1. 粉尘在呼吸道的过程

实际上，可吸入粉尘被吸入呼吸道后，主要通过撞击、重力沉积、随机热动力冲击（又称布朗运动）、静电沉积、截留等方式而沉积，只有极少部分粉尘能进入肺泡区。

2. 人体对粉尘的防御和清除

人体对可吸入粉尘具备有效的防御和清除机制。一般认为有三道防线：一是鼻腔、喉、气管、支气管树的阻留作用。二是呼吸道上皮黏液纤毛系统的排除作用。呼吸道上皮存在黏液纤毛系统，是由黏膜上皮细胞表面的纤毛和覆盖其上的黏液组成。在正常情况下，阻留在气道内的粉尘黏附在气道表面的黏液层上，纤毛向咽喉方向有规律的摆动，将黏液层中的粉尘逐渐移出。如果长期大量吸入粉尘，可损害黏液纤毛系统的功能和结构，

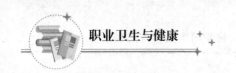

极大降低粉尘清除量，导致粉尘在呼吸道滞留；三是肺泡巨噬细胞的吞噬作用。进入肺泡的粉尘多数黏附在肺泡腔的表面，会被活动于肺泡腔及从肺间质进入肺泡的巨噬细胞吞噬，形成尘细胞。大部分尘细胞通过自身阿米巴样运动等方式转移至纤毛上皮表面，再通过纤毛运动而被清除。

人体通过上述清除功能，可排除进入呼吸道的 97%～99% 的粉尘，1%～3% 的尘粒沉积在体内。如果长期吸入较大量的可吸入粉尘可导致粉尘过量沉积，造成肺组织病变，引起疾病。

（五）粉尘对健康的影响

1. 呼吸系统

粉尘对机体影响最大的是呼吸系统损害，包括尘肺病、粉尘肺沉着病、上呼吸道炎症，以及有机粉尘引起的呼吸系统疾患，包括棉尘病和过敏性肺炎等。

2. 尘肺病

尘肺病是由于在职业活动中长期吸入生产性矿物性粉尘并在肺内潴留而引起的以肺组织弥漫性纤维化为主的全身性疾病。尘肺病是职业性疾病中影响最广、危害最严重的一类疾病。尘肺病分类方式较多，根据发病的缓急可将尘肺病分为急进型、慢型、迟发型尘肺；根据其病理改变可分为结节型、弥漫性纤维化型、尘斑型。根据临床观察、X 线胸片检查、病理尸检和实验研究资料，按病因可将尘肺分为以下 5 类：

（1）矽肺，由于长期吸入游离二氧化硅含量较高的粉尘所致。

（2）硅酸盐肺，由于长期吸入含结合型二氧化硅的粉尘所致，如石棉肺、滑石尘肺、云母尘肺等。

（3）炭尘肺，由于长期吸入煤、石墨、炭黑、活性炭等粉尘引起，如煤工尘肺、石墨尘肺、炭黑尘肺等。

（4）金属尘肺，由于长期吸入某些致纤维化的金属粉尘所致，如铝尘肺等。

（5）混合性尘肺，由于长期吸入含游离二氧化硅粉尘和其他粉尘（如煤矽尘、铁矽尘等）所致。

3. 其他呼吸系统疾患

（1）粉尘肺沉着病。某些生产性粉尘，如锡、铁、锑等粉尘，主要沉积于肺组织中，呈现异物反应，以网状纤维增生的间质纤维化为主，在 X 射线胸片上可以看到满肺野结节状阴影，主要是这些金属的沉着所致，不损伤肺泡结构，因此肺功能一般不受影响，脱离粉尘作业，病变可以不再继续发展，甚至肺部阴影可以逐步消退。

（2）有机粉尘所致呼吸系统疾患，如吸入棉、亚麻、大麻等粉尘可以引起棉尘病；吸入被真菌、细菌或血清蛋白等污染的有机粉尘可以引起过敏性肺炎。

（3）粉尘进入呼吸系统，积聚大量的巨噬细胞引起的炎性反应，如粉尘性支气管炎、肺炎、哮喘等。

4. 局部作用

粉尘对呼吸道黏膜可产生局部刺激作用，如引起鼻炎、咽炎、气管炎等；刺激性强的粉尘（如硅酸盐尘等）还可以引起鼻腔黏膜充血、水肿、糜烂、溃疡等；金属磨料粉尘可以引起角膜损伤；粉尘堵塞皮肤的毛囊、汗腺开口可引起粉刺、毛囊炎、脓皮病等；沥青粉尘可以引起光敏性皮炎。

5. 中毒作用

吸附或含有可溶性有毒物质的粉尘，如含铅、砷、锰等，可在呼吸道黏膜很快溶解吸收，导致中毒，表现出相应毒物的急性中毒症状。

6. 肿瘤

某些粉尘本身或吸附的化学物质可致癌，如吸入石棉、放射性矿物质、镍、铬酸盐粉尘可以导致肺部肿瘤或其他部位肿瘤。

二、矽尘

游离二氧化硅含量超过10%的无机性粉尘被称为矽尘。矽肺是由于在生产过程中长期吸入游离二氧化硅（SiO_2）含量较高的粉尘而引起的以肺组织纤维化为主的全身性疾病。矽肺是尘肺病中最常见、进展最快、危害最严重的一种类型。由于接触粉尘中游离二氧化硅含量不同，作业场所粉尘浓度不同，其所致矽肺的临床表现、疾病的发展和转归，甚至病理改变也不同。一般来说，粉尘中游离二氧化硅含量越高，发病时间越短，病变也越严重。一般将矽肺分为慢性矽肺或典型矽肺、快进型矽肺和急性矽肺三种。矽肺发病的影响因素有粉尘中游离二氧化硅含量、二氧化硅类型、粉尘浓度、分散度、接尘工龄、防护措施、接触者个体因素等。

（一）接触机会

接触游离二氧化硅的作业非常广泛，几乎遍及国民经济的各个领域，具体来说主要有以下几个领域：

1. 采矿业

各种金属、非金属、煤炭等矿山，几乎所有的矿产开采行业，采掘作业中的凿岩、掘进、爆破、运输都有矽尘的产生，如钨矿、铜矿、金矿、铅锌矿等是我国发生矽肺较多的矿山；其他如煤矿、铁矿、镍矿、铀矿和非金属矿的岩石中均含有石英，也可导致矽肺。

2. 建筑和装修业

建筑业中的采石、轧石、石料切割、石料粉碎加工等各工种均可引起矽肺。我国房地产业迅猛发展，带动了装修业的长足发展，导致部分作业人员也患上矽肺。

3. 道路桥梁

修建公路、铁路、水利电力工程开挖隧道、开山凿路和涵洞挖掘中的风钻工、爆破工、运输工常常接触大量矽尘，矽肺发病率高、发病工龄短，病情严重。我国道路桥梁建设突飞猛进，建成了世界最大的公路、铁路网络，一些单位将粉尘危害严重的工段转包，粉尘源头控制不严，因矽尘产生的矽肺数量不在少数。

4. 石英加工

作业人员在石英的粉碎、研磨、运输过程中均会接触矽尘。

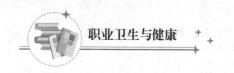

5. 冶金、制造、加工业等

如冶炼厂、石粉厂、玻璃厂、耐火材料厂生产过程中的原料破碎、研磨、筛分配料、炼炉的修砌等工序均会产生矽尘。

6. 机械制造业

铸造车间的原料粉碎、配料、铸型、打箱、喷砂等生产过程均会产生矽尘。

7. 石材加工行业

各类石材加工，如加工各种石料物件、工艺品、雕刻等，无论是手工加工或机械加工，大多是露天作业，但在作业时粉尘飞扬接近呼吸带，粉尘石英含量很高。

8. 其他

如珠宝加工厂、陶瓷厂在准备原料时均能产生大量的含游离 SiO_2 粉尘。

（二）临床表现

1. 症状

肺的代偿功能很强，矽肺患者可在相当长的时间内无明显自觉症状，但 X 线胸片上已呈现显著的矽肺影像改变。因此，矽肺症状的有无或轻重与矽肺期别不一定呈正相关。不同程度的"易疲劳感"几乎是所有尘肺病的共同且早期特征。随着病情的进展，或有合并症时，可出现胸闷、气短、胸痛、咳嗽、咳痰等症状。有无肺气肿是判断矽肺甚至所有尘肺病患者症状轻重程度的一个重要参考因素。肺气肿的严重程度与矽肺患者症状体征呈正相关。

（1）胸闷、气短，实际上是呼吸困难的一种主诉，出现最早，呈进行性加重，最早发生在体力劳动后，以后可进一步发展，在轻体力劳动甚或安静时也可出现。

（2）胸痛，约半数患者可出现，多较轻微，通常为性质、部位均不固定的刺痛或胀痛；胸痛一般代表侵犯胸膜或肺纤维化较重，如胸痛突然加重并伴有气急，应考虑发生自发性气胸的可能。

（3）咳嗽、咳痰，早期多为干咳，并发支气管或肺部感染时咳嗽加剧，并出现多量黏液脓性痰；少数患者可咳少量血痰，大量咯血罕见。咳痰者往往代表近期有感染或合并支扩或慢支炎，其他还有部分患者合并肺结核或其他肺部炎症。

（4）其他部分患者可有无力、食欲不振、腹胀，以及头晕、头痛、失眠、心悸等症状。相当数量的矽肺患者还有嘴干、眼干的症状。

2. 体征

矽肺患者早期多数无阳性体征。随病期进展及并发症的出现，可产生各种相应的体征。如继发肺气肿时可出现桶状胸、叩诊过清音、杵状指；并发胸膜炎时，可闻及胸膜摩擦音；并发支气管炎、支气管扩张时，可有哮鸣音、湿性啰音；晚期并发肺源性心脏病时，可产生右心衰竭体征，如发绀、颈静脉怒张、肝大、下肢可凹性水肿等。

3. X 线表现

矽肺 X 线胸片影像是肺组织矽肺病理形态在 X 线胸片上的反映。X 线胸片改变表现为

X线通过病变组织和正常组织对X线吸收率的变化，呈现发"白"的圆形和不规则形小阴影，是矽肺诊断的依据。矽肺X线表现主要有类圆形小阴影、不规则小阴影、大阴影、肺纹理改变、胸膜改变和肺气肿等。

4. 肺功能

肺功能损害与肺部病理改变，尤其是纤维组织增生和肺气肿的范围和程度有密切关系。

矽肺早期即有肺功能损害，因为肺有很强的代偿性，早期肺功能变化小，临床肺功能检查多属正常。随着矽肺期别的增加，肺功能变化逐渐明显，主要是肺纤维化程度加重，肺的顺应性会逐步减低，从而产生程度不同的限制性通气功能障碍，肺活量、肺总量、残气量和最大通气量均降低。同时有弥散功能障碍，严重时可有低氧血症。若患者合并慢支、肺气肿时，可伴阻塞性通气功能障碍，表现为混合性通气功能障碍。

（三）诊断

根据可靠的生产性矿物性粉尘接触史，以技术质量合格的X射线高千伏或数字化摄影（DR）后前位胸片表现为主要依据，结合工作场所职业卫生学、尘肺流行病学调查资料和职业健康监护资料，参考临床表现和实验室检查，排除其他类似肺部疾病后，对照尘肺病诊断标准片做出尘肺病的诊断和X射线分期。按照国家颁布的《职业性尘肺病的诊断》（GBZ 70—2015），可将尘肺病诊断分为三期。

（四）矽肺的预后

矽肺是进行性疾病，发病后虽然脱离接触粉尘，病情常继续进展，从Ⅰ期进展到Ⅱ期，也可能由Ⅱ期进展到Ⅲ期。矽肺的进展主要取决于既往接触粉尘的浓度和接触粉尘的年限等。单纯矽肺预后较好。矽肺并发结核，可促使病情进展；矽肺并发呼吸道感染或并发气胸，均影响矽肺病程。

三、石棉粉尘

石棉是一种天然的矿物结晶，其化学成分是含有铁、镁、铝、钙、镍等元素的硅酸盐复合物。石棉纤维具有耐酸、耐碱、隔热、绝缘等特性，在工业上用途很广。石棉具有优异的综合性能，抗拉强度高于钢丝，耐高温，化学性质稳定，表面吸附性强。石棉肺是指在生产过程中长期吸入石棉粉尘所引起的以肺部弥漫性纤维化改变为主的疾病。石棉的发病工龄和生产环境的粉尘浓度有关，一般情况下，发病工龄在10年以上。近年来由于生产环境的改善，发病工龄有延长的趋势，多在15年以上。石棉肺发病后，虽然脱离石棉粉尘作业，病情仍可进展。

（一）接触机会

目前石棉制品或含有石棉的制品有近3 000种，广泛应用于建筑、造船、汽车火车制造、航空航天、消防以及国防建设等多个工业部门。石棉制品主要利用较高品级的石棉纤维织成纱、线、绳、布、盘根等，作为传动、保温、隔热、绝缘等部件的材料或衬料，在建筑工业上广泛应用中低品级的石棉纤维，主要用来制成石棉板、石棉纸防火板、保温

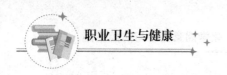

管、窑垫，以及保温、防热、绝缘、隔音等材料。接触石棉的作业主要有石棉矿开采、石棉加工、石棉制品的应用等。

（二）临床表现

1. 症状和体征

患者自觉症状出现比矽肺早，主要是咳嗽和呼吸困难。咳嗽一般为干咳或少许黏液性痰，难以咳出。呼吸困难早期出现于体力活动时，晚期患者在静息时也会发生气急。若有持续性胸痛，首先要考虑的是肺癌和恶性间皮瘤。石棉肺特征性的体征是双下肺出现捻发音，随病情加重，捻发音可扩展至中、上肺区，其声音也由细小变粗糙。晚期患者可有杵状指（趾）等体征，伴肺源性心脏病者，可有心肺功能不全症状和体征。晚期石棉肺患者并发呼吸道及肺部感染较矽肺多见，但合并结核者比矽肺少，由于反复感染，往往可致心力衰竭。石棉肺患者并发肺心病的概率较矽肺患者多，且较为严重。肺癌和恶性间皮瘤是石棉肺的严重并发症。

2. 肺功能

石棉肺患者由于肺间质弥漫性纤维化，严重损害肺功能。早期肺功能损害是由于弥漫性纤维化后肺脏硬化，从而导致肺顺应性降低，表现为肺活量渐进性下降，这是石棉肺肺功能损害的特征。弥散量改变是发现早期石棉肺的最敏感指标之一。

3. X 线胸片

石棉肺的 X 线胸片主要表现为不规则形小阴影和胸膜改变。胸膜斑是我国石棉肺诊断分期的指标之一。

4. 石棉粉尘与肿瘤

石棉是公认的致癌物，石棉纤维在肺中沉积可导致肺癌和恶性间皮瘤。石棉所致肺癌、间皮瘤属于《职业病分类和目录》中职业性肿瘤的两种法定职业病。石棉所致肺癌、间皮瘤的诊断依据《职业性肿瘤的诊断》（GBZ 94—2014）来进行。

（三）诊断

按照国家颁布的《职业性尘肺病的诊断》（GBZ 70—2015）进行石棉肺的诊断和 X 射线分期。

（四）石棉肺的预后

石棉肺是一种慢性进行性疾病，它的预后主要取决于接触石棉的种类、剂量及有无并发症。同矽肺一样，脱离石棉粉尘接触后仍可继续发展，但较矽肺缓慢。值得注意的是，其发病工龄越短，预后越差。

四、煤尘

我国《职业病危害因素分类目录》中将粉尘分类为煤尘，即为煤矽尘。煤矿开采过程中工人接触到的煤尘、煤矽尘和矽尘所引起的肺组织纤维化，统称为煤工尘肺。

（一）接触机会

不同工种和工序的工作面空气中粉尘性质不同，工人接触的粉尘也各不相同。例如，岩石掘进工作面工作的工人，如凿岩工及其辅助工、装渣工、放炮工等，主要接触含游离二氧化硅较多的岩石粉尘，所患尘肺为矽肺；在采煤面工作的工人，如电钻打眼工、采煤机手、回采工、地面煤仓装卸工等，主要接触含游离二氧化硅较少的煤尘，所患尘肺为煤肺；既在岩石掘进工作面，又在采煤面工作过的工人实际接触煤尘和矽尘两种粉尘，所引起的是一种混合性尘肺，一般称为煤矽肺，是我国煤工尘肺中最常见的一种类型。

（二）临床表现

1. 症状和体征

煤工尘肺发病缓慢，早期患者多没有临床症状，随着患者年龄的增长及尘肺病变的进展，尤其发展为大快纤维化或者合并支气管或肺部感染时逐渐出现呼吸道症状，如咳嗽、咳痰、胸闷、气短等。早期没有明显体征，病变进展至明显肺气肿、慢阻肺，甚至肺心病时可有桶状胸、浮肿等体征。晚期出现病灶融合，大量肺气肿出现之后症状会明显，咳嗽、咳痰症状较多，症状程度较重，咳出的多半是黑色黏液痰，合并肺部感染时，上述症状明显加重。肺结核是煤工尘肺最常见的合并症。煤工尘肺合并结核者发生呼吸道感染、大咯血、气胸、肺心病和呼吸衰竭等的合并症的概率比无结核者高。

2. 肺功能

煤工尘肺患者由于广泛的肺纤维化，呼吸道狭窄，特别是由于肺气肿导致肺泡大量破坏，肺功能测试显示通气功能、弥散功能和气体交换功能都有减退或障碍。

3. X 线胸片

煤工尘肺不论是煤矽肺还是煤肺，X 线上主要表现为圆形小阴影、不规则形小阴影和大阴影，还有肺纹理和肺门阴影的异常变化，但多缺乏特异性。

（三）诊断

按照国家颁布的《职业性尘肺病的诊断》（GBZ 70—2015）进行尘肺病的诊断和 X 射线分期。

（四）煤工尘肺的预后

煤工尘肺中除矽肺外，病变进展缓慢，特别是煤肺病变更为缓慢。煤工尘肺如果不合并肺结核，其患者的寿命常接近正常人群平均寿命。掘进工人所患矽肺，病变进展快，病死率也较高。

五、防控措施

（一）粉尘危害的防护原则

目前，粉尘对人造成的危害，特别是尘肺病尚无特异性治疗，因此预防粉尘危害，加强对粉尘作业的劳动防护管理十分重要。粉尘作业的劳动防护管理应采取三级防护原则：

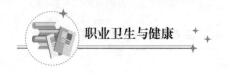

1. 一级预防

（1）其措施包括以工程防护措施为主的综合防尘，即改革生产工艺、生产设备，尽量将手工操作变为机械化、自动化和密闭化、遥控化操作；尽可能采用不含或含游离二氧化硅低的材料代替含游离二氧化硅高的材料；在工艺要求许可的条件下，尽可能地采用湿法作业；使用个人防尘用品，做好个人防护。

（2）定期检测，即对作业环境的粉尘浓度实施定期检测，使作业环境的粉尘浓度达到国家标准规定的允许范围之内。

（3）健康体检，即根据国家有关规定，对工人进行就业前的健康体检，对患有职业禁忌证、未成年人、女职工，不得安排其从事禁忌范围的工作。

（4）宣传教育，普及防尘的基本知识。

（5）加强维护，对除尘系统必须加强维护和管理，使除尘系统处于完好、有效状态。

2. 二级预防

其措施包括建立专人负责的防尘机构，制定防尘规划和各项规章制度；对新从事粉尘作业的职工，必须进行健康检查；对在职的从事粉尘作业的职工，必须定期进行健康检查，发现不宜从事接尘工作的职工，要及时调离。

3. 三级预防

其主要措施为对已确诊为尘肺病的职工，应及时调离原工作岗位，安排合理的治疗或疗养，患者的社会保险待遇应按国家有关规定办理。

（二）控制粉尘危害的主要技术措施

我国对粉尘控制工作一直给予高度重视，在防止粉尘危害、保护工人健康、预防尘肺发生方面做了大量的工作，取得了一些成绩。历史形成的"革、水、密、风、护、管、教、查"八字方针，在今天依然有效，只不过被赋予了新的内涵。

1. 革

革即工艺改革和技术革新，这是消除粉尘危害的根本途径，例如实行远程操作、无人化开采等现代化工艺生产可以根本消除粉尘危害。

2. 水

水即湿式作业，可减少粉尘的产生、防止粉尘飞扬，降低环境粉尘浓度。

3. 密

密即将发尘源密闭，对产生粉尘的设备，尽可能在通风罩中密闭，并与排风结合，经除尘处理后再排入大气。

4. 风

风即加强通风及抽风措施，采用除尘器等，将工作面的含尘空气抽出，并可同时采用局部送入式机械通风，将新鲜空气送入工作面。

5. 护

护即个人防护，是防、降尘措施的补充，特别是在技术措施未能达到的地方必不可少。

6. 管

管即经常性地维修和管理工作；加强监管。

7. 教

教即加强劳动者的培训，加强监管人员和管理人员的培训，加强职业卫生知识的宣传教育。

8. 查

查即定期检查环境空气中的粉尘浓度。接触者的定期体格检查，加强政府监督检查和企业自查等。

案例3.1

大量接触生产性粉尘所引起的尘肺病

吴×曾到一个矿石研磨厂打工，他的工作是将一种制陶瓷的原料粉碎成粉，然后进行包装。工作场地弥漫着雾一样的粉尘，干一会儿，头发、眉毛就沾满了粉尘。车间里没有任何防尘措施。3年后，吴×开始出现咳嗽等症状，后来越来越厉害，干点儿活就上气不接下气。而且其他在研磨厂工作的老乡也出现了相同的症状，后去人民医院检查，被诊断为尘肺病。

分析：我国职业病名录中尘肺病有13种，分别是矽肺、煤工尘肺、石墨尘肺、炭墨尘肺、石棉尘肺、滑石尘肺、水泥尘肺、云母尘肺、陶瓷尘肺、铝尘肺、电焊工尘肺、铸造尘肺、其他尘肺。吴某的工作环境粉尘浓度很高，又没有相应的防护措施，才引起了尘肺病。尘肺病是可以预防的，粉尘作业的劳动防护管理应采取三级防护原则。

活动与训练

职业性尘肺病的预防实践

一、目标

（1）了解生产性粉尘的分类、理化特性、接触方式；

（2）了解生产性粉尘对作业场所从业人员健康的影响；

（3）掌握预防作业场所生产性粉尘的具体措施；

（4）生产性粉尘不仅造成作业环境的污染，而且影响人们的身心健康。通过模拟演练，可有效地提高学生预防作业场所生产性粉尘的能力。

二、程序和规则

步骤1：将学生分成若干小组（3～6人为一组），小组进行任务分工，如查找资料、制作PPT、现场展示。

步骤2：每个小组根据任务分工，进行任务实施。

步骤3：展示过程3～5 min，每组派代表进行展示。

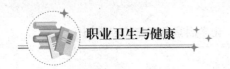

步骤4：小组互评、教师评价。

具体考核标准如表3-1所示。

表3-1 职业性尘肺病的预防实践评价表

序号	考核内容	评价标准	标准分值	评分
1	生产性粉尘 （30分）	生产性粉尘的来源、理化特性	10分	
		生产性粉尘的接触方式	10分	
		正确讲解1种生产性粉尘的接触机会	10分	
2	职业性尘肺病 （40分）	职业性尘肺病的临床特点	20分	
		职业性尘肺病的预防措施	20分	
3	汇报综合表现 （30分）	内容汇报完整、清晰，能正确表达学习内容	20分	
		声音洪亮，肢体语言恰当得体，自信大方	10分	
		得分		

三、总结评价

通过互评和教师评价，总结反思，巩固提升，提高学生理论与实际相结合的能力。

课后思考

1. 试述生产性粉尘是如何进行分类的。

2. 试述矽肺、石棉肺、煤工尘肺的临床症状特点。

3. 预防作业场所职业性尘肺病的具体措施有哪些？

单元二 化学毒物与职业中毒

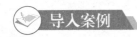**导入案例**

因服药导致的急性铅中毒

患者服用诊所自制药丸后出现了恶心、呕吐、腹痛等症状，腹痛呈阵发性绞痛，后进行输液等治疗，但效果不佳，病情持续加重。经调查后发现，药丸中含有过量的铅。

体格检查：生命体征平稳，皮肤、巩膜黄染，心肺未见异常，腹软，剑突下、脐周有压痛，无反跳痛及肌紧张，肝肋下1 cm叩击痛。

辅助检查：血常规：Hb（血红蛋白）103 g/L。生化：ALT（谷丙转氨酶）6 250 u/L、AST（谷草转氨酶）2 650 u/L、TBIL（总胆红素）126.84 μmol/L、DBIL（直接胆红素）54.72 μmol/L；血铅8.98 μmol/L，尿铅3.3 μmol/L，ZPP（红细胞锌原卟啉）2.60 μmol/L；B超提示：肝内密集、增粗光点。

诊断：①急性铅中毒；②急性中毒性肝损害。

分析：铅及其化合物主要经呼吸道和消化道吸收，急性以后者为主。铅中毒可造成神经系统、血液系统、消化系统等多脏器损害。急性铅中毒以腹绞痛、贫血、中毒性肝炎三大症状为主要表现。严重者可出现中毒性肾病及中毒性脑病。消化系统症状表现为腹绞痛，不能进食、恶心、呕吐、大便秘结等。贫血患者常有头晕、乏力等症状。中毒性肝病表现为肝肿大、转氨酶升高，部分患者出现黄疸。本例患者有明确的口服药丸病史，患者以消化系统症状起病，突出表现为肝功能损伤严重，以肝细胞损伤为主。

一、有关概念

（一）毒物

在一定的条件下，较小剂量即可引起机体暂时或永久性病理改变，甚至危及生命的化学物质称为毒物。

（二）生产性毒物

生产性毒物是指生产劳动过程中产生的，存在于工作环境中的化学物质。

（三）中毒

机体受毒物作用后引起一定程度损害而出现的疾病状态称为中毒。

（四）职业性化学中毒

职业性化学中毒是指劳动者在生产过程中由于接触生产性化学毒物而引起的中毒。

随着生产力的提高，以及科技的迅猛发展，新的化合物正以每年数千计的速度不断问世，劳动者发生重大中毒事故的潜在威胁逐步增大。我国职业病发病率居高不下，职业危害形势依然严峻，其中职业性化学中毒所占的比例比较高。各类重大职业性急慢性化学中毒事件严重威胁着人民群众的生命安全和身体健康，影响社会的和谐稳定。

二、存在的状态和进入途径

（一）化学毒物存在的状态

化学毒物常以固体、液体、气体的形态存在于生产环境中。

1. 气体

在常温、常压下，散发于空气中的气体，如氯、氨、一氧化碳和甲烷等。

2. 蒸气

固体升华、液体蒸发时形成蒸气，如水银蒸气和苯蒸气等。

3. 雾

混悬于空气中的液体微粒，如喷洒农药和喷漆时所形成的雾滴，镀铬和蓄电池充电时逸出的铬酸雾和硫酸雾等。

4. 烟

直径小于 $0.1~\mu m$ 的悬浮于空气中的固体微粒，如熔锌时产生的氧化锌烟尘，熔镉时

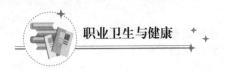

产生的氧化镉烟尘，电焊时产生的烟尘等。

5. 粉尘

能较长时间悬浮于空气中的固体微粒，其直径大多数为 0.1～10 μm，如固体物质的机械加工、粉碎、筛分、包装等可引起粉尘飞扬。悬浮于空气中的粉尘、烟和雾等微粒，统称为气溶胶。

（二）进入机体的途径

化学毒物主要通过呼吸道、皮肤、消化道进入人体。

1. 呼吸道

呼吸道是气体、蒸气、雾、烟、粉尘形式的化学毒物进入人体内最重要的途径。大部分职业中毒都是化学毒物通过呼吸道进入人体，然后进入血液，并蓄积在肝、脑、肾等脏器中。其特点是作用快、毒性强。

2. 皮肤

皮肤是人体面积最大的器官，完整的皮肤是很好的防毒屏障。有些化学毒物可通过完整的皮肤，或经毛孔到达毛囊，再通过皮脂腺而被吸收；有些化学毒物可通过汗腺进入体内，如有机磷农药、硝基化合物等；还有一些对皮肤局部有刺激性和损伤性作用的化学毒物，如砷化物等，可使皮肤充血或损伤而加快化学毒物的吸收。若皮肤有伤口，或在高温、高湿度的情况下，可增加化学毒物的吸收。

3. 消化道

化学毒物经由被污染的手，或被污染的水杯、器皿等，被带入消化道，主要由小肠吸收，如进食被化学毒物污染的食物或饮用水、误服毒物等也可导致中毒。有些化学毒物可由口腔黏膜等迅速吸收而进入血液循环，如有机磷酸酯类、氰化物等。

三、金属与类金属

金属由于其特有的理化性质，在工农业生产、国防建设、科技发展和人民生活中获得广泛应用。金属主要是指原子结构中外层电子数目较少，容易放出电子形成带正电的阳离子的一类元素。金属的共性是多具有导电性、传热性、延展性、有光泽，并有较高的熔点和硬度，除汞外在室温下均呈固态。类金属也称准金属，如砷、磷、硒、碲、硼等。其特点是单质一般性脆，呈金属光泽。

（一）铅

1. 理化特性

铅（Pb）是质地较软、具有易锻性的蓝灰色重金属。原子量为 207.20。加热至 400～500℃时，即有大量铅蒸气逸出，在空气中氧化后凝集成铅烟。铅氧化物均以粉末状态存在，易溶于酸。

2. 接触机会

铅矿及含铅矿（如锌、锡、锑等矿）的开采及冶炼存在铅危害。铅化合物常用于制造蓄电池、玻璃、油漆、颜料、防锈剂、杀虫剂、除草剂、搪瓷、景泰蓝、铅丹、塑料稳定剂、橡胶硫化促进剂等。工人在生产和使用过程中均有机会接触到。

3. 临床表现

职业性铅中毒大部分为慢性中毒，发病隐匿，早期表现为乏力、关节肌肉酸痛、腹绞痛等。病情进展可表现为以下几方面：

（1）神经系统。主要为头晕、头痛、失眠、多梦、记忆力下降等非特异性神经衰弱综合征表现。长期大剂量接触可致中毒性周围神经病，呈运动型、感觉型或混合型，表现为四肢伸肌瘫痪，产生"腕下垂"或肢端感觉障碍。严重者出现中毒性脑病，铅中毒性脑病在职业中毒中已极为少见。

（2）消化系统。表现为食欲不振、恶心、腹部隐痛、腹胀、腹泻或便秘。严重者可出现"铅绞痛"，表现为腹绞痛，多为突然发作，部位常在脐周，发作时患者面色苍白、体位卷曲，可持续数小时，检查腹部常平坦柔软，无固定压痛点，肠鸣音减弱，一般止痛药不易缓解，钙剂、驱铅治疗有效。

（3）造血系统。可有贫血，多呈低色素正常细胞型，伴卟啉代谢障碍，点彩红细胞、网织红细胞、碱粒红细胞增多等。

（4）其他。口腔卫生不好者，在齿龈与牙齿交界边缘上可出现由硫化铅颗粒沉淀形成的暗蓝色线，即"铅线"。部分患者肾脏受损，尿中可出现蛋白、红细胞、管型等，严重者可出现肾功能减退。此外，可引起月经失调、不孕、流产及畸胎等。铅能通过胎盘屏障并通过乳汁分泌引起胎儿、婴儿中毒。

4. 诊断

根据明确的铅职业接触史，以及神经、消化、造血系统损害为主的临床表现、有关实验室检验结果为主要依据，结合现场职业卫生学调查资料，进行综合分析，排除其他原因引起的类似疾病后，方可依据《职业性慢性铅中毒的诊断》（GBZ 37—2015）进行诊断。诊断结果分为轻度、中度和重度中毒。

5. 治疗及处理

中毒患者宜根据具体情况，使用金属络合剂驱铅治疗，如依地酸二钠钙、二巯丁二钠等注射或二巯丁二酸口服，辅以对症治疗。

（二）汞

1. 理化特性

汞（Mercury，Hg）俗称水银，常温下为银白色液态金属，原子量200.59，常温下即能蒸发。汞散落后不易清除，汞蒸气还可被泥土、衣物等吸附，造成二次污染。汞不溶于水、有机溶剂、碱液，可溶于热硫酸、硝酸和脂类。汞的化合物为亚汞及二价汞。

2. 接触机会

汞能与多种金属形成汞齐，汞矿开采与冶炼时，在冶金中用来提取和提纯金属；金银汞齐常用作牙科材料；汞化合物在化工、电器、仪表、医药、冶金、军工和新技术领域均有重要用途，如温度计、气压表、回转器、测压仪、各种水银电池和原电池等；生活中汞

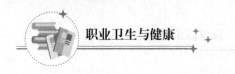

中毒常见于使用含汞中药偏方、含汞美白化妆品，或误服汞的化合物。

3. 临床表现

（1）急性中毒。短时间吸入高浓度汞蒸气或摄入可溶性汞盐可引起急性中毒。一般起病急，有发热及咳嗽、胸痛等呼吸系统症状，口腔牙龈炎和胃肠道症状，严重者可发生化学性肺炎。可见低分子蛋白尿，2～3天后可出现急性肾小管坏死，甚至急性肾功能衰竭。对汞过敏者可引起急性过敏性肾炎。部分患者在急性期恢复后可出现神经精神症状。急性汞中毒者尿汞往往明显升高。

（2）慢性中毒。主要引起神经精神系统症状、口腔—牙龈炎和肾功能损害，三大典型症状为易兴奋、震颤和口腔炎。初期表现常为神经衰弱综合征，如头晕、乏力、失眠、多梦、健忘、易激动、注意力不集中等，部分病例有心悸、多汗等自主神经系统紊乱现象。病情进一步发展则可出现性格情绪改变，如烦躁、易怒、多疑、焦虑、抑郁等，其中易兴奋症状突出，严重的可出现精神障碍。震颤在慢性汞中毒的早期表现为手指、舌、眼睑的细小意向性震颤，进一步发展成前臂、上臂粗大震颤，也可伴有头部震颤和运动失调，还可出现震颤、步态失调、动作迟缓、痴呆等帕金森综合征。部分患者可有肾脏损害。慢性中毒者尿汞可升高，也可正常，与临床中毒症状无平行关系。

4. 诊断

根据明确的职业接触史及相应的临床表现与实验室检查结果，参考职业卫生学调查资料，进行综合分析，排除其他原因引起的类似疾病，方可依据《职业性汞中毒诊断标准》（GBZ 89—2024）进行诊断及分级。诊断结果分为轻度、中度和重度中毒。

5. 治疗及处理

（1）急性中毒者，迅速脱离现场，脱去污染衣服，静卧，保暖。可予二巯基丙磺酸钠和二巯丁二钠行驱汞治疗。慢性中毒者，用二巯丙磺钠或二巯丁二钠驱汞治疗。其他处理与内科相同。

（2）观察对象应加强医学监护，根据具体情况可行驱汞治疗。轻度中毒治愈后仍可从事原工作。中度及重度中毒治疗后，不宜再从事汞及其他因素作业。

（三）锰及其化合物中毒

1. 理化特性

锰（Manganese，Mn）是浅灰色、质硬脆、有光泽的金属，原子量54.94。金属锰暴露于空气后易被氧化，易溶于烯酸而生成二价锰离子。常见的锰化合物有二氧化锰、四氧化三锰、氯化锰、碳化锰、硫酸锰、铬酸锰、醋酸锰等。

2. 接触机会

锰矿开采及冶炼；含锰电焊条的制造与使用；锰化合物用于制造干电池、氧化剂、催化剂、消烟剂、汽油抗爆剂、杀菌剂、清漆催干剂等。

3. 临床表现

锰的主要职业危害是慢性锰中毒，临床表现为锥体外系神经受损所致的帕金森综合征。早期主要表现为头晕、头痛、易疲乏、睡眠障碍、健忘等类神经症，以及食欲减退、多汗、流涎、性欲减退等自主神经功能紊乱的表现，同时可有肢体疼痛、麻木、乏力、夜间腓肠肌痉挛及下肢沉重感等。病情发展后可出现锥体外系神经受损，部分还有精神障碍。患者可有情绪低落、注意力涣散、对事物缺乏兴趣，或易激动、话多、欣快、好哭等情绪改变，严重时可出现显著的精神情绪改变，如感情淡漠、反应迟钝、不自主哭笑、强迫观念、冲动行为、智力障碍等。便锰、尿锰可做接触指标，与临床中毒症状无平行关系。

4. 诊断

根据明确的职业接触史和以锥体外系损害为主的临床表现，参考作业环境调查、工作场所空气中锰浓度测定等资料，进行综合分析，排除其他类似疾病后，方可根据《职业性慢性锰中毒诊断标准》（GBZ 3—2006）进行诊断。诊断结果分为轻度和重度中毒。

5. 治疗及处理

（1）早期可选用络合剂如依地酸二钠钙等治疗，并适当给予对症处理。络合剂对已有锥体外系损害的重度中毒患者无改善症状的疗效。出现锥体外系损害或精神障碍时，治疗原则与神经—精神科相同。

（2）慢性锰中毒一经确诊后，即应调离锰作业。

（四）砷

1. 理化性质

砷（Arsenic，As）为无气味、易碎的灰色金属晶体；沸点为 613℃（升华）；熔点为 814℃。

2. 接触机会

砷在自然界广泛存在，主要以硫化物的形式存在，如雄黄（As_2S_2）、雌黄（As_2S_3），并常以混合物的形式分布于各种金属矿石中。冶炼和熔烧雄黄矿石或其他夹杂砷化物的金属矿石（如钨、锑、铅、锌、铜等矿石）时，可接触到所生成的三氧化二砷（As_2O_3），俗称砒霜。As_2O_3 常用作外用中药、杀鼠药、杀虫剂、消毒防腐剂，在生产和使用过程中，均有接触机会。

3. 临床表现

职业性接触引起的急性砷中毒比较罕见。临床表现多为皮肤损害，如色素脱失或沉着、角化过度及疣状增生，三者常同时存在。除此之外，慢性砷中毒患者还可有头痛、头晕、乏力等脑衰弱综合征；消化不良、腹泻、消瘦等胃肠功能障碍等全身症状；结膜炎症、鼻中隔穿孔、肝脾肿大、周围神经病及下肢血栓闭塞性脉管炎——"乌脚病"等表现。砷已经被公认为人的致癌物，我国已将砷所致的职业性肿瘤列为法定职业病。

4. 诊断

（1）急性砷中毒诊断原则必须有明确的急性大量砷接触史。迅速出现的典型的砷中毒临床特点，以及尿砷、血砷明显增高的表现，并注意与其他病因所致类似疾病相鉴别，如急性胃肠炎、胃肠道感染病、食物中毒及格林巴利氏综合征，以及其他病因引起的多发性

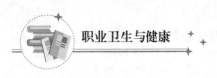

神经病等疾病。

（2）慢性砷中毒的诊断原则需有确切的长期的砷接触史。工作或生活环境空气、饮水、食物、药物、染料、土壤等标本中砷含量的测定超过容许浓度，发砷、尿砷增高也有助于判断具体接触水平，尿砷和发砷可作为慢性接触的指标。

5. 治疗及处理

（1）应将中毒患者立即救离现场；口服者应尽快采用温水、生理盐水或1%碳酸氢钠溶液洗胃等措施，以除去胃内残余的砷化合物。给予特效解毒剂二巯基丙磺酸钠及二巯丁二钠静脉点滴。

（2）对症支持治疗。

四、刺激性气体

刺激性气体（Irritant Gases）是指对眼、呼吸道黏膜和皮肤具有刺激作用，引起机体以急性炎症、肺水肿为主要病理改变的一类气态物质。此物质包括在常态下的气体，以及在常态虽非气体，但可以通过蒸发、升华或挥发后形成蒸气或气体的液体或固体。此类气态物质多具有腐蚀性，常因不遵守操作规程或容器、管道等设备被腐蚀而发生跑、冒、滴、漏后污染作业环境。在化学工业生产中最常见。

（一）概述

1. 种类

刺激性气体种类繁多，可按其化学结构分为以下几类：

（1）酸。无机酸，如硫酸、硝酸、氢氟酸、铬酸；有机酸，如甲酸、乙酸、丙酸、丁酸、乙二酸、丙二酸、丙烯酸。

（2）成酸氧化物，如二氧化硫、三氧化硫、二氧化氮、铬酐。

（3）成酸氢化物，如氯化氢、氟化氢、溴化氢。

（4）卤素元素，如氟、氯、溴、碘。

（5）卤化物，如氟化物、光气、二氯亚砜、三氯化磷、三氯化硼、三氯化锑、三氯化砷、三氯氧磷、四氯化钛、四氯化硅、氯化锌、硫酰氯、亚硫酰氯。

（6）氨胺、氨、甲胺、乙胺、丙胺、丙烯胺、环己胺、乙二胺。

（7）酯类，如硫酸二甲酯、二异氰酸甲苯酯、氯甲酸甲酯、醋酸甲酯。

（8）醛类，如甲醛、乙醛、丙烯醛、糠醛。

（9）醚类，如氯甲酯甲醚。

（10）强氧化剂，如臭氧。

此外，还有金属化合物，如氧化镉、羰基镍、硒化氢、五氧化二钒等。

2. 毒作用特点

刺激性气体常以局部损伤为主，仅在严重刺激作用条件下可产生全身反应，如头晕、头痛、乏力。如果缺氧则出现烦躁、昏迷、心肌损害和心律失常、肝损伤等症状。

3. 临床表现

刺激性气体中毒引起的肺水肿，其临床表现、严重程度及预后等因气体种类、吸入剂量、个体差异、潜伏期处理等不同而差异很大。

如果吸入较小剂量，处理及时，通常在 2~3 天可基本治愈；反之，可能会发生严重肺水肿，导致急性呼吸窘迫综合征（ARDS）。临床上可呈现严重进行性的呼吸困难，呼吸频率增至每分钟 30~35 次以上，严重的低氧血症，经一般氧疗难以缓解。X 线胸片表现为肺野透亮度普遍降低、肺门增大、密度增高，后期两肺野出现结节状或片状阴影，并可互相融合成大片状。

（二）氯气

1. 理化特性

氯气（Chlorine，Cl_2）为具有强烈刺激性臭味的黄绿色气体，分子量 70.91，易溶于水、碱性溶液和二硫化碳、四氯化碳等有机溶剂。在高压下能液化为液态氯。氯在高温条件下与一氧化碳作用，可形成毒性更大的光气。

2. 接触机会

氯可由电解食盐产生，用于制造各种含氯化合物，在造纸、印染、颜料、纺织、合成纤维、石油、橡胶、塑料、制药、农药、冶金等行业用作原料。

3. 临床表现

（1）急性中毒。主要为呼吸系统损害。起病急、进展快，表现为流泪、呛咳、咽痛等刺激反应，可出现恶心、呕吐、腹胀等症状；重者很快出现剧烈咳嗽、胸闷、气急、胸骨后疼痛或哮喘样发作，可伴头痛、头晕、烦躁、嗜睡等意识障碍，严重者 2 h 内即出现肺水肿，甚至发展为 ARDS，患者表现为进行性呼吸急促、口唇发绀、剧烈咳嗽、咳大量白色或粉红色泡沫痰、顽固性低氧血症，双肺可闻大量干湿啰音。吸入极高浓度的氯气还可引起"电击样"死亡。少数患者因支气管黏膜坏死、脱落而导致窒息死亡。高浓度氯气或液氯可引起皮肤暴露部位灼伤。急性氯气中毒的并发症主要有心肌损害、肺部感染、气胸及纵隔气肿等，也可有肝、肾损害及上消化道出血。

（2）慢性影响。长期接触低浓度氯气可引起慢性咽炎、支气管炎等慢性非特异性炎症，个别有哮喘发作。此外，还可引起痤疮样皮疹和疱疹，牙齿酸蚀症。

4. 诊断

急性氯气中毒的诊断按《职业性急性氯气中毒诊断》（GBZ 65—2002）执行。吸入较大量氯气后，只出现一过性眼和上呼吸道黏膜刺激症状为刺激反应；根据呼吸系统急性损害程度及并发症而分级诊断为轻度、中度及重度中毒。

5. 治疗及处理

积极防治肺水肿及 ARDS 是抢救急性氯气中毒的关键。

（1）现场处理。立即脱离接触，迅速将患者移离现场，脱去污染衣服，眼及皮肤污染者立即用清水或生理盐水彻底清洗，可使用皮质激素眼药水及抗生素眼药水或药膏。皮肤

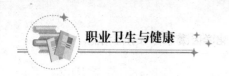

灼伤者用中和剂2%～3%碳酸氢钠溶液湿敷。出现刺激反应者，需严密观察12 h以上。

（2）合理氧疗并保持呼吸道通畅。

（3）应用糖皮质激素。早期、足量、短程使用糖皮质激素是防治肺水肿的重要手段。

（4）积极治疗并发症。

（5）发生肺水肿时应限制静脉补液量，维持水、电解质平衡，使用利尿剂、β-受体激活剂等有助于减轻肺水肿；积极给予止咳、化痰、解痉、平喘等对症及支持疗法。

（6）其他处理。患者治愈后可恢复原工作。中毒后如常有哮喘样发作，应调离刺激性气体作业。

（三）氨

1. 理化特性

氨（Ammonia，NH_3）在常温常压下为具有强烈刺激性臭味的气体，分子量17.04，密度0.597 g/cm^3，常温下加压可液化为无色液体。氨易溶于水，其水溶液称为氨水，呈强碱性。氨对呼吸道有强烈的刺激与腐蚀作用。

2. 接触机会

合成氨生产，液氨直接制造氨水，应用氨制造硫铵、硝铵、碳酸氢铵、尿素等化肥，制碱、制药、塑料、树脂、染料、合成纤维、有机氰、氰化物、石油精炼等行业。

3. 临床表现

（1）急性中毒。氨的水溶性高，急性中毒发病快。过量接触后即出现流泪、咳嗽、胸闷，咽部及结膜充血。病情发展则出现支气管炎或支气管周围炎，可伴头晕、头痛、乏力、恶心等症状。严重者可发生喉头水肿、肺水肿，中毒后3～7天，气管、支气管灼伤处黏膜易脱落，可造成气道阻塞，引起窒息或肺不张。严重中毒还可出现ARDS，昏迷、休克、气胸、继发感染、心力衰竭、消化道出血及肝、肾损害。实验室检查常见白细胞计数增高，血氨增高，肝、肾功能异常。

（2）误服氨水。可致口、咽、食道及胃黏膜严重灼伤，发生食道、胃穿孔。高浓度氨或氨水可造成眼灼伤，角膜溃疡，甚至穿孔。皮肤接触可引起灼伤，创面常较深，易合并感染。

（3）慢性影响。长期接触可出现慢性结膜炎、鼻炎、慢性咽炎及嗅觉、味觉减退等。

4. 诊断

急性中毒的诊断按《职业性急性氨中毒的诊断》（GBZ 14—2015）执行。根据短时间内吸入较高浓度氨的职业史，以急性呼吸系统损害为主的临床表现和胸部X射线影像学检查为主要依据，结合血气分析及现场职业卫生学调查结果，进行综合分析，排除其他病因所致类似疾病后，方可诊断。分级诊断为轻度、中度及重度中毒。

5. 治疗与处理

治疗原则参见本节氯气部分。纠正低氧血症是重症治疗的关键，因氨具有强烈的腐蚀性，易引起气胸、纵隔气肿等，故在使用正压给氧时应十分慎重。中毒后3～7天，气管、支气管灼伤处坏死的黏膜易脱落，故应注重防治气道堵塞。

轻度中毒，治愈后可回原岗位工作。中度、重度中毒一般应调离刺激性气体作业。

（四）光气

1. 理化特性

光气（Phosgene，$COCl_2$）又称碳酰氯，由一氧化碳和氯气混合，通过活性炭作催化剂而制得，是具有发霉干草样和烂苹果样气味的无色气体，分子量 98.91，密度 1.392，沸点 8.3℃，可加压成液体储存。光气微溶于水，易溶于醋酸、甲苯、氯仿等有机溶剂。光气化学性质活泼，属高毒类刺激性气体，毒性比氯气大 10 倍。

2. 接触机会

光气的生产；使用光气制造染料、塑料、合成橡胶、药品、农药；金属冶炼、脂肪族氯代烃类燃烧或受热时，四氯化碳灭火以及聚氯乙烯塑料制品燃烧时，均可产生光气。光气也曾作为军用毒气。

3. 临床表现

（1）急性中毒。严重的急性光气中毒常表现为典型的化学性肺水肿的发病过程，临床上有较典型的刺激期、缓解期（潜伏期多为 3~48 h）、肺水肿期及恢复期。吸入光气后，眼及上呼吸道刺激症状常较轻，可有流泪、咽痒、呛咳、胸闷、恶心，常无明显阳性体征。脱离接触后渐缓解，但吸入量较大者经一定时间的"假愈期"后出现肺水肿：剧烈咳嗽、气促、呼吸困难、发绀、咯大量粉红色泡沫痰，伴烦躁、大汗，两肺满布干湿啰音。检查结果显示，白细胞增加、低氧血症。X 线胸片可有化学性肺水肿改变。严重者发生 ARDS、可并发气胸、休克等。液体光气溅入眼内可致结膜、角膜损伤，严重者引起角膜穿孔、睑球粘连。

（2）慢性影响。迄今未见慢性中毒。长期接触光气，肺功能异常率增高。

4. 诊断

急性中毒的诊断按《职业性急性光气中毒的诊断》（GBZ 29—2011）执行。根据短时间急性光气接触职业史，以急性呼吸系统损害的临床症状、体征、X 线胸片改变为主要依据，结合实验室检查和现场职业卫生学调查资料，经综合分析排除其他病因所致类似疾病后，方可诊断。分级诊断为轻度、中度及重度中毒。

5. 治疗及处理

治疗原则参见本节氯气部分。急性光气中毒极易发生肺水肿，且常出现迟发性肺水肿。凡吸入光气者至少需密切观察 72 h。在急性期症状缓解后 2 周左右，可发生闭塞性细支气管炎，应引起注意。

（五）氮氧化合物

1. 理化特性

氮氧化物（Nitrogen Oxide）是氮和氧化合物的总称，主要有氧化亚氮、一氧化氮（NO）、二氧化氮（NO_2）、三氧化二氮、四氧化二氮及五氧化二氮等。氮氧化物因氧化程度不同而具有不同的颜色（黄至深棕），氮氧化物除 NO_2 外均不稳定，遇湿、气或热可变

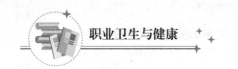

为 NO_2 及 NO。氮氧化物是工业生产中广泛存在的刺激性气体，急性中毒主要引起呼吸系统损害。

2. 接触机会

制造硝酸或苦味酸、硝化纤维、硝基炸药等硝基化合物；合成氨、苯胺染料的重氮化；有机物如木材、棉织品接触浓硝酸；用硝酸浸洗金属或硝化有机物；硝基炸药爆炸、含氮物质及硝酸燃烧；焊接、气割及电弧发光、卫星发射、火箭推进，汽车及内燃机排放尾气中均含有或产生氮氧化物。

3. 临床表现

（1）急性中毒。氮氧化物水溶性差，吸入初期可有咽部不适、干咳等刺激反应。脱离现场后症状减轻，但吸入量较大者经几小时至 72 h 的潜伏期后可再度出现症状。轻者表现为胸闷、咳嗽，伴头晕、心悸、恶心、乏力，肺部散在啰音；重者咳嗽加剧、血丝痰、胸闷、气促、呼吸困难、口唇、四肢发绀，两肺满布啰音，X 线胸片可有化学性肺水肿改变，可发生窒息或昏迷，并发气胸、纵隔或皮下气肿，少数出现 ARDS。

（2）迟发性阻塞性毛细支气管炎。部分病例在急性中毒后期，肺水肿基本恢复 2 周左右，突然发生咳嗽、胸闷及进行性呼吸困难、发热、发绀，两肺可闻及干啰音或细湿啰音，X 线胸片可见两肺满布粟粒状阴影。经治疗可逐渐恢复，也可遗有肺功能不全。

（3）慢性影响。长期接触者慢性咽炎、支气管炎和肺气肿的发病率明显高于正常人群。

4. 诊断

急性中毒的诊断按《职业性急性氮氧化物中毒诊断标准》（GBZ 15—2002）执行。仅出现一过性胸闷、咳嗽等症状为刺激反应；根据呼吸系统急性损害程度、X 线胸片变化情况及并发症而分级诊断为轻度、中度及重度中毒。

5. 治疗及处理

治疗原则参见本节氯气部分。重点是防治肺水肿。本病的特点是易出现迟发性肺水肿，故对密切接触者，应严密观察 24～72 h。本病在急性中毒后期，易发生迟发性闭塞性细支气管炎，应引起重视。对出现迟发性闭塞性细支气管炎者，应给予糖皮质激素治疗。急性轻、中度中毒者，治愈后可恢复原工作；重度中毒者应调离刺激性气体作业。

五、窒息性气体

窒息性气体（Asphyxiating Gases）是指以气体形式侵入机体直接影响氧的供给、摄取、运输和利用，造成机体缺氧的化学毒物。

（一）概述

1. 种类

（1）单纯窒息性气体。这类气体本身毒性很低或属惰性气体，常见的有氮气、二氧化碳、甲烷、乙烷、乙烯、水蒸气等。由于它们在空气中大量存在，使空气中氧的相对含量明显降低，导致机体缺氧窒息。气压在 760 mmHg（101 kPa），空气中氧含量约为 20.96％，氧含量低于 16％时，机体可出现缺氧表现，低于 10％时可引起昏迷甚至死亡。

（2）血液窒息性气体。血液以化学结合方式携带运输氧气，血液窒息性气体则可阻碍血红蛋白与氧气的化学结合力或阻碍它们向组织细胞释放携带的氧气，从而导致组织供氧障碍，此类气体也称为化学窒息性气体，常见的有一氧化碳等。

（3）细胞窒息性气体。这类气体主要作用于细胞的呼吸酶使之失活，从而影响细胞对氧的利用，使生物氧化过程不能进行，造成机体发生细胞内的"窒息"，常见的有氰化氢和硫化氢。

2. 毒作用特点

窒息性气体主要引起机体缺氧。大脑对缺氧最为敏感。通常大部分神经细胞在缺氧时只发生功能性障碍，经适当治疗处理后，一般都能恢复。若供氧受到进一步抑制，损伤则变为不可逆，甚至造成脑水肿。

3. 临床表现

轻度缺氧主要表现为注意力不集中、智力减退、定向力障碍等；随着缺氧加重，表现为烦躁不安、头痛、头晕、乏力、呕吐、嗜睡甚至昏迷，可出现病理反射；惊厥或抽搐则提示有较严重的缺氧。由于全身中毒反应表现复杂，从中毒症状不能确定是否有脑水肿存在。

（二）一氧化碳

1. 理化特性

一氧化碳（CO）为无色、无臭、无刺激性的气体，沸点为 -191℃，熔点为 -205℃，分子量为 28.01，极易燃。气体与空气充分混合，易形成爆炸性混合物。燃烧时可生成二氧化碳。

2. 接触机会

生产和生活环境中，含碳物质不完全燃烧，都可产生一氧化碳。

工业上高炉煤气和发生炉含有 CO。炼铜、炼焦、烧窑等工业在生产过程中炉门和室门关闭不严，煤气管道漏气可逸出大量 CO；炸药或火药爆炸后气体中含 CO。使用柴油、汽油和内燃机废气也含 CO。因此，在冶金工业的炼焦、炼铁、矿井放炮，锻冶和铸造的热处理车间，化学工业的合成甲醇、碳素厂石墨电极制造也都可能因接触 CO 而发生中毒。煤炉产生的气体中 CO 含量比较高。在通风不良的情况下，蜂窝煤的不完全燃烧、管道煤气的泄漏、失火等，可接触大量 CO。

3. 临床表现

（1）急性中毒。

临床上根据急性中毒导致的中枢神经损害的症状和体征，将中毒程度分为 4 级。

①接触反应。出现头痛、头昏、心悸、恶心等症状，吸入新鲜空气之后症状可消失。

②轻度中毒。具有以下任何一项表现可判断为轻度中毒。一是出现剧烈的头痛、头昏、四肢无力、恶心、呕吐；二是轻度至中度意识障碍，但无昏迷，离开中毒现场吸入新

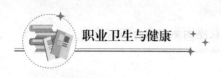

鲜空气或氧气数小时，症状可逐渐恢复。

③中度中毒。除有上述症状外，意识障碍表现为浅至中度昏迷，经抢救后恢复且无明显并发症或后遗症。

④重度中毒。具有以下任何一项表现可判断为重度中毒。一是意识障碍程度达深度昏迷或去大脑皮层状态；二是患者有意识障碍并发下列任何一项症状，脑水肿、休克或严重的心肌损害、肺水肿、呼吸衰竭、上消化道出血、脑局灶损害，如锥体系或锥外系损害、碳氧血红蛋白浓度可高于50%。

重度中毒还可导致急性CO中毒迟发脑病（神经精神后发症）。

急性CO中毒意识障碍恢复后，经2～60天的"假愈期"又出现脑病的神经精神症状，常见的临床表现为：一是精神及意识障碍呈痴呆状态，谵妄状态或者去大脑皮层状态；二是锥体外系神经障碍出现帕金森病的表现；三是锥体神经损害（如偏瘫，病理反射阳性或小便失禁等）；四是大脑局灶性功能障碍，如失语、失明等，或出现继发性癫痫等。

（2）慢性中毒。近年来，越来越多的资料表明，长期反复吸入一定量的CO可致神经行为和心血管系统损害，其中又以心血管损害最引人注目。但至今国家尚没有颁布慢性CO中毒的诊断标准。

（三）氢氰酸

1. 理化特性

氢氰酸（HCN）为无色气体或液体，有特殊气味，沸点为26℃，熔点为-13℃。氢氰酸是氰化氢的水溶液，是一种弱酸。与氧化剂和酒精混合物中的氯化氢剧烈反应，有燃烧和爆炸危险。

2. 接触机会

自然界存在较少，多来源于人工合成生产。职业性接触主要见于HCN的制备及使用，或以HCN作为原料合成其他化合物等的过程。HCN主要以氰化钠和硫酸反应，一氧化碳和氨高温合成，甲酰胺脱水、氨加甲烷氧化（铂催化）等方法制备。另外，含氮有机物的干馏或不全燃烧也可产生HCN。其主要用于电镀（镀铜、镀金、镀银），采矿业（提取金银），船舱、仓库的烟熏灭鼠，制造各种树脂的单体如丙烯酸酯、甲基丙烯酸酯和己二胺以及其他腈类化合物。

3. 临床表现

（1）急性中毒。职业急性中毒主要由于吸入较高浓度HCN蒸气所致。皮肤沾染HCN液体（氢氰酸）未及时清除也可引起；生产过程中多因误服或生产性事故造成HCN进入口内造成消化道吸收而引起中毒。

HCN毒性高，高剂量吸入人体内，可在数分钟内引起死亡，发病十分迅速。如剂量稍低，则病程进展稍缓，大致可分为以下4个阶段：

①前驱期。接触低浓度HCN时，可先出现眼及上呼吸道刺激症状，如流泪、流涕、咽喉瘙痒，口内有苦杏仁味或金属味，口唇及咽部麻木，继可出现恶心、呕吐、震颤，伴头痛、眩晕、耳鸣、乏力、胸闷、心悸、语言困难等症状，以及眼结膜和咽部充血、脉率

加速、血压升高，呼吸加深变快，心音增强及腱反射亢进等体征。此时如立即停止，并到空气新鲜处休息或采取治疗措施，症状可很快消失。临床上终止于此期的患者，可不诊断为 HCN 中毒，而列为 HCN 吸收反应。若此期患者仍未脱离接触或未采取治疗措施，病情则会往下面几期发展。

②呼吸困难期。表现前述症状不断加重，出现明显的呼吸困难、气促，伴视力和听力下降，常有恐惧感，并出现神志模糊、瞳孔散大、眼球突出、冷汗淋漓、血压波动、脉搏细弱、心律失常、心音低钝的症状。在此期如能脱离接触迅速进行治疗，预后良好，多能很快痊愈。

③痉挛期。患者意识丧失、牙关紧闭，不断发生全身阵发性强直性痉挛；呼吸浅而不规则，心跳慢而弱且伴心律失常、血压下降，反射减弱或消失，并可出现病理反射，大小便失禁。但一个重要的临床特点是皮肤黏膜常保持鲜红。此期患者重要器官功能受损害，故在积极解毒治疗的同时，也要注意对重要器官功能的保护。

④麻痹期。患者进入中毒极期或终末状态，表现为深昏迷、全身痉挛停止、各种反应消失、脉搏微弱且不规则、心律失常、血压明显下降、呼吸浅慢而不规则、肺内出现散在湿性啰音等症状，呼吸随时可能停止，但心跳在呼吸停止后仍能维持 2～3 min。此为中毒最重期，由于心肌损害、肺水肿、脑水肿等各组织器官损害，故死亡率很高，抢救较为困难，即使获得救治，留下后遗症也较多，如头痛、失眠、心律失常、感觉障碍，甚至精神异常等。

上述 4 期的临床表现是一种连续性病程进展，有时很难分清各期的界限。严重时，可很快出现抽搐痉挛、昏迷而无明显的前驱期、呼吸困难期。故在实际判断时，多将未出现抽搐、痉挛而仅有呼吸困难的患者列为轻度中毒；出现痉挛、昏迷或其他并发症的患者列为重度中毒。

（2）慢性中毒。长期在超过卫生容许浓度的环境中工作，或经常反复有较大量的 HCN 急性吸入，均可对健康产生一定的影响，主要表现在以下几方面：

①慢性刺激症状，此类患者慢性结膜炎、慢性鼻炎、嗅觉及味觉异常或减退的患病率较高。

②神经衰弱综合征患病率增高，表现为多汗、皮肤温度降低、感觉减退、血管张力下降、血压偏低、易晕厥、心悸或心律失常、眼心反射和立卧反射异常，以及性欲减退等植物神经功能紊乱等症状。

③运动功能障碍，长期接触 HCN 还可引起全身肌肉酸痛，肌肉强直发僵、动作迟缓、活动受限等障碍。

④甲状腺肿大，有文献报道长期接触 HCN 可引起不同程度的甲状腺肿大。认为主要是其解毒产物——硫氰酸盐在血中水平升高，阻碍甲状腺的摄取，并抑制碘与酪氨酸生成碘酪氨酸的有机化过程，从而影响甲状腺素合成，血中甲状腺素浓度降低，反馈性地引起垂体前叶促甲状腺素分泌增加，使甲状腺肥大。

上述表现均缺乏特异性，也无法与其他病因对比鉴别，故有无 HCN 的慢性中毒尚未确定。但长期接触过量的 HCN 对健康有害，并无争议。

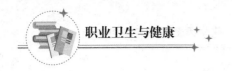
4. 诊断

急性中毒的诊断需要有明显的 HCN 接触史，临床表现符合 HCN 毒性特点，实验室检查及工作场所劳动卫生学调查证实患者有过量 HCN 接触史。且要注意与其他病因引起的类似疾病相鉴别。

5. 治疗及处理

HCN 毒性强烈、中毒快、发病急。一旦出现症状应尽速处理，不应延误。其要点如下：

（1）及时中断 HCN 侵入。应立即将患者救离现场，至空气新鲜处抢救。如皮肤有 HCN 污染，应脱去衣物，用肥皂水或清水洗净，静卧保暖。如误服氢氰酸，则应迅速彻底洗胃，而不必拘泥于何种洗胃液；洗液量不应少于 10 000 mL，洗胃后可胃管灌入活性炭 25 g、硫酸钠 25 g，以吸附 HCN，加速排泄。

（2）积极给予氧疗。应尽早给患者以氧气治疗，采用保证吸入气中有较高浓度的给氧方法，如呼吸机等；重度患者宜尽早给予高压氧治疗，但吸入高浓度氧（>60%）持续时间不应超过 24h，以免发生氧中毒。

（3）尽快进行解毒治疗。HCN 中毒有特殊解毒药物，早期使用可收到良好效果。但对于前驱期及病情轻的患者，吸氧、休息即能奏效；必要时可给亚硝酸异戊酯吸入。

出现呼吸困难者应给予正规解毒治疗。缺氧易引起脑水肿，除了给予合理氧疗、解毒外，还应该给予大剂量糖皮质激素、能量合剂，利尿脱水、抗凝溶栓等治疗。这有助于脑水肿的防治，且使用越早效果越好。必要时可给予低温冬眠疗法。

（四）硫化氢

1. 理化特性

硫化氢（H_2S）为无色、有腐败鸡蛋气味的气体，沸点为 -60.7℃，熔点为 -85℃，分子量为 34.08，易溶于水，极易燃。

2. 接触机会

为某些化学反应和蛋白质自然分解过程中的产物，以及某些天然物质的成分和杂质存在于生产过程和自然界中。地壳中存在有硫及其化合物的地方，就可以有高浓度的硫化氢，如火山附近、煤矿中黄铁矿的分解、油井下风向处、深谷中均可存在高浓度硫化氢。

职业性接触 H_2S 的机会也很多，采矿、深井开掘，从矿石中炼铜、镍、钛、铅等，煤的低温焦化、含硫石油的开采和提炼，用水熄灭含硫的热铁渣，人造纤维鞣革和硫化染料的制造，含硫橡胶的加热，荧光粉和某些有机磷农药等生产过程中，均可接触不同浓度的 H_2S。进行阴沟清理、粪坑清除、腐败鱼类处理、咸菜生产及病畜处理时，由于有机或无机化合物的分解或腐败而生成 H_2S。此外，硫化氢还存在于通风不良的场所，如沉箱、隧道、矿内的水坑等处。

3. 临床表现

（1）急性中毒。接触较低浓度的 H_2S 时，出现眼痛、流泪、畏光、咽灼痛及刺激性咳嗽等症状；高浓度吸入后，可在数秒至数分钟内出现头晕、呕吐、心悸、胸闷、共济失调及惊厥等症状，可迅速昏迷，还可并发化学性肺水肿及多脏器衰竭，心肌损害可有心肌酶升高、心电图改变，有时心电图类似于心肌梗死。如接触极高浓度的 H_2S，可引起"电击样"死亡。

（2）慢性影响。H_2S 在体内无蓄积作用，但长期反复低浓度接触，可引起眼及呼吸道慢性炎症，全身可有类神经症、植物神经功能紊乱等表现。

4. 诊断

急性中毒的诊断依据《职业性急性硫化氢中毒诊断标准》（GBZ 31—2002）执行。可分级诊断为接触反应、轻度中毒、中度中毒和重度中毒。轻度中毒以出现意识障碍或急性气管—支气管炎为诊断起点。

5. 治疗及处理

应迅速将患者脱离中毒现场，移至通风处，积极氧疗，对于中、重度中毒者，有条件应尽早进行高压氧治疗。积极防治肺水肿和脑水肿，早期足量短程应用肾上腺皮质激素。

轻度和中度中毒者，治愈后可从事原工作；重度中毒者应调离原工作岗位。遗留恢复不全的器质性神经损害时，应调离接触神经毒物的作业。

六、有机溶剂

有机溶剂是指一类由有机物为介质的溶剂。它能溶解一些不溶于水的物质，如链烷烃、烯烃、醇、醛、胺、酯、醚、酮、芳香烃、卤代烃、杂环化物、含氮化合物及含硫化合物等，主要用作清洗、去油污、稀释和萃取剂；许多溶剂也用作原料以制备其他产品。工业有机溶剂有 30 000 余种，多具有挥发性、可溶性和易燃性，对人体各个系统可造成毒性危害。

（一）苯

1. 理化特性

苯（Benzene，C_6H_6）属芳香烃类化合物，是有特殊芳香气味的油状液体。常温下极易挥发，沸点为 80.1℃，蒸气比重为 2.77。微溶于水，易溶于乙醇、乙醚及丙酮等有机溶剂。目前苯被广泛用作溶剂和稀释剂。急性苯中毒表现出的意识障碍为主的中枢麻醉作用；慢性中毒会引起造血系统损害。

2. 接触机会

苯的使用很广泛，主要用作化工原料、溶剂和稀释剂。接触机会主要有以下几方面：

（1）煤焦油分馏或石油裂解生产苯及其同系物甲苯、二甲苯。

（2）苯用作化工原料，如生产酚、硝基苯、香料、药物、合成纤维、塑料、染料等。

（3）在皮革、制鞋、箱包行业中用作稀释剂；在制药、橡胶加工、有机合成及印刷等工业中用作溶剂。

（4）用于家庭装潢、家具、工艺品和玩具等行业。我国苯作业工作绝大多数接触苯及其同系物甲苯和二甲苯，属混苯作业。

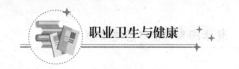

3. 临床表现

（1）急性中毒。短时间吸入大量苯蒸气而引起。主要表现为中枢神经系统症状，轻者会头痛、头晕、恶心、呕吐，随后出现兴奋或酒醉状态，严重时出现剧烈头痛、复视、嗜睡、幻觉，及肌肉痉挛、震颤、谵妄、昏迷、强直性抽搐、血压下降、心律不齐、呼吸和循环衰竭等症状。吸入极高浓度苯蒸气或口服中毒者，可在几分钟内突然昏迷。实验室检查可见尿酚和血苯增高。病情重者常有肝肾损害表现，心电图可示心肌缺血或房室传导阻滞等。

（2）慢性中毒。以造血系统损害为主要表现，个体对苯的易感性可有很大的差异，女性甚于男性，儿童甚于成人。慢性中毒的主要表现可分为以下几种：

①神经系统损害。常为非特异性的神经衰弱综合征表现，少数患者出现植物神经功能失调表现，极少数患者可有肢体痛、触觉减退或麻木等。

②造血系统损害。常在体检中偶尔发现。以外周血白细胞数减少最常见，主要为中性粒细胞减少。除数量变化，中性粒细胞中出现中毒颗粒或空泡，提示有退行性变化。血小板也可出现降低。贫血较少出现。有些严重病例出现全血细胞减少、再生障碍性贫血。

③其他系统损害。苯对生殖系统损害已被证实，尤其对青春期妇女影响更明显，还可影响免疫功能。

4. 诊断

急性中毒有短期内吸入大量苯蒸气的职业接触史，出现中枢神经系统麻醉以意识障碍为主的临床表现，结合现场职业卫生学调查，参考实验检测指标，进行综合分析，并排除其他疾病引起的中枢神经系统等损害，方可诊断。尿酚或血苯增高有助于诊断。慢性中毒需根据 3 个月及以上较长期密切接触苯的职业史，出现以造血系统损害为主的临床表现，结合实验室检测指标和现场职业卫生学调查，参考实验检测指标，进行综合分析，并排除其他原因引起的血象、骨髓象等改变，方可诊断。诊断参见《职业性苯中毒诊断标准》（GBZ 68—2022），长期接触含苯的工业用甲苯、二甲苯等化学物所引起的苯中毒可采用本标准。

5. 治疗及处理

（1）急性苯中毒。立即脱离中毒现场，移至空气新鲜处，换去沾染的一切衣物，用肥皂水清洗被污染的皮肤。无特效解毒剂，急救原则与内科相同，忌用肾上腺素。患者病情恢复后，轻度中毒者可恢复原工作，重度中毒者原则上应脱离苯作业岗位。

（2）慢性苯中毒。无特效解毒药，应根据其所致血液疾病给予相应治疗。

（二）甲苯、二甲苯

1. 理化特性

甲苯（Methylbenzene）、二甲苯（Dimethylbenzene）均为无色透明、易挥发的液体，气味类似苯，带芳香味。甲苯沸点 110.4℃，蒸气比重 3.90；二甲苯蒸气比重 3.66。甲苯与二甲苯均不溶于水，可溶于乙醇、丙酮和氯仿等有机溶剂。高浓度甲苯、二甲苯主要对中枢神经系统产生麻醉作用。

2. 接触机会

甲苯、二甲苯均可由煤焦油分馏而得。其主要用于制造甲酚、苯甲酸、苯甲醛、邻甲苯、磺酰胺、邻苯二甲酸酐、间苯二甲酸和对苯二甲酸等，这些中间体是合成纤维、药物、染料、农药、炸药等的原料；也作为溶剂和稀释剂广泛用于油漆、喷漆、皮革、橡胶、箱包等行业。

3. 临床表现

（1）急性中毒。主要表现为中枢神经系统麻醉作用。轻者出现头痛、头晕、乏力、步态蹒跚、兴奋等症状；严重者出现恶心、呕吐、意识障碍、抽搐、昏迷等症状，伴呼吸道和眼结膜明显的刺激反应，直接吸入液体可出现化学性肺炎、肺水肿。二甲苯对皮肤黏膜的刺激作用较甲苯更强。尿中马尿酸、甲基马尿酸测定可作为接触指标。

（2）慢性中毒。长期接触较低浓度甲苯和二甲苯可出现非特异性的神经衰弱综合征，皮肤接触可致干燥、皲裂、慢性皮炎等。工业用甲苯、二甲苯通常混有一定量的苯，长期接触也可出现造血功能障碍，可参照职业性苯中毒的诊断标准。

4. 诊断

根据短时间内有大量甲苯、二甲苯的职业接触史，出现中枢神经系统麻醉的表现，诊断较易。尿中马尿酸、甲基马尿酸增高有助于诊断。急性中毒可参照《职业性急性甲苯中毒的诊断》（GBZ 16—2014）。诊断起点为出现意识障碍，分为轻度、中度和重度三级。

5. 治疗及处理

急性中毒应迅速将患者移至空气新鲜处，无特效解毒疗法。轻度中毒者治愈后可恢复原工作；重度中毒者应调离原工作岗位。

七、农药

农药（Pesticides）是指用于防止、控制或消灭一切虫害的化学物质或化合物。它的接触非常广泛，既有大量的从事生产、运输、保存、使用的职业接触人群，也有通过污染的产品、水体、土壤等环境接触的整个社会人群。迄今世界范围内已登记的农药有效成分有千余种。我国目前使用的农药也近千种，制剂产品近 3 000 种，其中一半以上为两种活性成分的混剂。目前，我国混配农药使用非常普遍，占使用品种的 60% 以上。混配农药的毒性大多数是呈相加作用，少数可有协同作用。混配农药对人体的危害性更大。它对人体的影响主要包括急性中毒和长期接触后的不良健康效应。

（一）有机磷酸酯类农药

1. 概述

有机磷酸酯类农药是目前我国生产和使用最多的一类农药，绝大部分用作杀虫剂。有机磷农药大多数为磷酸酯类或硫代基磷酸酯类化合物。

常用的包括对硫磷（1605）、内吸磷、马拉硫磷、乐果、敌百虫及敌敌畏等。有机磷农药一般为油状液体，工业品呈淡黄色至棕色，易挥发，常有类似大蒜的臭味。不溶或微溶于水,易溶于有机溶剂和植物油。对光、热、氧及在酸性溶液中较稳定,遇碱则易分解破坏。但敌百虫例外,其易溶于水,在碱性溶液中可变成毒性较大的敌敌畏,故敌百虫中毒时禁用碱性液体处理。

2. 接触机会

有机磷农药的生产、运输、销售、保管及使用等各个环节均有接触机会。

3. 临床表现

(1)急性中毒。中毒症状出现的时间和严重程度与农药性质、毒物的进入途径、进入量和吸收量、人体的健康情况等均有密切关系。急性中毒多在数小时内发病,如吸入或口服高浓度或剧毒的有机磷农药可在数分钟内发病。急性中毒的主要表现为:

①毒蕈碱样症状。恶心、呕吐、腹泻、腹痛,多汗、流涎,瞳孔缩小,重症者瞳孔小如针尖样,病情加重可出现大小便失禁,口鼻分泌物明显增多,严重时发生肺水肿,出现呼吸困难、双肺满布湿啰音并伴血性泡沫痰等症状。

②烟碱样症状。早期可出现四肢、面部及胸腹部肌束震颤、重者肌肉痉挛,进而由兴奋转为抑制,出现肌无力、肌肉麻痹。还可能有血压升高及心动过速,晚期可出现心律紊乱、血压降低等症状。

③中枢神经系统症状。常有头晕、头痛、乏力等,随后出现烦躁不安、不同程度的意识障碍、惊厥、昏迷及阵发性抽搐。严重者发生脑水肿,甚至因呼吸中枢麻痹而死亡。

④其他症状。可出现中毒性肝病、急性坏死性胰腺炎、中毒性心肌损害等并发症。

⑤实验室检查。全血胆碱酯酶活力低于正常值的80%以下,对诊断有重要的参考价值;呕吐物或血中可检出有机磷;尿中可检出有机磷分解产物对硝基酚。

(2)中间期肌无力综合征(IMS)。急性乐果、氧化乐果、敌敌畏、甲胺磷中毒较易出现IMS。在急性中毒后1~4天,胆碱能危象基本消失且意识清楚的情况下,又出现肌无力或肌麻痹为主的临床表现,可累及以下3组肌肉:

①屈颈肌和四肢近端肌肉对称性肌力下降,抬头无力,四肢抬举困难,肌张力偏低或正常,腱反射减弱或消失,不伴感觉障碍。

②部分脑神经支配的肌肉无力。可累及第3~7及第9~12对脑神经支配的部分肌肉,出现睁眼困难、复视、咀嚼无力、张口困难、面部表情活动受限、吞咽困难、声音嘶哑、转颈及耸肩无力或伸舌困难等运动障碍。

③呼吸肌麻痹。出现胸闷、气短、发绀、肺部呼吸音减低、呼吸肌力减弱等症状,常迅速发展为呼吸衰竭。此时,高频重复刺激周围神经的肌电图检查,可引出肌诱发电位波幅呈进行性递减。全血或红细胞胆碱酯酶活性多在30%以下。

(3)迟发性多发性神经病(OPIDP)。马拉硫磷、对硫磷、甲基对硫磷、敌百虫、敌敌畏、甲胺磷、杀螟松、稻瘟净等引起的重度中毒较易发生。在急性中毒后2~4周出现感觉、运动型多发性神经病。出现肢体远端为重的运动和感觉障碍,下肢远端为重的弛缓性瘫痪,多为双侧对称,严重者可累及上肢。神经—肌电图检查显示神经源性损害。全血或红细胞胆碱酯酶活性可正常。

(4)慢性中毒。农药厂工人多见,一般症状较轻,突出的表现是神经衰弱症候群与胆

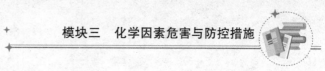

碱酯酶活性降低。长期接触可能对免疫系统功能、生殖功能有不良影响。

4. 诊断

急性中毒的诊断及分级标准为《职业性急性有机磷杀虫剂中毒诊断标准》（GBZ 8—2002）。根据短时间接触较大量有机磷杀虫剂的职业史，以自主神经、中枢神经和周围神经系统症状为主的临床表现，结合血液胆碱酯酶活性的测定，参考作业环境的劳动卫生调查资料，进行综合分析，排除其他类似疾病后，方可诊断。慢性中毒尚无国家诊断标准。

5. 治疗及处理

（1）清除毒物。立即脱离中毒现场，脱去污染衣服，用肥皂水（忌用热水）彻底清洗污染的皮肤、头发、指甲；眼部受污染者应迅速用清水或2%碳酸氢钠溶液冲洗，洗后滴入1%后马托品数滴，口服中毒者，用温水或2%碳酸氢钠溶液反复洗胃，直至洗出液无农药味为止。敌百虫中毒忌用碱性液清洗。

（2）特效解毒药物。胆碱能抑制剂阿托品和胆碱酯酶复能剂解磷定是急性有机磷中毒的特效解毒剂。在清除毒物的同时，应迅速给予解毒药物。轻度中毒者可单独给予阿托品；中度或重度中毒者，需要阿托品及胆碱酯酶复能剂并用。合并使用时，有协同作用，剂量应适当减少。

（3）对症及支持治疗。采取综合治疗的措施，防止并发症及脏器功能衰竭。抢救早期由于胆碱酯酶严重抑制而发生肺水肿、脑水肿及呼吸循环衰竭；后期可因洗胃不彻底致有机磷再吸收或过早停用阿托品出现"反跳现象"而导致猝死。急性中毒者临床表现消失后仍应继续观察2~3天，重度中毒者避免过早活动，以防病情加重。

（4）其他处理。接触反应暂时调离有机磷作业1~2周，并复查全血或红细胞胆碱酯酶活性。急性轻度和中度中毒以及轻型中间肌无力综合征治愈后，1~2个月内不宜接触有机磷杀虫剂；重度中毒和重型中间肌无力综合征治愈后，3个月内不宜接触有机磷杀虫剂。迟发性多发性神经病，应调离有机磷作业。

（二）拟除虫菊酯类

1. 概述

拟除虫菊酯类农药是一类化学结构类似天然除虫菊素的人工合成农药，其分子由菊酸和醇两部分组成。具有杀虫谱广、高效、低毒、低残留、光稳定和易生物降解等特点，对哺乳类动物毒性一般较低。其生产与使用量仅次于有机磷杀虫剂。常见的拟除虫菊酯类农药有溴氰菊酯、氯氰菊酯、杀灭菊酯、氰戊菊酯、戊菊酯、氟氰菊酯和氯菊酯等。

本类农药大多数为黏稠液体或固体。相对密度在1.1左右，常温下大多不易挥发，多数品种难溶于水，易溶于有机溶剂；遇碱分解，在酸性和中性介质中稳定，有些遇高温会分解。可分为Ⅰ型（不含氰基如氯菊酯）和Ⅱ型（含氰基如嗅氰菊酯）。目前以Ⅱ型使用较多。

2. 接触机会

拟除虫菊酯类农药的生产、运输、销售、保管及使用等各个环节均有接触机会。生产性中毒往往发生于田间施药时没做好个人防护，农药污染衣物及皮肤而中毒。

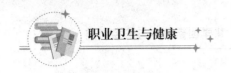

3. 临床表现

接触较大量拟除虫菊酯后 1~48 h 出现面部感觉异常，眼周及面颊部皮肤烧灼针刺感、蚁爬感及麻木瘙痒感。出现头晕、头痛、乏力、恶心、呕吐、精神萎靡、流涎、多汗、手震颤等症状；少数出现胸闷、肢端发麻、心悸、视物模糊、瞳孔缩小等症状。部分中毒者出现四肢肌束震颤。严重者意识模糊或昏迷，可伴阵发性抽搐。部分中毒者可发生肺水肿。接触或口服溴氰菊酯后 24 h 内测定尿中代谢产物二溴酸可作为接触指标。全血胆碱酯酶活性在正常范围。

4. 诊断

急性中毒按《职业性急性拟除虫菊酯中毒诊断标准》（GBZ 43—2002）执行。根据神经系统兴奋性异常表现的程度，诊断分级为接触反应、轻度中毒和重度中毒。

5. 治疗及处理

立即脱离现场，皮肤污染者应予肥皂水等碱性液体或清水彻底清洗。无特效解毒药物，以对症治疗为主，重度中毒者同时应加强支持疗法。拟除虫菊酯与有机磷混配的杀虫剂急性中毒者，应先根据急性有机磷杀虫剂中毒的治疗原则进行处理，而后给予相应的对症治疗。

八、防控措施

（一）法律

我国政府有关部门在职业卫生和职业病的防治方面发布了一系列法律文件，对职业卫生和职业病的管理具有一定的行政约束力。自 1979 年颁布执行《工业企业设计卫生标准》（TJ36—79）以来，迄今已发布有关化学毒物、粉尘及物理因素的国家职业卫生标准 300余个，职业病的诊断标准 100 余种，逐步形成了我国特有的职业卫生和职业病的标准系列。为了贯彻实施《中华人民共和国职业病防治法》，保护劳动者健康，2002 年 4 月，卫生部以卫通〔2002〕8 号令的方式，发布了第一批 157 项国家职业卫生标准，其中职业卫生标准 47 项，与职业病诊断有关的标准 110 项。2012 年国家安全监管总局颁布了《工作场所职业卫生监督管理规定》《职业病危害项目申报办法》《用人单位职业健康监护监督管理办法》《职业卫生技术服务机构监督管理暂行办法》《建设项目职业卫生"三同时"监督管理暂行办法》等系列法律法规，更新了《建设项目职业病危害风险分类管理目录》（2012 年版）。2018 年 3 月第十三届全国人民代表大会第一会议批准组建国家卫生健康委员会，以大卫生、大健康为改革理念，以人民健康为中心，推动实施健康中国战略，职业卫生归口卫生行政管理部门。卫生行政部门接管职业卫生后，2018 年 12 月修订《中华人民共和国职业病防治法》，然后又逐步对职业卫生标准和职业病诊断标准进行了完善和补充，这些标准对我国职业卫生的管理，职业病的诊断、治疗及预防起到了指导作用。

（二）组织措施

1. 领导重视

组织措施中很重要的一个方面就是对领导层的开发。用人单位（企业）是职业病防治的责任单位，让用人单位负责人树立"企业经济效益与职工安全卫生同步发展"的观念，严格按有关职业卫生法律法规和标准组织生产，履行控制职业病危害的承诺和义务，保障职工"人人享有职业安全与卫生"的合法权益。

2. 加强人员培训和健康教育

在我国，从事职业卫生与职业病防治工作的专业及非专业人员数万人，有职业病防治机构的专业技术人员，也有企业的职业安全卫生工程师及职业卫生管理人员。面对全球范围的技术革命浪潮，这支队伍的观念、知识、技能和管理水平都亟待提高。首先，应加强培训，更新他们的观念和知识，提高业务能力和管理水平，做好职业病危害控制和职业性病损的防治工作。其次，通过职业健康教育和健康促进，给广大劳动者以"知情权"，让他们知道有关职业性有害因素对健康的影响和防护办法，以增强自我保护意识，并积极参与职业性有害因素和职业病危害的控制。

3. 建立、健全合理的职业卫生制度

在组织劳动生产过程中，用人单位应根据有关的法律法规和单位的实际情况，建立起合理的职业卫生和劳动制度。如为了预防高温作业环境中暑的发生，用人单位应根据当地气候特点，适当地调整夏季高温作业劳动和休息制度，按《工作场所职业病危害作业分级第3部分：高温》（GB/T 229.3—2010），尽可能地缩短劳动持续时间，增加工作休息次数，延长工休，特别是午休时间等。

（三）技术措施

1. 改革工艺过程

改革工艺过程，消除或减少职业性有害因素的危害，如在预防职业中毒时，采用无毒或低毒的物质代替有毒物质，限制化学原料中有毒杂质的含量。油漆生产中可用锌白或钛白代替铅白；喷漆作业采用无苯稀料，并采用静电喷漆新工艺；酸洗作业限制酸中砷的含量；电镀作业采用无氰电镀工艺等。在铸造工艺中用石灰石代替石英砂，并采取湿式作业。在机械制模型制造时，采用无声的液压代替噪声高的锻压等。

2. 实现机械化

生产过程尽可能机械化、自动化和密闭化，减少工人接触化学毒物、粉尘及各种有害因素的机会。加强生产设备的管理和检查维修，防止化学毒物的跑、冒、滴、漏，并防止发生意外事故。

3. 加强工作场所的通风排毒除尘

厂房车间是相对封闭的空间，室内的气流影响毒物、粉尘的排除，可采用局部抽出式机械通风系统及除尘装置排除化学毒物和粉尘，以降低工作场所空气中的化学毒物和粉尘浓度等。

4. 厂房建筑和生产过程的合理设置

在建设厂房和生产设备设施时，应严格按照《工业企业设计卫生标准》执行。有生产性化学毒物逸出的车间、工段或设备，应尽量与其他车间、工段隔开，合理地配置，以减少影响范围。厂房的墙壁、地面应以不吸收化学毒物和不易被腐蚀的材料制成，表面力求

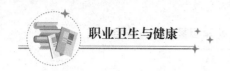

平滑和易于清理，以保持清洁卫生等。

5. 其他技术措施

如矿山的掘进采用水风钻，石英粉厂的水磨、水筛，铸造厂的水爆清砂。在风道、排气管口等部位安排各种消声器，以降低噪声传播；用多孔材料装饰车间内表面，或在工作场所内悬挂吸声物体，吸收辐射和反射声，以降低工作环境噪声强度等。

案例3.2

生猪合作社中毒窒息事故致7人死亡

2024年7月24日，成都应急局发布《彭州市正福生猪养殖农民专业合作社"4·13"较大中毒和窒息事故调查报告》。经成都市公安局物证鉴定所、四川基因格司法鉴定中心对7人进行法医学尸体检验鉴定分析，死亡原因为吸入硫化氢、一氧化碳、环境缺氧、溺水等因素引起的死亡。

分析： 本次事故发生的原因是，作业人员在未采取任何防护措施的情况下，进入氧含量严重不足、硫化氢气体浓度严重超标的粪水收集池底作业，加之盲目施救，造成事故扩大升级；涉事合作社安全生产主体责任不落实、农业农村部门及属地政府安全生产工作不严不实等。调查还发现该合作社未建立、健全安全生产相关管理制度，未建立安全生产教育和培训档案，未按规定对畜禽粪污化粪池有限空间场所进行辨识和评估，未落实有效的管理措施，仅在畜禽粪污化粪池区域彩钢棚立柱处张贴2张"池深危险、请勿靠近"安全警示标牌，未见有限空间作业审批记录，进入有限空间作业未严格落实"先通风、再检测、后作业"要求，未按规定配备防护用品和应急装备。

活动与训练

职业中毒预防实践

一、目标

（1）了解生产性毒物接触机会、接触方式；

（2）掌握职业中毒的分类及其预防措施；

（3）通过模拟演练，提高学生应对作业场所职业中毒的能力。

二、程序和规则

步骤1：将学生分成若干小组（3~6人为一组），小组进行任务分工，如查找资料、制作PPT、现场展示。

步骤2：每个小组根据任务分工，进行任务实施。

步骤3：展示过程3~5 min，每组派代表进行展示。

步骤4：小组互评、教师评价。

具体考核标准如表3-2所示。

表 3 – 2　职业中毒预防实践评价表

序号	考核内容	评价标准	标准分值	评分
1	生产性毒物（30分）	毒物的定义及其来源	10 分	
		生产性毒物的接触机会、接触方式	10 分	
		正确讲解 1 种生产性毒物进入机体的生物转化过程	10 分	
2	职业中毒（40 分）	职业中毒的临床特点	20 分	
		职业中毒的预防措施	20 分	
3	汇报综合表现（30分）	内容汇报完整、清晰，能正确表达学习内容	20 分	
		声音洪亮，肢体语言恰当得体，自信大方	10 分	
		得分		

三、总结评价

通过互评和教师评价，总结反思，巩固提升，强化学生对作业场所职业中毒的实践应用能力。

课后思考

1. 试述职业中毒是如何进行分类的。

2. 预防作业场所从业人员职业中毒的具体措施有哪些？

物理因素危害与防控措施

君子安而不忘危，存而不忘亡，治而不忘乱，是以身安而国家可保也。

——《易经·系辞下》

模块导读

在现代工业生产、科研实验及日常生活中，物理因素危害无处不在。这些危害对人类生活、工作和环境的危害日益凸显，电磁辐射、噪声污染、振动影响等物理因素不仅可能对个人健康造成损害，还可能对社会的安全和稳定构成威胁。因此，了解和掌握物理因素危害及其防控措施，对于保护人类健康、维护社会稳定具有重要意义。

学习目标

1. 理解不良气象条件对职业健康的具体影响，包括不同类型的气象条件（如极端高温、低温、高气压、低气压等）对工作环境和员工健康的潜在威胁；

2. 掌握并应用预防不良气象条件对职业健康影响的策略和措施，包括个人防护装备的使用、工作环境的调整等；

3. 能够识别并评估不同职业环境中可能遇到的不良气象条件及其带来的风险；

4. 能够理解噪声对职业健康的影响，以及噪声的测量和评估方法；

5. 能够使用噪声测量工具进行现场噪声水平的测定，并能分析数据以评估职业风险。能够认识到噪声控制的重要性，并了解如何实施噪声防护措施；

6. 能够理解振动对人体健康的影响，包括手臂振动综合征（HAVS）和全身振动（WBV）；

7. 能够制定振动控制措施，并理解如何通过工程和管理手段减少振动危害；

8. 能够理解非电离辐射的类型、来源，以及对人体健康的影响；

9. 掌握减少非电离辐射暴露的基本防护措施和方法；

10. 理解电离辐射的原理、分类、生物效应以及健康风险；

11. 能够制定有效的电离辐射防护措施，并理解紧急情况下的应对策略；

12. 熟悉与电离辐射相关的职业卫生法规和国际安全标准。

单元一 不良气象条件

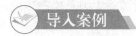

化工厂工人高温中暑事件

某年夏季，我国南方某化工厂在高温天气下发生了一起工人中暑事故。当时，气温连续多日超过38℃，而化工厂的生产车间内温度更是高达50℃及以上，湿度也极大。事故发生在化工厂的一个密闭式生产车间内，几名工人正在进行日常操作。由于车间内的高温、高湿环境，工人们很快出现了头晕、乏力等中暑症状。其中一名工人突然昏倒在地，其他工人立即展开紧急救援，并呼叫了医疗人员。经过紧急处理，该工人被送往医院接受治疗，但由于中暑严重，最终不幸身亡。

分析：此次事故的主要原因是化工厂在高温天气下未能采取有效的防暑降温措施。在高温高湿环境下，工人身体容易出现脱水、电解质失衡等状况，从而引发中暑。企业应提前预判高温天气对生产的影响，合理安排工作时间，增加休息时间，并提供充足的防暑降温设备和饮品。这起高温作业事故再次提醒我们，在高温天气下，企业必须高度重视工人的防暑降温工作，确保工人的身体健康和生命安全。同时，工人自身也应增强安全意识，注意自我保护，共同防范高温作业事故的发生。

一、概述

生产环境的气象条件又称微小气候，主要包括气温、气湿、气流和辐射热。它既受大气的气象条件影响，可因季节或地区的不同而不同；又受生产设备、厂房结构、生产过程、热源分布及人体活动等影响，因此即使同一车间的不同工作地点，气象条件也可以有很大差别。

（一）气温

生产场所的气温除了受大气温度的影响外，还受太阳照射及生产场所热源的影响。

（二）气湿

生产过程对生产环境的气湿影响很大。敞开液面的水分蒸发或蒸汽放散可以使生产环境的湿度增加，如造纸、电镀、印染、缫丝等。生产环境的气湿用相对湿度表示，相对湿度在80%以上为高湿，低于30%为低湿。冬季在高温车间，当大气中含湿量低时，可以看见低气湿现象。

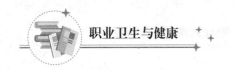

（三）气流

生产环境的气流一方面受外界风力的影响，另一方面与生产场所的热源分布和通风设备有关。

（四）热辐射

热辐射是指电磁波中能产生热效应的辐射线，主要是红外线及一部分可见光。红外线不能直接加热空气，但可使受到辐射的物体温度升高而成为二次辐射源。太阳及生产环境中的各种熔炉、开放火焰、熔化的金属等热源均能产生大量热辐射。

二、高温作业的危害及其防治

（一）高温环境和高温作业及其类型

根据环境温度及其和人体热平衡之间的关系，通常把35℃以上的生活环境和32℃以上的生产劳动环境作为高温环境。工业高温环境是生产劳动中经常遇到的，如金属冶炼、机械制造和加工、陶瓷和砖瓦煅烧、发电厂和煤气厂锅炉供热等作业环境。在印染、纺织、缫丝、造纸的蒸煮作业场所，不仅气温高，而且湿度大。所有的工业环境高温均可因夏季的自然高温而加剧。

高温作业是指有高气温，或有强烈的热辐射，或伴有高气湿（相对湿度≥80% RH）相结合的异常作业条件、湿球黑球温度指数（WBGT指数）超过规定限值的作业，它包括高温天气作业和工作场所高温作业。其中，高温天气是指地市级以上气象主管部门所属气象台站向公众发布的日最高气温35℃以上的天气。高温天气作业是指用人单位在高温天气期间安排劳动者在高温自然气象环境下进行的作业。工作场所高温作业是指在生产劳动过程中，工作地点平均WBGT指数≥25℃的作业。可见，高温作业通常分为以下3种类型：

1. 高温、强热辐射作业

例如，冶金工业的炼焦、炼铁、轧钢等车间；机械制造工业的铸造、锻造、热处理等车间；陶瓷、玻璃、搪瓷、砖瓦等工业的炉窑车间；火力发电厂和轮船的锅炉间等。这些生产场所的特点是气温高、热辐射强度大，而相对湿度较低，形成干热环境。

2. 高温、高湿作业

其特点是高温、高湿，而热辐射强度不大，主要是由于生产过程中产生大量水蒸气或生产上要求车间内保持较高的相对湿度所致。例如，印染、缫丝、造纸等工业中液体加热或蒸煮时，车间气温可达35℃以上，相对湿度常达90%以上。潮湿的深矿井内气温可达30℃以上，相对湿度达95%以上。如果通风不良，就形成高温、高湿和低气流的不良气象条件，即湿热环境。

3. 夏季露天作业

夏季的农田劳动、建筑、搬运等露天作业，除受太阳的辐射作用外，还受被加热的地面周围物体放出的热辐射作用。露天作业中的热辐射强度虽较高温车间低，但其持续时间较长，加之中午前后气温升高，又形成高温、热辐射的作业环境。

（二）高温作业对人体的影响

高温作业时，人体可出现一系列生理功能改变。当生理功能的改变超过一定的限度，则可产生以下不良影响：

1. 体温调节障碍

在高温环境中，体表血管反射性扩张，皮肤血流量增加，皮肤温度增高，通过辐射和对流使皮肤的散热增加；汗腺增加汗液分泌，通过汗液蒸发使人体散热增加，1 g 汗液从皮肤表面蒸发要吸收 2.51 MJ 的汽化热。人体出汗量不仅受环境温度的影响，而且受劳动强度、环境湿度、环境风速因素的影响。高温环境中人体只能通过汗蒸发来散热，如果此时伴有高湿度，则散热困难，人体产生闷热；要是伴有高气流（有风）则利于散热。高温加上强烈的太阳辐射则很容易发生中暑，中暑的主要表现有头晕、头痛、眼花、耳鸣、心悸、恶心、四肢无力、注意力不集中，重者可出现皮肤干燥无汗、体温升高、痉挛等。

2. 水盐代谢紊乱

在常温下，正常人每天进出的水量为 2 ~ 2.5 L。在炎热季节，正常人每天出汗量为 1 L，而在高温下从事体力劳动，排汗量会大大增加，每天平均出汗量达 3 ~ 8 L。由于汗的主要成分为水，同时含有一定量的无机盐和维生素，所以大量出汗对人体的水盐代谢产生显著的影响，同时对微量元素和维生素代谢也产生一定的影响。当水分丧失达到体重的 5% ~ 8% 而未能及时得到补充时，就可能出现无力、口渴、尿少、脉搏加快、体温升高、水盐平衡失调等症状，使工作效率降低，严重者可能导致热痉挛。

3. 循环系统负荷增加

在高温条件下，由于大量出汗，血液浓缩，同时高温使血管扩张，末梢血液循环增加，加上劳动的需要，肌肉的血流量也增加，这些因素都可使心跳过速，而每搏输出量减少，加重心脏负担，血压也有所改变，长期如此可使心肌肥大。

4. 消化系统疾病增多

在高湿条件下劳动时，体内血液重新分配，皮肤血管扩张，腹腔内脏血管收缩，这样就会引起消化道贫血，可能出现消化液（唾液、胃液、胰液、胆液、肠液等）分泌减少，使胃肠消化过程所必需的游离盐酸、蛋白酶、脂酶、淀粉酶、胆汁酸的分泌量减少，胃肠消化机能相应地减退。同时大量排汗及氯化物的损失，使血液中形成胃酸所必需的氯离子储备减少，也会导致胃液酸度降低，这样就会出现食欲减退、消化不良及其他胃肠疾病。由于高温环境中胃的排空加速，使胃中的食物在其化学消化过程尚未充分进行的情况下就被过早地送进十二指肠，从而使食物不能得到充分的消化。

5. 神经系统兴奋性降低

在高温和热辐射作用下，大脑皮层调节中枢的兴奋性增加，由于负诱导，使中枢神经系统运动功能受抑制，因而，肌肉工作能力、动作的准确性和协调性、反应速度及注意力均降低，易发生工伤事故。

6. 肾脏负担加重

高温可加重肾脏负担，还可降低机体对化学物质毒性作用的耐受度，使毒物对机体

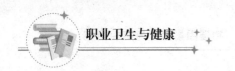

的毒作用更明显。高温还可使机体的免疫力降低，抗体形成受到抑制，抗病能力下降。

（三）中暑及其诊断和治疗

中暑是高温环境下发生的一类疾病的总称。按照我国《职业性中暑诊断标准》（GBZ 41—2019），可将中暑分为中暑先兆、热痉挛、热衰竭和热射病。

1. 中暑先兆（观察对象）

在高温作业环境下工作一定时间后，出现头晕、头痛、乏力、口渴、多汗、心悸、注意力不集中、动作不协调等症状，体温正常或略有升高但低于38℃，可伴有面色潮红、皮肤灼热等症状，短时间休息后症状即可消失。

2. 热痉挛

在高温作业环境下从事体力劳动或体力活动，大量出汗后出现短暂、间歇发作的肌痉挛，伴有收缩痛，多见于四肢肌肉、咀嚼肌及腹肌，尤以腓肠肌为著，呈对称性；体温一般正常。

3. 热衰竭

在高温作业环境下从事体力劳动或体力活动，出现以血容量不足为特征的一组临床综合征，如多汗、皮肤湿冷、面色苍白、恶心、头晕、心率明显增加、低血压、少尿，体温常升高但不超过40℃，可伴有眩晕、晕厥，部分患者早期仅出现体温升高。实验室检查可见血细胞比容增高、高钠血症、氮质血症。

4. 热射病（包括日射病）

在高温作业环境下从事体力劳动或体力活动，出现以体温明显增高及意识障碍为主的临床表现，表现为皮肤干热，无汗，体温高达40℃及以上，出现谵妄、昏迷等症状；可伴有全身性癫痫样发作、横纹肌溶解、多器官功能障碍综合征。

（四）高温作业的劳动防护

长期的高温作业，可导致职业病的产生，因此必须采取有效措施，预防并控制与高温作业相关疾病的发生。防暑降温要考虑到厂房的设计、劳动安全保护设备的设置、个人防护用品的使用，同时要考虑卫生保健措施，以增加人体对高温的抵抗能力。

1. 厂房设计与工艺流程的安排

（1）工艺流程的设计宜使操作人员远离热源，同时根据其具体条件采取必要的隔热降温措施。

（2）热加工厂房的平面布置应呈L形或Ⅱ、Ⅲ形。开口部分应位于夏季主导风向的迎风面，而各翼的纵轴与主导风向的夹角为0°~45°。

（3）高温厂房的朝向，应根据夏季主导风向对厂房能形成穿堂风或能增加自然通风的风压作用确定。厂房的迎风面与夏季主导风向的夹角宜为60°~90°，且不应小于45°。

（4）热源应尽量布置在车间的外面；采用热压为主的自然通风时，热源尽量布置在天窗的下面；采用穿堂风为主的自然通风时，热源应尽量布置在夏季主导风向的下风侧；热源布置应便于采用各种有效的隔热措施和降温措施。

（5）热车间应设有避风的天窗，天窗和侧窗应便于开关和清扫。

（6）夏季自然通风用的进气窗下端距地面不应高于 1.2 m，以便空气直接吹向工作地点。冬季自然通风用的进气窗下端一般不低于 4 m。如果低于 4 m，应采取防止冷风吹向工作地点的有效措施。

（7）自然通风应有足够的进风面积。产生大量热、湿气、有害气体的单层厂房的附属建筑物，占用该厂房外墙的长度不得超过外墙全长的 30%，且不宜设在厂房的迎风面。

（8）产生大量热或逸出有害物质的车间，在平面布置上应以最大边作为外墙。如果四周均为内墙，应采取措施向室内送入清洁空气。

2. 综合防护技术措施

（1）当作业地点气温大于或等于 37℃时应采取局部降温和综合防暑措施，并应减少接触时间。车间作业地点夏季空气温度应按车间内外温差计算。其室内外温差的限度，应根据实际出现的本地区夏季通风室外计算温度确定。

（2）特殊高温作业，如高温车间桥式起重机驾驶室，车间内的监控室、操作室及炼焦车间拦焦车驾驶室等应有良好的隔热措施，热辐射强度应小于 700 W/m，室内气温不应超过 28℃。

（3）高温作业车间应设有工间休息室，休息室内气温不应高于室外气温；设有空调的休息室室内气温应保持在 25 ~ 27℃。

3. 营养保健措施

（1）在炎热季节对高温作业的工人应供应含盐清凉饮料（含盐量为 0.1% ~ 0.2%，质量分数），饮料水温不宜高于 15℃。

（2）高温环境中生活或工作的人员每天有大量氯化钠随汗液丧失。通常每天可损失氯化钠 20 ~ 25 g，若不及时补充，可引起严重缺水和缺氯化钠，严重时可引起循环衰竭及痉挛等。气温在 36.7℃以上时，每升高 0.1℃，每天应增补氯化钠 1 g。但也不能太高，约为 2 g 或稍多，不应超过 30 g。

（3）随汗液排出的还有钾、钙和镁等，其中钾最值得注意。在高温环境下中暑人员的血钾浓度也可能下降，所以长期缺钾的人员，在高温条件下最易中暑。由此，对高温环境下生活或从事军事活动的人员要注意补钾，以提高其机体耐热能力。

4. 严格筛查职业禁忌证

凡心血管疾病、持久高血压、溃疡病、活动性肺结核、肝肾疾病、甲亢等患者，均不宜从事高温作业。

案例 4.1

天寒地冻，低温作业人群谨防冻伤

烟台市疾控中心接到咨询电话，李×自入冬以来手部出现冻疮，近段时间尤为严重，伤口除红肿外，还出现水疱，伤口周围皮肤呈黑色，伤口长久不愈合，就上述症状李×咨询是否与其所从事的职业有关，是否可以诊断为职业病。

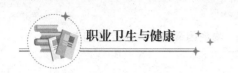

经了解，李×在某冷藏企业从事鱼类低温加工工作，市疾控中心专家根据李×所从事的职业以及手部出现的症状来看，李×很有可能患上了手部冻伤，建议其到职业病医院做进一步诊断。

分析：冻伤主要发生于四肢，手、足部较容易发生冻伤。日常生活或职业性接触低于0℃的环境或介质时，均有发生冻伤的可能。

三、低温作业的危害及其防治

所谓低温，是指环境气温低于10℃。严格地说，对于人体的实感温度，还应当考虑当时环境的空气湿度、风速等综合因素。低温作业是指在寒冷季节从事室外及室内无采暖的作业，或在冷藏设备的低温条件下及在极区的作业，工作地点的平均气温等于或低于5℃。

（一）低温作业的类型

在低温环境中，机体散热加快，引起身体各系统的一系列生理变化，可以造成局部性或全身性损伤，如冻伤或冻僵，甚至可引起死亡。遇到严寒强风潮湿天气从事露天作业及在工艺上要求低温环境的车间作业，尤其是工人衣服潮湿、饥饿时易发生冻伤。容易发生冻伤的作业有以下几种类型：

1. 冬季在寒冷地区或极区从事露天或野外作业

如建筑、装卸、农业、渔业、地质勘探、野外考察等，以及在室内因条件限制或其他原因而无采暖的作业。

2. 在人工降温环境中作业

如在储存肉类的冷库和酿造业的地窖等作业，这类低温作业的特点是没有季节性。

3. 其他

因在暴风雪中迷途、过度疲劳、船舶遇难、飞机迫降等意外事而冻伤。因在寒冷天气中进行训练而冻伤。因人工冷却剂的储存、运输和使用过程中发生意外而冻伤。

（二）低温作业对人体的影响

1. 体温调节

寒冷刺激皮肤引起皮肤血管收缩，使身体散热减少，同时内脏血流量增加，代谢加强，肌肉产生剧烈收缩使产热增加，以保持正常体温。如果在低温环境中时间过长，超过了人体的适应和耐受能力，体温调节发生障碍，当直肠温度降为30℃时，即出现昏迷，一般认为体温降至26℃以下极易引起死亡。

2. 中枢神经系统

在低温条件下脑内高能磷酸化合物的代谢降低，此时可出现神经兴奋与传导能力减弱，出现痛觉迟钝和嗜睡状态。

3. 心血管系统

低温作用初期，心输出量增加，后期则心率减慢、心输出量减少。长时间在低温下，

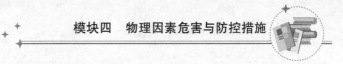

可导致循环血量、白细胞和血小板减少，从而引起凝血时间延长并出现血糖降低。寒冷和潮湿能引起血管长时间痉挛，致使血管营养和代谢发生障碍，加之血管内血流缓慢，易形成血栓。

4. 其他部位

如果较长时间处于低温环境，由于神经系统兴奋性降低，神经传导减慢，可造成感觉迟钝、肢体麻木、反应速度和灵活性降低，活动能力减弱。最先影响手足，由于动作能力降低，差错率和废品率上升。在低温环境下，人体其他部位也会发生相应变化，如呼吸减慢，血液黏稠度逐渐增加，胃肠蠕动减慢等。由于过冷，致使全身免疫力和抵抗力降低，易患感冒、肺炎、肾炎等疾病，同时还可能引发肌病、神经痛、腰痛、关节炎等。

（三）冻伤的发生及其治疗

身体局部的冷损伤称为冻伤。冻伤是由于受低温作用，使局部皮肤和组织温度下降明显，组织胶质结构破坏或细胞胶体发生变化，出现暗紫色缺氧、浮肿、麻木、疼痛或失去知觉。冻伤好发部位是手、足、耳、鼻及面颊等部位。导致局部组织过冷，一般需要 -10℃ 以下的温度。当湿度或气流速度较大时，发生冻伤的温度可能还要高一些。

冻伤通常分为三度：一度冻伤局部出现红肿；二度冻伤局部出现水泡及周围红肿；三度冻伤表现为局部组织坏死、脱落，严重者可以影响整个肤体并引起坏疽。

治疗冻伤目前还无十分有效的措施。一般预防可采用全身应用血管扩张剂，如烟酸等。对皮损未破者，可用 10% 樟脑醑、10% 樟脑软膏、冻疮膏或蜂蜜猪油软膏（含 70% 蜂蜜和 30% 猪油）涂抹。对已破溃者，可用加利凡诺创伤膏、1% 红霉素软膏、0.5% 新霉素软膏或 10% 鱼石脂软膏等涂抹。此外，还有紫外线照射、氦氖激光、音频电疗等物理疗法。

（四）低温作业的劳动防护

1. 注意低温环境下的营养供给

低温环境可使人体的热能消耗增加。根据测定，在不同的低温环境中，人体基础代谢可增加 10%～15%，并且低温环境下会发生寒战、穿着笨重的防寒服，这会增加身体负担并使活动受限，还会使能量消耗增加。此外，低温环境下体内一些酶的活力增加，使机体的氧化产能能力增强，热能的需要量也随之增加，总热能消耗增加 5%～25%。具体热能供给量应参照个体生理状况及劳动强度而定，一般每人每日热能供给量为 12.55～16.74 MJ。其中，蛋白质的供给量应略有增加，以占总能量的 13%～15% 为宜。但是，随着在低温环境下作业时间的延长，体内热能代谢的方式也逐步发生改变，即原先以碳水化合物为主的热能来源已不能满足机体的需要，因而转变为以脂肪供给能量为主。低温作业人员的膳食供给也必须做相应的调整，在总热能的来源中，降低碳水化合物所占的比例，增加脂肪热量来源。在膳食调配时，应注意供给脂肪热量较高的食物，以维持机体的生理功能，增强对低温环境的适应能力，提高低温作业的工作效率。

2. 采用有效的防护措施

首先要设置良好的御寒设备。在冬季，寒冷作业场所要有防寒采暖设备，露天作业要设防风棚、取暖棚。冬季车间的环境温度，重劳动不低于10℃，轻劳动不低于15℃，以保持手部皮肤温度不低于20℃为宜，全身皮肤温度不低于32℃。其次要注意有效的个体防护。应使用防寒装备，选用热导率低、吸湿性小、透气性好的材料制作防寒服。低温时在户外活动，服装护具不能透风。因为，风能加快人体散热，是导致冻伤的重要原因。还要注意保证局部循环通畅。局部的循环障碍是导致表皮冻伤的主要原因，所以，选择鞋、袜、手套时，尽可能选择柔软而宽松的。在户外活动时要不停地活动，经常搓揉外露的皮肤。如果不小心碰破了手指，要尽量选用较宽的止血带，包裹得松一些，并马上采取保温措施，还要频繁更换止血带。最后要注意营养、休息和保持良好的心态。在寒冷的环境中长时间活动之前，一定要吃好、休息好。精神心理因素，尤其是恐惧，与冻伤有密切的关系。在严寒中，一旦发生意外，要保持镇静，这是防止低温伤害的重要保证。

3. 注意冷藏作业下的劳动保护

（1）建立、健全各项规章制度，做到有章可循；加强冷藏作业工人的安全知识教育，提高他们的安全生产意识，杜绝违章操作、冒险作业现象的发生。

（2）加强制冷设备的检查检修，严禁跑、冒、滴、漏。若发现氨气泄漏，应及时采取措施抢修，防止泄漏范围扩大。要保证制冷车间通风设备良好，万一氨气大量泄漏时应能及时排出屋外，避免中毒事故的发生。制冷车间内必须配备适用的防毒面具或氧气呼吸器。对于使用氟利昂－12的冷冻机，应配备必要的检测仪器，如卤素灯等。

（3）采用臭氧消毒除臭时，应时刻检测库库内的臭氧浓度。若臭氧浓度超过 2 mg/m³时，作业工人不可待在库房内，如需待在库房内须戴防毒面具。

（4）工作时，必须穿戴好防寒服、鞋、帽、手套等保暖用品；防寒衣物要避免潮湿，手脚不能缚得太紧，以免影响局部循环。冷库附近要设置更衣室、休息室，保证作业工人有足够的休息次数和休息时间，有条件的最好让工人在作业后洗个热水澡。

（5）作业工人应谨慎操作，防止运输工具或货物碰撞库门、电梯门、墙壁及排管，对易受碰撞的地方应设置防护装置。登高作业时，应脚踏实地，集中思想，防止从高处跌落。人在轨道下推、拿滑轮时，必须戴好安全帽。两人搬运货物时，步调要一致，做到同起同落，避免失手跌倒受伤。卸货装车时，严禁倒垛。

（6）冷库货物应合理堆垛，不要超高堆垛，以防货垛倒塌伤人和损坏排管。堆垛时，还必须留出合理的通道。对于非包装物的堆码应尤为注意：在靠通道和单批垛长超过 10 m 的垛头，要堆码成双排井字垛或采取其他加固方法。

（7）要注意库房出口安全。为保证库内作业工人随时走出，库门里外应均能打开。如果原设计库门不能从里面打开，则应在库房合适位置设置可从里面打开的应急出口，或者安装能向外呼救的报警按钮。对于采用电动或气动的库门，必须同时配置手动门装置。所有库门和供紧急情况下使用的太平门、报警器应派专人负责定期检查，发现问题及时整改。为了万无一失，管理人员在最后出门时，应仔细认真地检查库内的每个角落，清点人数，确定库内没有留人后方可下班。

（8）要定期对作业工人进行体格检查，凡是年龄在 50 岁以上，且患有高血压、心脏病、胃肠功能障碍等疾病的人员必须调离低温岗位。要重视女工的特殊保护，严禁安排

"四期"内的女工从事冷藏作业。

（9）工人在冷库作业时，由于受低温环境的影响，其机体、营养代谢会发生改变，因此，作业工人应特别注意饮食，少吃冷食，以免冷食对胃肠道产生不良刺激，影响消化。热食应以高脂和富含蛋白质的食物为主，如肉类、蛋类、鱼类、大豆和豆制品等，并且应多吃一些富含维生素 C 的蔬菜等。

案例 4.2

高气压伤人

2017 年 5 月 10 日，广西北海一名从事海底潜捕的摸螺工出水后突然休克，船上其他人员用筷子撬开其嘴巴，进行人工呼吸和全身按摩后，将其送往医院救治。后来这名摸螺工被诊断为减压病。

分析：对减压病的唯一根治手段是及时加压治疗以消除气泡。将患者送入特制的加压舱内，升高舱内气压到作业时的程度，停留一段时间，待患者症状消失后，再按规定逐渐减至常压，然后出舱。出舱后，应观察 6～24 h。及时正确运用加压舱，急性减压病的治愈率可达 90% 以上，对减压性骨坏死也有一定的疗效。此外，尚需辅以其他综合疗法，如吸氧等。按减压病的病因学，在再加压前给予补液和电解质以补充丧失的血浆，以利于微循环功能的恢复。皮质类固醇能减轻减压病对脑和脊髓的损伤和水肿，可用于中枢神经系统疾病的治疗。

四、高气压下作业的危害及其防治

人类在地球上主要生活在正常大气压，即"常压"的环境中，该环境的压力一般为101.325 kPa，即 1 atm。从生理学的意义上讲，凡超过这一范围的压力，均称为高压。一般情况下，人体习惯居住地区的大气压，同一地区的气压变动较小，对正常人无不良影响。但人们有时需要在异常气压下工作，如在高压下的潜水或潜涵作业，低气压下的高空或高原作业。此时气压与正常气压相差甚远，若不注意防护可影响人体健康。

（一）高气压下作业及其对人体的影响

高气压下进行的作业，有潜水作业和潜涵作业。潜水作业一般用于水下施工、打捞沉船等作业。潜水员每下沉 10 m，可增加 0.1 MPa（1 atm），称附加压。潜水员在水下工作，需穿特制的潜水服，下潜和上升到水面时随时调节压缩空气的阀门。潜涵作业是指在地下水位以下深处或在沉降于水下的潜涵内进行的作业。例如，建桥墩时，所采用的潜涵逐渐下沉（施工人员在潜涵里一起下沉），到一定深度，为排出潜涵内的水，需用与水下的压力相等或大于水下压力的高气压通入，以保证水不致进入潜涵。其他如在高压氧舱、加压舱和高压科学研究舱等工作，也是高压作业的职业接触途径。健康人能耐受的气压是0.3～0.4 MPa（3～4 atm），若超过此限度，则可对机体产生影响。在加压过程中，由于外耳道的压力较大，使鼓膜向内凹陷产生内耳堵塞感、耳鸣及头晕等症状，甚至可压破鼓膜。在高气压下，则可发生神经系统和循环系统功能性改变。在 0.7 MPa（7 atm）以下时，高的氧分压引起心脏收缩节律和外周血流速度减慢。在 0.7 MPa（7 atm）以上时，主要为氮的麻醉作用，如酒醉样、意识模糊、幻觉等。对血管运动中枢的刺激，会引起心脏活动增加、血压升高及血流速度加快。对呼吸系统的影响主要表现为呼吸频率减低，在 6~8 atm 下处于安静状态时，可减至 10~12 次/min；由于气体密度增加，呼吸加深，呼吸阻力加大，并且呼气阻力比吸气阻力显著；通气量降低，肺泡通气量不足，可影响气体交换；肺活量增加，呼吸肌做功增大，屏气时间延长，在 600 kPa 时，可从常压下平均 91 s 延长至 216 s。高压对消化系统也有一定影响，对胃分泌及胆肝分泌机能均有较大抑制，使胃的紧张度下降，蠕动次数减少。例如，潜水员在高压下食欲普遍明显下降，并不愿进油腻食物等，即是其主要表现。

（二）减压病及其防治

减压病是在高气压下工作一定时间后，转向正常压力时，因减压过速、降压幅度过大所引起的一种职业性疾病。此时人体的组织和血管中产生气泡，导致血液循环障碍和组织损伤。

1. 减压病及其病症表现

人在高气压下工作，必须呼吸压力与该气压相等的高压空气才能维持正常呼吸。在高气压下，空气各成分的分压都相应升高，经过呼吸和血液循环，溶解入体内的量也相应升高。高压空气中，氧占的比例不大，溶解氧又可被组织所消耗，在一定分压范围内是安全的。但惰性气体氮所占的比例大（80%），在体内既不被机体所利用，也不与机体内其他成分结合，仅单纯溶解状态溶于体液组织中。每深潜 10 m，就可多溶解 1 L 氮。氮在脂肪中的溶解度比血液高 4 倍，因此多集中在脂肪和神经组织内。此时如果能正确执行减压操作规程，分段逐渐脱离高气压环境，则体内溶解的氮可由组织中缓慢释放而进入血液，经肺泡逐渐呼出，不产生不良影响。但若减压过速或发生意外事故，外界压力下降幅度太大，体内溶解氮气体张力与外界气压的比率超过饱和安全系数，就无法继续溶解，在几秒至几分钟内迅速生成气泡，游离于组织和血液中。减压越快，气泡产生越快。在脂肪较少、血管分布较多的组织中，气泡多在血管内形成而造成栓塞，引起一系列症状；在脂肪较多、血管分布较少的组织中，含氮较多，脱氮困难，气泡多积聚于血管壁外，产生压迫症状。与此同时，由于血管内外气泡继续生成，引起组织缺氧和损伤，可使细胞释放钾离子、肽、组胺类物质和蛋白水解酶等。后者又可刺激产生组胺和 5 - 羟色胺，此类物质可作用于微循环系统，最终使血管平滑肌麻痹，使微循环血管阻塞等，进一步减低组织中氮的脱饱和速度。

可见，在减压病的发病机制中，原发因素是气泡，此外还有许多其他物理因素与之联合作用，继而引起一系列病理生理效应，使减压病的临床表现更趋复杂。急性减压病大多在数小时内发病，减压越快则症状出现越早，病理变化也越重。皮肤奇痒是减压病出现较早较多的症状，并伴有灼热、蚁行感、出汗，重者出现皮下气肿和大理石斑纹。气泡若形成于肌肉、关节、骨膜处，可引起疼痛。约 90% 的减压病患者可出现关节痛，轻者酸痛，重者可跳动性、针刺或撕裂样剧痛，使其关节运动受限，呈半屈曲状态，即"屈肢症"。

骨内气泡可致骨坏死。减压病也可出现截瘫、四肢感觉和运动功能障碍、直肠和膀胱功能麻痹等症状。若累及脑，可头痛、感觉异常、运动失调、偏瘫，以及眼球震颤、复视、失明、听力减退、内耳晕眩等。当体内有大量气栓时，可出现心血管功能障碍和淋巴系统受累，表现为脉细、血压下降、心前区紧压感、皮肤黏膜发绀、四肢发凉、局部浮肿，还可出现剧咳、咯血、呼吸困难、胸痛、发绀等肺梗死症状。

2. 减压病的预防

对减压病的唯一根治手段是消除气泡，及时加压治疗。患者需在特殊的高压氧舱内，按规定逐渐减压，待症状消失后出舱。为了防止减压病的发生，必须对潜水人员进行安全教育，使其了解发病的原因及预防措施，同时严格遵守潜水作业规程。潜水作业安全，必须从技术上做到潜水技术保证、潜水供气保证和潜水医务保证三者密切协调配合，严格遵守潜水作业制度。同时进行技术革新，如建桥墩时采用管柱钻孔法代替潜涵，使工人可以在江面上工作而不必进入高压环境。预防减压病的保健措施也很重要，工作前防止过劳，严禁饮酒，加强营养。工作时注意防寒、受潮。工作后喝热饮料、洗热水澡等。潜水人员在就业前、下潜前要定期进行体格检查。

案例 4.3

14 次骨折、4 次耳膜穿孔，他用自己护住了青藏铁路 14 万工人

青藏高原对很多人来说，自带"神圣光环"——直耸入云的高山，静谧澄澈的湖水，再加上口口相传的神秘宗教故事，留下，可能只需一瞬的心动。

但对于吴天一来说，青藏高原远没有它看上去那么"安静"。

上高原，要警惕"高原病"——吴天一反复在心里提醒自己。

到了高原，当吴天一亲眼看到身边一同来的援藏青年患上肺水肿、脑水肿等"高原病"，并有人因此死亡的时候，他被吓到了——这种病，居然这么要命？通过整理病历信息，吴天一发现，这是一种高原环境下的特发性疾病。1979 年至 1985 年，吴天一又主持了一场历时 6 年之久，覆盖 5 万人之多的急慢性高原病大调查。先后治疗了 2 万多例患者，为攻克"高原病"积累了大量的临床资料和数据。

2001 年青藏铁路破土动工时，吴天一负责工人们的卫生保障工作。在整个施工过程，吴天一一共在沿途建了 45 个制氧站，同时建了 38 个高压氧舱，保证病人能进行高流量吸氧，使症状尽快缓解。

分析：为了研发高原病的"保命神器"——高压氧舱，吴天一第一个钻进去进行实验，却因为一开始没有掌握好压力增减频率，导致前后 4 次耳膜穿孔，对听力造成永久性损伤。

可对于自己遭受的这些，吴天一从无怨言。他常说，青藏高原是自己的根。病痛是可以治好的，骨头是可以长好的，只要在这片土地上，他就能站得稳。

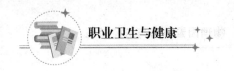

五、低气压下作业的危害及其防治

（一）低气压下作业及其对人体的影响

低气压是指大气压力降至 0.1 MPa（1 atm）以下的情况。由于大气压力取决于空气的质量，而离地面越远，空气越稀薄，所以，海拔越高，大气压越低，海拔 2 000 m 以上已形成对人体产生生理应激的低气压。人类处于低气压环境存在以下几种情况：

1. 航空航天

乘坐飞行器或载人航天飞行器进入低气压空间。

2. 低压舱（减压舱）

低压舱是模拟高空低气压环境的大型实验设备，用于研究低气压与缺氧对机体的影响及其防护，也可用于对飞行员、航天员进行高空生理适应、低氧耐力检查和医学鉴定，目前也用于对运动员进行模拟"高原"训练，以提高其耐力性等项目的成绩。

3. 高原和高山

高原和高山是指海拔在 3 000 m 以上的地点，海拔越高，氧分压越低。在此种低气压下工作，还会遇到强烈的紫外线和红外线、日温差大、温湿度低、气候多变等不利条件。

低气压对人体的影响，主要是人体对缺氧的适应性及其影响，特别是呼吸和循环系统受到的影响更为明显。在高原地区，大气中氧气随高度的增加而减少，直接影响肺泡气体交换、血液携氧和结合氧在体内释放的速度，使机体供氧不足，产生缺氧。初期，大多数人肺通气量增加，心率加快，部分人血压升高；适应后，心脏每分钟输出量增加后，每搏输出量也增加。由于肺泡低氧引起肺小动脉和微动脉的收缩，造成肺动脉高压，使右心室肥大，这是心力衰竭的基础。血液中红细胞和血红蛋白呈现出随海拔升高而增多的趋势。血液比重和血液黏滞度的增加也是加重右心室负担的因素之一。此外，初登高原由于外界低气压而致腹内气体膨胀、胃肠蠕动受限，以及消化液，如唾液、胃液和胆汁减少，常见腹胀、腹泻、上腹疼痛等症状。轻度缺氧可使神经系统兴奋性增高，反射增强，海拔继续升高，则会出现抑郁症状。

（二）高原病及其预防

高原病又称高山病或高原适应不全症，按发病急缓分为急性和慢性两种。

1. 急性高原病

（1）急性高原反应。该病一般是由于短时间进入 3 000 m 以上的高原而导致的，表现为头痛、头晕、目眩、心悸、气短，重者食欲减退、恶心、失眠、疲乏、胸闷、面部浮肿等。急性高原反应多发生在登山后 24 h 内，大多数 4~6 天症状消失。

（2）高原肺水肿。多发生在海拔 4 000 m 以上处，多为未经习服的登山者。早期反应与急性高原反应不易区别，严重者有干咳、多量血性泡沫痰、呼吸极度困难、胸痛、烦躁不安、两肺广泛性湿啰音等症状。

（3）高原脑水肿。其发病率低，死亡率高。由于缺氧引起脑部小血管痉挛而产生脑水肿。缺氧又可直接损害大脑皮层，故患者除有急性高原反应外，还可出现剧烈头痛、兴奋、呼吸困难等症状，随后由嗜睡转入昏迷，少数可有脑膜刺激症状及抽搐等。

2. 慢性高原病

（1）慢性高原反应。即有些患者虽然在高原居住一定时间，但始终存在高原反应症状，常表现为神经衰弱综合征，有时出现心律失常或短暂晕厥。

（2）高原心脏病。该病以儿童为多见。由于缺氧引起肺血管痉挛，导致肺动脉高压，右心室因持续负荷过重而增大，使右心衰竭。

（3）高原红细胞增多症。常发生在 3 000 m 以上处，红细胞、血红蛋白随海拔增高而递增，伴有发绀、头痛、呼吸困难及全身乏力等症状。

（4）高原高血压。一般移居高原 1 年内为适应不稳定期，血压波动明显而升高者多，以后趋于稳定。

（5）高原低血压。此病患病率较低。慢性高原病主要见于较长期生活于高原的人，由于某种原因失去了对缺氧的适应能力，因而引起相应的临床症状。

预防高原病的发生，首先应进行适应性锻炼，实行分段登高、逐步适应。在高原地区应逐步增加劳动强度，对劳动定额和劳动强度应相应减少和严格控制。同时摄取高糖、多种维生素和易消化的食物，多饮水，不饮酒；注意保暖防寒、防冻，预防感冒。对进入高原地区的人员，应进行全面体格检查，凡心脏、肝脏、肺、肾脏等有明显病变的人员，以及高血压患者、严重贫血者，均不宜进入高原地区。

案例 4.4

航空维修工程师的低气压挑战

××航空公司的维修基地位于海拔较高的地区，其航空维修工程师在低气压环境中定期进行飞机的检查和维修工作。张工负责飞机的日常检查和维修。由于维修基地位于高海拔地区，工作环境中的气压较低，对人体健康和工作安全带来了特殊挑战。在一次飞机发动机的维修过程中，张工和其他工程师在低气压环境中工作了数小时。由于低气压环境可能导致氧气供应不足，张工在工作期间感到头晕、乏力，工作协调性下降。

分析：张工在工作中出现了缺氧症状，影响了工作表现，存在安全隐患。维修团队缺乏对低气压环境工作风险的认识和准备；基地缺乏必要的低气压作业职业卫生防护措施。

活动与训练

气象卫士——职业健康应对行动

一、目标

（1）了解不良气象条件对职业健康的影响及其预防措施；

（2）掌握识别和应对不良气象条件的基本技能；

（3）培养对职业健康安全重要性的认识和责任感。

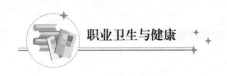

二、程序和规则

步骤 1：通过视频或案例介绍不良气象条件对职业健康的影响。

步骤 2：场景模拟：模拟不同职业在特定气象条件下的工作环境，进行应对演练，分组讨论不同职业在不良气象条件下可能面临的风险和应对策略。

步骤 3：每个小组分享学习成果 5 min；

步骤 4：教师进行点评和总结 5 min，互评总结。

具体考核标准如表 4-1 所示。

表 4-1　职业健康应对行动评价表

序号	评价标准	描述	评估方法	分数	评分
1	理论掌握	不良气象条件知识	观察学生能否准确理解并复述相关知识点	1~20 分	
2	技能操作	应对技能演练	观察学生是否熟练掌握并正确执行应对技能	1~20 分	
3	小组讨论	讨论参与度和贡献	评估学生是否积极参与讨论，提出有建设性的观点	1~20 分	
4	案例分析	分析能力和解决方案	评估学生能否深入分析案例并提出合理解决方案	1~20 分	
5	反馈与互动	在实践训练中的反馈和互动情况	收集学生对实践训练的反馈意见，评估其对课程内容的理解情况和态度，并观察其是否积极参与互动	1~20 分	
			得分		

三、总结评价

模拟演练结束后，进行总结和反思。首先，学生自我反思学习过程中的收获和不足。其次，教师根据学生的参与度、理论知识掌握情况和技能操作表现进行评价。然后，小组成员相互评价，指出彼此的优点和需要改进的地方。最后，教师综合各方面评价，给出最终的学习反馈和建议。

📖 **课后思考**

1. 思考你所在或感兴趣的职业领域，在遇到不良气象条件（如高温、低温、高气压、低气压等）时，可能会遇到哪些具体的职业健康风险？

2. 选择一个具体的不良气象条件下的职业健康案例，深入研究事故发生的原因、造成的影响以及采取的应对措施。分析案例中的成功之处和不足之处，并思考如果自己处于类似情况，会如何优化应对方案。

3. 思考如何帮助员工在面对不良气象条件时更好地应对心理压力和不确定性。

单元二　噪　声

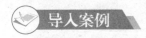

噪声引发的职业健康危机

在一个大型制造工厂，工人们长期在高噪声环境下工作。工厂的机器运转声、金属加工声和设备振动声混合在一起，形成了一个持续不断的噪声环境。尽管工厂提供了基本的耳塞防护，但工人们常常因为沟通和操作需要而摘掉耳塞。一天，工厂的一名资深机械师李工，在没有佩戴耳塞的情况下，长时间进行精密设备的调试工作。几小时后，他开始感到耳朵不适，并伴有耳鸣和听力下降的症状。随后，李工前往工厂的医务室求助，经过初步检查，医生建议他立即去医院进行详细检查。李工在医院接受了专业的听力测试，结果显示他的听力已经受到了一定程度的损害。医生诊断其为噪声性耳聋，并告知李工，如果不采取适当的防护措施，他的听力可能会进一步下降。

根据案例思考以下问题：

1. 噪声性耳聋是如何发生的？它对工人的生活和工作有哪些潜在影响？

2. 工厂在提供耳塞的情况下，为什么工人们的听力仍然受到了损害？

一、噪声的分类

生产过程中产生的频率和强度没有规律的声音，听起来使人感到厌烦，这种声音被称为生产性噪声。国际上评价生产性噪声多用 A 声级，以 dB（A）表示，可直接从声级计上读出。正常青年人的听阈声级是 0 ~ 10 dB（A），平时语言交谈的声级一般在 60 ~ 70 dB（A）。作业环境中的噪声按其产生的机制可分为三类：

（一）机械噪声

由机械的撞击、摩擦、传动而引起的，如纺织机、电锯、压力机、破碎机等发出的噪声。

（二）空气动力噪声

由空气压力变动引起的，如鼓风机、空气压缩机、汽轮机等发出的噪声。

（三）电磁性噪声

由电磁的空隙交变力相互作用而产生的噪声，如发动机、变压器发出的噪声。根据噪声强度随时间的变化，生产性噪声可分为连续性和间断性噪声。连续性噪声按其随时间分布过程中声压级波动是否 < 3 dB（A），又分为稳态噪声和非稳态噪声。间断性噪声是指声级保持在背景噪声之上的持续时间 ≥ 1 s，并多次下降到背景噪声水平的噪声。在间断性噪声中，有一种脉冲性噪声，其声音持续时间 ≤ 0.5 s、间隔时间 > 1 s、声压有效值变

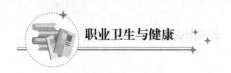

化≥40 dB（A），对人体的危害较大。

目前，影响工人健康，严重污染环境的十大噪声源是风机、空压机、电动机、柴油机、纺织机、压力机、木工圆锯、球磨机、高压放空排气和凿岩机等。这些设备产生的噪声可高达120～130 dB（A）

二、噪声的危害及其影响因素

根据作用的系统不同，噪声危害可分为听觉系统（特异性）危害和听觉外（非特异性）系统危害两种。

（一）听觉系统危害

长期接触强烈的噪声，听觉系统首先受损，听力的损伤有一个从生理改变到病理改变的过程。首先表现为暂时性听阈位移，即人或动物接触噪声后引起听阈变化，脱离噪声环境后经过一段时间听力可恢复到原来水平。根据变化程度不同，暂时性听阈位移可分为听觉适应和听觉疲劳。听觉适应是指短时间暴露在强烈噪声环境中，感觉声音刺耳、不适，停止接触后，听觉器官敏感性下降，脱离接触后对外界的声音有"小"或"远"的感觉，听力检查听阈可提高10～15 dB（A），离开噪声环境1 min之内可以恢复。听觉疲劳是指较长时间停留在强烈噪声环境中引起听力明显下降，离开噪声环境后，听阈提高超过15～30 dB（A），需要数小时甚至数十小时后听力才能恢复。其次表现为永久性听阈位移。这是指噪声引起的不能恢复到正常水平的听阈升高。根据损伤的程度，永久性听阈位移又分为听力损伤及噪声性耳聋两种。听力损伤是指患者听力曲线在3 000～6 000 Hz出现"V"形下陷，此时患者主观无耳聋感觉，交谈和社交活动能够正常进行。噪声性耳聋是指人们在工作过程中，由于长期接触噪声而发生的一种进行性的感音性听觉损伤，随着损伤程度加重，高频听力下降明显，同时语言频率（500～2 000 Hz）的听力也受到影响，语言交谈能力出现障碍。最后还有一类听觉系统危害为爆震性耳聋，是指在某些生产条件下，如进行爆破，由于防护不当或缺乏必要的防护设备，可因强烈爆炸所产生的振动波造成急性听觉系统的严重外伤，引起听力丧失的现象。根据损伤程度不同，可出现鼓膜破裂、听骨破坏、内耳组织出血，甚至同时伴有脑震荡。患者主诉耳鸣、耳痛、恶心、呕吐、眩晕，听力检查严重障碍或完全丧失。

噪声性耳聋属我国法定职业病，可根据连续3年以上职业性噪声作业史，出现渐近性听力下降、耳鸣等症状，纯音测听为感音神经性聋，并结合职业健康监护资料和现场职业卫生学调查，进行综合分析，且排除其他原因所致听觉损害等情况来进行诊断。我国《职业性噪声聋诊断标准》（GBZ 49—2014）中，对符合双耳高频（3 000 Hz、4 000 Hz、6 000 Hz）平均听阈≥40 dB者，根据较好耳语频（500 Hz、1 000 Hz、2 000 Hz）和高频4 000 Hz听阈加权值对该病进行诊断及分级，即26～40 dB者为轻度噪声聋；41～55 dB者为中度噪声聋；≥56 dB为重度噪声聋。

（二）听觉外系统危害

噪声还可引起听觉外系统的损害，主要表现在神经系统、心血管系统等，如易疲劳、头痛、头晕、睡眠障碍、注意力不集中、记忆力减退等一系列神经症状。高频噪声可引起血管痉挛、心率加快、血压增高等心血管系统的变化。长期接触噪声还可引起食欲不振、胃液分泌减少、肠蠕动减慢等胃肠功能紊乱的症状。也有报道称噪声可使肾上腺皮质功能亢进，女工可出现月经失调，男工可出现精子数量减少、活动能力下降。

此外，噪声对工作的危害是不言而喻的。患有职业性耳聋的工人在工作中很难很好地与别人交换意见，以致影响工作效率；由于噪声易引起心理恐惧及对报警信号反应的迟钝，又是造成工伤死亡事故的重要因素。

（三）影响噪声对人体健康危害程度的因素

1. 强度和频谱特性

噪声的强度越大、频率越高则危害越大。

2. 接触时间和方式

同样的噪声，接触时间越长危害越大，噪声性耳聋的发生率与工龄有密切的关系；缩短接触时间有利于减轻噪声的危害；持续接触造成的危害高于间断接触。

3. 噪声的性质

脉冲声的危害高于稳态声，窄频带噪声的危害高于宽频带噪声。

4. 其他危害因素

同时存在振动、高温、寒冷和毒物时加重危害。

5. 机体健康状况和个体敏感性

有听觉系统疾患者或对声音敏感的人，易受损害。

6. 个体防护因素

个人积极防护，佩戴防护耳罩、耳塞，可有效减轻噪声危害。

三、噪声危害的防治

噪声危害的防治，包括控制噪声源、制定和执行卫生标准、做好个人防护、进行健康监护等方面。

（一）控制噪声源

（1）减少零件摩擦，调节机械运转速度，封闭噪声量大的机组，改善通风系统等。

（2）材料运输过程中避免物件冲击碰撞，使用软橡胶承受冲击，调整输送速度，以胶带取代滚筒等。

（3）衰减噪声源的振动，阻隔振动源，使用阻尼物质，加装减振设备，减小共振面积等。具有生产性噪声的车间应尽量远离其他非噪声作业车间、行政区和生活区。

（4）噪声较大的设备应尽量将噪声源与操作人员隔开；工艺允许远距离控制的，可设置隔声操作（控制）室。

（5）噪声与振动强度较大的生产设备，应安装在单层厂房或多层厂房的底层；对振幅、功率大的设备应设计减振基础。

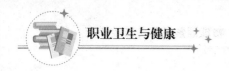

（二）制定和执行卫生标准

1. 工作地点噪声声级标准

工作场所操作人员每天连续接触噪声 8 h，噪声声级卫生限值为 85 dB（A）。对于操作人员每天接触噪声不足 8 h 的场合，可根据实际接触噪声的时间，按接触时间减半、噪声声级卫生限值增加 3 dB（A）的原则，确定其噪声声级限值。但最高限值不得超过 115 dB（A）。表 4-2 列出了工作地点噪声声级的卫生限值。

表 4-2　工作地点噪声声级的卫生限值

日接触噪声时间/h	卫生限值/dB（A）
8	85
4	88
2	91
1	94
1/2	97
1/4	100
1/8	103

2. 非噪声工作地点噪声声级标准

非噪声工作地点噪声声级的卫生限值如表 4-3 所示。

表 4-3　非噪声工作地点噪声声级的卫生限值

地点名称	卫生限值/dB（A）	工效限值/dB（A）
噪声车间办公室	75	不得超过 55
非噪声车间办公室	60	—
会议室	60	—
计算机室、精密加工室	70	—

3. 工作地点脉冲噪声声级标准

工作地点脉冲噪声声级的卫生限值如表 4-4 所示。

表 4-4　工作地点脉冲噪声声级的卫生限值

工作日接触脉冲次数/次	卫生限值/dB（A）
$n \leqslant 100$	140
$100 < n \leqslant 1\,000$	130
$1\,000 < n \leqslant 10\,000$	120

（三）做好个人防护

工作地点生产性噪声声级超过卫生限值，而采用现代工程技术治理手段仍无法达到卫生限值时，可采用有效的个人防护措施，如佩戴防护耳塞、防护耳罩、头盔等，其隔声效果可高达 20～40 dB。在控制职业噪声危害方面，护耳器目前在世界范围内仍然发挥着重要的作用，使用面很广。即使在业余活动的场合，只要有强噪声存在，护耳器也可派上用场。使用护耳器是一种既简便又经济的办法。国外有关噪声的法规标准一般都明文规定：在噪声达到或超过 90 dB（A）的场合，工人必须使用护耳器，任何人（包括工厂领导、来厂参观的贵宾）只要进入该场所，都必须佩戴护耳器；对噪声较敏感的工人，即使在85～90 dB（A）环境下工作，也必须使用护耳器。

（四）进行健康监护

对上岗前的职工进行体格检查，可检出职业禁忌证，如听觉系统疾患、中枢神经系统疾患、心血管系统疾患等。对在岗职工则进行定期体检，以便在早期时就可发现听力损伤。

案例 4.5

建筑工地上的听力防护行动

在一个快速发展的城市中，一个大型建筑工地正在进行高层建筑的施工。工地上各种施工设备和机械的运转产生了强烈的噪声。赵师傅是一位在建筑行业工作了 8 年的施工现场领班，负责监督工地上的施工进度和安全。由于长时间在高噪声环境下工作，他和工友们逐渐出现了听力下降和耳鸣的症状。在一次混凝土浇筑作业中，赵师傅因为听力受损，未能及时听到安全警告，差点造成安全事故。这次事件引起了工地管理层的高度重视。

分析：赵师傅和其他工人长期暴露在高噪声环境中，出现了听力损伤。工地缺乏有效的噪声控制措施和听力保护政策，工人对使用个人防护设备（如耳塞或耳罩）的意识薄弱。

活动与训练

听不见的危险——噪声对职业健康的影响

一、目标

（1）理解噪声对职业健康的影响，以及噪声的测量和评估方法；

（2）能够使用噪声测量工具进行现场噪声水平的测定，并能分析数据以评估职业风险；

（3）熟悉国家关于工作场所噪声控制的法规和标准。

二、程序和规则

步骤 1：讲解噪声的物理特性、噪声的测量方法、噪声对人体健康的影响，以及噪声

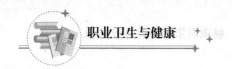

控制的基本原则。

步骤2：场景模拟：每组选择一个模拟工作场所进行现场噪声水平测定。各组分析测量数据，评估噪声水平是否符合国家卫生标准，并提出改进建议。模拟企业管理层和员工，讨论如何在实际工作中实施噪声控制措施。

步骤3：每个小组分享学习成果5 min；

步骤4：教师进行点评和总结5 min，互评总结。

具体考核标准如表4-5所示。

表4-5　噪声对职业健康的影响评价表

序号	评价标准	描述	评估方法	分数	评分
1	理论掌握	噪声相关知识掌握	观察学生能否准确理解并复述相关知识点	1~20分	
2	技能操作	噪声测量和数据分析	观察学生是否熟练掌握测量工具的使用，数据分析是否准确	1~20分	
3	实践应用	现场噪声评估和改进建议	能够基于数据提出合理、实用的改进措施	1~20分	
4	角色扮演	模拟讨论和沟通能力	观察学生是否积极参与讨论，展现良好的沟通和表达能力	1~20分	
5	反馈与互动	在实践训练中的反馈和互动情况	收集学生对实践训练的反馈意见，评估其对课程内容的理解情况和态度，并观察其是否积极参与互动	1~20分	
得分					

三、总结评价

模拟演练结束后，进行总结和反思。首先，学生自我反思学习过程中的收获和不足，以及对噪声控制的认识。其次，教师根据学生的理论知识掌握、技能操作、实践应用、案例分析和角色扮演的表现进行综合评价。然后，小组成员相互评价，指出彼此在团队合作和讨论中的表现。最后，教师收集学生对课程内容、教学方法和活动安排的反馈，以改进未来的教学。

课后思考

1. 探讨在不同行业或工作场所中，如何根据具体情况制订个性化的噪声控制计划。

2. 研究国家关于工作场所噪声控制的法规和标准，思考这些规定在实际工作场所中的执行情况，以及如何通过教育和培训提高企业和员工遵守法规的意识。

3. 思考如果作为职业卫生专业人员，将如何向企业管理层和员工传达噪声控制的重要性，并推动相关法规和标准的实施。

单元三　振　动

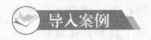

振动工具引起的职业性手臂振动病

赵师傅在日常工作中使用混凝土振动器来消除混凝土中的气泡，以确保混凝土的密实度。尽管工地提供了防振手套，但赵师傅认为它们影响操作的灵活性，因此很少佩戴。

随着时间的推移，赵师傅开始感到手部麻木和刺痛，手指灵活性也有所下降。起初，他并未在意，认为这只是暂时的疲劳所致。但症状持续存在，并逐渐恶化，最终影响到了他的日常工作和生活质量。赵师傅前往医院进行检查，被诊断为职业性手臂振动病（手臂振动综合征，HAVS）。医生告知他，长期暴露于振动工具产生的振动中，且未采取适当的防护措施，是导致这一疾病的主要原因。

分析： 赵师傅长期操作混凝土振动器，这种工具在运行时产生强烈的振动，而长期暴露于这种振动环境中是导致手臂振动综合征（HAVS）的主要原因。尽管工地提供了防振手套，但赵师傅很少佩戴，这可能是因为手套的设计不够人性化，影响了操作的灵活性和舒适度，导致工人不愿意使用。也可能是工地没有提供足够的健康教育和培训，使得赵师傅和其他员工对振动病的危害和预防措施缺乏足够的认识。如果工作流程和操作指南没有考虑到振动工具的安全使用，员工可能不会意识到定期休息和轮换工作的重要性，从而增加了振动病的风险。同时，工地缺少对使用振动工具的员工进行定期健康监测的制度，这导致赵师傅的病情未能及时发现和处理。

一、振动的分类及其职业接触机会

（一）振动的分类

物体在外力作用下沿直线或弧线以中心位置（平衡位置）为基准的往复运动，称为机械振动，简称振动。物体离中心位置的最大距离为振幅。单位时间内振动的次数称为频率，它是评价振动对人体健康影响的常用基本参数。振动的不良影响与振动频率、强度和接振时间有关。研究发现，振动的有害作用在振动频率为 6.3 ~ 16 Hz 时与频率无关，但为 16 ~ 1 500 Hz 时，随频率的增加而作用下降。为便于比较和进行卫生学评价，我国目前以 4 h 等能量频率计权加速度有效值作为人体接振强度的定量指标。

根据振动作用于人体部位和传导方式的不同，可将生产性振动相对分为局部振动和全身振动两种。这两种振动无论是对机体的危害还是防治措施方面都迥然不同。局部振动是指手部接触振动工具、机械或加工部件，振动通过手臂传导至全身，故又称为手传振动或手臂振动；全身振动是指工作地点或座椅的振动，人体足部或臀部接触振动，通过下肢躯干传导至全身。

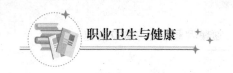

（二）振动的职业接触机会

全身振动的频率范围主要在 1～20 Hz。局部振动作用的频率范围在 20～1 000 Hz。上述划分是相对的，在一定频率范围（如 100 Hz 以下）既有局部振动作用又有全身振动作用。

局部振动作业主要是使用振动工具的各工种，如铆工、锻工、钻孔工、捣固工、研磨工及电锯、电刨的使用者等。他们使用的工具可归为风动工具、电动工具和高速旋转工具三类。

全身振动作业主要是振动机械的操作工，如震源车的震源工、车载钻机的操作工、钻井发电机房内的发电工及地震作业、钻前作业的拖拉机手等。此外，各类交通工具（汽车、火车、船舶、飞机、拖拉机、收割机等）上的作业也可引起全身振动。

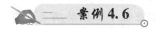 **案例 4.6**

患上了手臂振动病应该如何维权？

胡运良和工友的手指只要一着凉，或者一遇冷水就会麻木、胀痛，症状逐渐由手指远端向近端辐射，一开始是灰白，然后变苍白、青紫，再逐渐变为潮红，直至恢复常色。整个过程可持续数分钟至数十分钟，"用针扎也没感觉"。

5 年前，胡运良在广东省职业病防治院确诊职业性中度手臂振动病，显著体征是白指，俗称白指病。同年，他被鉴定为职工工伤与职业病致残等级六级。

在领取一次性工伤赔偿金后，2019 年，胡运良对广盛公司提起民事诉讼，申请住院伙食补助费差额、营养费、交通费及残疾赔偿金在内的 6 项民事赔偿共计 93.80 万元。一审法院按劳动能力障碍程度的 50% 判决广盛公司支付残疾赔偿金等 6 项共计 47.14 万元。后二审法院裁定发回重审。

2021 年，重审的一审法院仅维持伙食补助费差额、营养费、交通费 3 项民事赔偿共1.13 万元，驳回残疾赔偿金在内的 3 项申请，原因是"鉴定标准缺失，第三方鉴定机构无法对胡运良的职业性手臂振动病进行伤残程度鉴定，因此没有证据证实胡运良因职业病手臂振动病构成伤残等级"。

分析：广盛公司多位工人介绍，在多位工人被确诊为职业病后，公司在大型磨床明显位置贴上了振动作业警示牌，附有"振动有害""戴上防护手套"等文字，并配备了防震手套。从 2019 年开始，广盛公司要求磨光岗位工人最多工作 3 年就调职，以控制从事振动工作的时间。由此可以看到，手臂振动病是可以预防的，企业必须履行主体责任，从源头控制振动对人体的危害。

二、振动对人体的危害及其影响因素

从物理学和生物学的观点看，人体是一个极复杂的系统，振动作用不仅可以引起机械效应，更重要的是可以引起生理和心理效应。人体接受振动后，振动波在组织内的传播，由于各组织的结构不同，传导的程度也不同，其大小顺序依次为骨、结缔组织、软骨、肌肉、腺组织和脑组织。40 Hz 以上的振动波易为组织吸收，不易向远处传播；而低频振动波在人体内传播得较远。全身振动和局部振动对人体的危害及其临床表现是明显不同的。

（一）全身振动对人体的不良影响

振动所产生的能量，能通过支撑面作用于坐位或立位操作者身上，引起一系列病变。由于人体是一个弹性体，各器官都有其固有频率，当外来振动的频率与人体某器官的固有频率一致时，会引起共振，因而对该器官的影响也最大。全身受振的共振频率为 3 ～ 14 Hz，在此条件下全身受振作用最强。接触强烈的全身振动可能导致内脏器官的损伤或位移，周围神经和血管功能的改变，可造成各种类型组织、生物化学的改变，导致组织营养不良，如足部疼痛、下肢疲劳、足背脉搏动减弱、皮肤温度降低；女工可发生子宫下垂、自然流产及异常分娩率增加。振动加速度还可使人出现前庭功能障碍，导致内耳调节平衡功能失调，出现脸色苍白、恶心、呕吐、出冷汗、头疼头晕、呼吸浅表、心率和血压降低等症状。晕车和晕船即属全身振动性疾病。全身振动还可引起腰椎损伤等。

（二）局部振动对人体的不良影响

局部接触强烈振动以手接触振动工具的方式为主，由于工作状态的不同，振动可传给一侧或双侧手臂，有时可传到肩部。这种振动对机体的影响是全身性的，可引起神经系统、心血管系统、骨骼—肌肉系统、听觉器官、免疫系统等多方面改变。在神经系统方面，以上肢手臂末梢神经障碍为主，常以多发性末梢神经炎的形式出现，表现为皮肤感觉迟钝，痛觉和振动觉减退，神经传导速度减慢，反应潜伏期延长。高频振动的不良影响更为明显。自主神经功能紊乱，出现血压、心率不稳，指甲松脆，手颤，手多汗等，可能由于振动首先侵犯自主神经中无髓鞘的神经纤维所致。大脑皮层功能下降，脑电图有改变，条件反射潜伏期延长。在心血管系统方面，40 ～ 300 Hz 的振动可引起周围毛细血管形态和张力的改变，血管痉挛变形，局部血流量减少。指端甲皱毛细血管检查，可见管襻数量减少，口径变细，异型管襻增多。手部血管造影，可见动脉狭小或栓塞。指血流图发生改变，表现波幅低，上升时间延长，上升角减小，重搏波消失。早期手部特别是手指皮肤温度降低，遇冷皮肤温度降低更为明显且恢复时间延长，重者手指遇冷变白（白指）。心电图检查，可见心动过缓、窦性心律不齐、房室传导阻滞和 T 波低平。高血压的发生率增高。在骨骼—肌肉系统方面，手部肌肉萎缩，多见于鱼际肌和指间肌。手握力和手捏合力下降。肌电图异常，呈现正锐波和纤颤波。可发生肌纤维颤动和疼痛。40 Hz 以下的大振幅冲击性振动可引起骨和关节改变，主要发生在指骨、掌骨、腕骨和肘关节。还可见骨质疏松、脱钙、囊样变（空泡样变）、骨皮质增生；骨岛形成、骨关节变形及无菌性骨坏死等变化。局部振动对听觉器官也会造成影响。由于振动过程往往同时有噪声产生，振动与噪声同时作用于人体，可加重对听力的损害。振动对听力损伤的特点是以 125 ～ 500 Hz 的低频部分听力下降为主，其损伤发生在耳蜗顶部。振动对免疫系统的影响表现为血清中白蛋白含量下降，α - 球蛋白、γ - 球蛋白和免疫球蛋白 IgM 含量增高。振动可能是引起超免疫反应的一种因素。

（三）振动病

我国已将振动病列为法定职业病。振动病一般是对局部振动病而言的，也称职业性雷诺现象、振动性血管神经病、气锤病和振动性白指病等。它主要是由局部肢体（主要是手）长期接触强烈振动而引起的。长期受低频、大振幅的振动时，由于振动加速度的作用，可使自主神经功能紊乱，引起皮肤分析器与外周血管循环机能改变，久而久之，可出现一系列病理改变。早期可出现肢端感觉异常、振动感觉减退。主诉手部症状为手麻、手疼、手胀、手凉、手掌多汗，多在夜间发生；其次为手僵、手颤、手无力（多在工作后发生），手指遇冷即出现缺血发白，严重时血管痉挛明显，X 射线片可见骨及关节改变。如果下肢接触振动，以上症状出现在下肢。神经衰弱综合征多表现为头痛、头晕、失眠、乏力、心悸、记忆力减退及记忆力不集中等。临床检查有手部痛觉、振动觉、两点分辨觉减退。前臂感觉和运动神经传导速度减慢。对局部振动病重要且有诊断意义的是振动性白指，以寒冷为诱因的间歇性手指发白或发绀。

（四）影响振动对人体危害程度的因素

1. 振动本身的特性

（1）频率。人体能够感受到的振动频率在 1～1 000 Hz。低频（20 Hz 以下）大振幅振动作用于全身时，主要影响前庭和内脏器官；而当局部受振时，骨关节和局部肌肉组织受损较明显。高频率（40～300 Hz）振动对末梢循环和神经功能损害明显。

（2）振幅。在一定的频率下，振幅越大，对机体的影响越大。大振幅、低频率的振动作用于前庭，并使内脏移位；高频率、低振幅的振动主要对组织内的神经末梢起作用。

（3）加速度。加速度越大，振动性白指的发生频率越高，从接触到出现白指的时间越短。

2. 接振时间

接振时间越长，危害越大。长期接触振动会对人体的肌肉、骨骼和关节产生持续的生物力学影响，可能引起肌肉疲劳、关节炎，甚至会导致关节和脊椎的退行性变化。

3. 体位和操作方式

对全身振动而言，立位时对垂直振动敏感，卧位时对水平振动敏感。强制体位，如手持工具过紧、手抱振动工具紧贴胸腹部时，使机体受振过大或血液循环不畅，会导致局部振动病的发生。

4. 环境温度和噪声

寒冷和噪声均可促使振动病的发生。

5. 工具质量和被加工件的硬度

工具质量和被加工件的硬度均可增加作业负荷和静力紧张程度，加剧对人体的损伤。

三、振动危害的防治

振动的防治要采取综合性措施，即消除或减弱振动工具的振动，限制接触振动的时间，改善寒冷等不良作业条件，有计划地对从业人员进行健康检查，采取个体防护等项措施。

（一）消除或减少振动源的振动

消除或减少振动源的振动是控制噪声危害的根本性措施。通过工艺改革尽量消除或减少产生振动的工艺过程，如用焊接代替铆接、水力清砂代替风铲清砂。采取减振措施，减少手臂直接接触振动源。

（二）限制作业时间

在限制接触振动强度还不理想的情况下，限制作业时间是防止和减轻振动危害的重要措施。因此，要制定合理的作息制度和工间休息制度。

（三）改善作业环境

改善作业环境是指要控制工作场所的寒冷、噪声、毒物、高气湿等作业环境，特别要注意防寒保暖。

（四）加强个体防护

合理使用防护用品也是防止和减轻振动危害的一项重要措施，如戴减振保暖的手套。

（五）医疗保健措施

就业前查体，可检出职业禁忌证。定期体检，争取及早发现手振动危害的个体，及时治疗和处理。

（六）职业卫生教育和职业培训

进行职业健康教育，对新职工进行技术培训，尽量减少作业中的静力作用成分。

（七）卫生标准

1989 年，国家对局部振动作业制定了卫生标准，标准限值的保护率可达 90%。所以，通过预防性卫生监督和经常性卫生监督，严格执行国家标准，也可预防振动危害。

生产环境的气象条件又称微小气候，主要包括气温、气湿、气流和辐射热。它既受大气的气象条件影响，可因季节或地区的不同而不同；又受生产设备、厂房结构、生产过程、热源分布及人体活动等影响，因此即使同一车间的不同工作地点，气象条件也可以有很大差别。

1. 气温

生产场所的气温除了受大气温度的影响外，还受太阳照射及生产场所热源的影响。

2. 气湿

生产过程对生产环境的气湿影响很大。敞开液面的水分蒸发或蒸汽放散可以使生产环境的湿度增加，如造纸、电镀、印染、缫丝等。生产环境的气湿用相对湿度表示，相对湿度在 80% 以上为高湿，低于 30% 为低湿。冬季在高温车间，当大气中含湿量低时，可见低气湿现象。

3. 气流

生产环境的气流一方面受外界风力的影响，另一方面与生产场所的热源分布和通风设备有关。

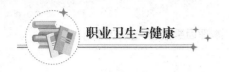

4. 热辐射

热辐射是指电磁波中能产生热效应的辐射线，主要是红外线及一部分可见光。红外线不能直接加热空气，但可使受到辐射的物体温度升高而成为二次辐射源。太阳及生产环境中的各种熔炉、开放火焰、熔化的金属等热源均能产生大量热辐射。

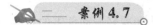 案例 4.7

颤抖的手：矿工的振动病抗争

×大型地下煤矿，矿工们长期在高振动环境中工作，使用各种电动工具和机械进行矿石开采。陈师傅负责矿井中的爆破和矿石装载工作。他的日常工作包括操作振动强烈的重型机械，如凿岩机和装载机。尽管矿区提供了防振手套，但为了操作的灵活性，许多矿工包括陈师傅在内常常不佩戴。随着时间的推移，陈师傅开始感到手部麻木、刺痛，且手部灵活性和握力逐渐下降。他最初将这些症状归因于普通疲劳，但症状持续并开始影响他的日常生活。在一次健康检查中，陈师傅被诊断出患有职业性手臂振动病，这是由于长期暴露于高振动环境而导致的。

分析：陈师傅和其他矿工长期暴露在高振动环境中，缺乏足够的防护意识。矿区对振动危害的认识不足，缺乏有效的振动控制措施。矿工对使用个人防护装备的重视不够，防护措施执行不到位。

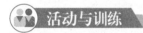 活动与训练

振动病防治——职业卫生实战演练

一、目标

（1）能够理解振动对人体健康的影响，包括手臂振动综合征（HAVS）和全身振动（WBV）；

（2）能够制定振动控制措施，并理解如何通过工程和管理手段减少振动危害；

（3）能够熟悉与振动相关的职业卫生法规和标准。

二、程序和规则

步骤1：通过导入案例，讨论振动对工人健康的影响，引入振动病的概念。

步骤2：场景模拟：模拟工作场所中不同角色（如工人、安全管理人员、企业主）对振动风险的管理和沟通。讨论振动控制的最佳实践和创新方法。

步骤3：每个小组分享学习成果5 min；

步骤4：教师进行点评和总结5 min，互评总结。

具体考核标准如表4-6所示。

表4-6 职业卫生实战演练评价表

序号	评价标准	描述	评估方法	分数	评分
1	理论掌握	振动相关知识	观察学生能否对振动类型、影响、测量方法有深入理解	1~20分	
2	风险评估	振动风险识别和控制建议	观察学生是否能够准确识别风险并提出有效的控制措施	1~20分	
3	角色扮演	沟通能力和情景应对	学生在角色扮演中是否展现良好的沟通和问题解决能力	1~20分	
4	小组讨论	团队合作和创新思维	学生在小组讨论中是否积极贡献，提出创新的振动控制方法	1~20分	
5	反馈与互动	在实践训练中的反馈和互动情况	收集学生对实践训练的反馈意见，评估其对课程内容的理解情况和态度，并观察其是否积极参与互动	1~20分	
			得分		

三、总结评价

模拟演练结束后，进行总结和反思。首先学生自我反思学习过程中的收获和不足，以及对振动控制的认识。其次，教师根据学生在理论知识掌握、风险评估、角色扮演和小组讨论中的表现进行综合评价。然后，小组成员相互评价，指出彼此在团队合作和讨论中的表现。最后，教师综合各方面评价，给出最终的学习反馈和建议。

课后思考

1. 思考长期暴露在振动环境下可能对人体造成的慢性影响，尤其是对血液循环和神经系统的潜在损害；考虑如何通过定期的健康检查来监测和评估这些影响。

2. 探讨如何根据不同类型的工作环境和振动源特性，制定有效的振动控制策略。

单元四　非电离辐射

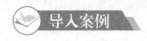 **导入案例**

通信设备制造公司员工视力下降事件

××通信设备制造公司近年来业绩稳步上升，其生产车间主要使用高频电磁设备进行无线通信设备的组装与测试。随着生产规模的扩大，车间内增设了多台大功率的非电离辐射源设备，如射频测试仪器、微波加热设备等。近期，公司接到多名员工的投诉，反映在工作中出现了视力模糊、眼疲劳等症状，并怀疑这与车间内新增的非电离辐射设备有关。公司管理层高度重视员工的投诉，迅速组织职业卫生专家对车间内的辐射环境进行了检测。检测结果显示，车间内部分区域的电磁辐射强度超出了国家规定的职业卫生标准限

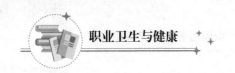
值。同时，对受影响员工进行了健康检查，发现大部分员工的视力均有不同程度的下降，且伴有眼部不适症状。

分析：据调查，该通信设备制造公司员工视力下降事件的主要原因包括设备布局与辐射管理不当、防护设施与措施不足、职业卫生培训与教育不足以及健康监测与管理制度不健全等方面。为了防止类似事件再次发生，企业应从这些方面入手，加强非电离辐射的防护工作，确保员工的职业健康和安全。

非电离辐射从频率概念上来说，包括工频电磁场和射频电磁场两类。电磁场源主要包括两大类，即自然型电磁场源与人工型电磁场源：自然型电磁场源来自自然界，是由自然界某些自然现象所引起的。在自然型电磁场源中，以天电所产生的电磁辐射最为突出。由于自然界发生某些变化，常常在大气层中引起电荷的电离，发生电荷的蓄积，当达到一定程度后引起火花放电，火花放电频带很宽，它可以从几千赫一直到几百兆赫，乃至更高频率。非电离辐射的防护最重要的是对电磁场辐射源进行屏蔽，其次是加大操作距离，缩短工作时间及加强个人防护。

一、高频电磁场与微波

（一）基本概念

射频辐射又称无线电波，是指频率在 100 kHz ~ 300 GHz，波长为 1 mm ~ 3 km 的电磁波，是电磁辐射中量子能量最小、波长最长的频段。射频辐射按其波长不同分为高频电磁场与微波。通常把频率为 300 MHz ~ 300 GHz，相应波长为 1 mm ~ 1 m 范围的电磁波称为微波。在高频电磁场的发射源周围可相对划分为两个场：一是以感应作用为主的感应场或称近区场；二是以辐射作用为主的辐射场或称远区场。两者以 1/6 的波长为划分界限。例如，长波辐射划分界限在 160 ~ 500 m 处，中波在 16 ~ 160 m 处，短波在 1.6 ~ 16 m 处，超短波在 16 cm 处，微波在 0.16 ~ 1.6 cm 处等。因而，接触高频电磁场波段的作业工人，其操作地点主要在近区场，人体主要受电磁场能的作用。在此区内电场与磁场强度不成一定的比例关系，故评价现场辐射强度时，应分别测定电场强度 E(伏/米，V/m) 和磁场强度 H(安/米，A/m)。微波作业工人的工作地点处在远区场中，此场区内电磁辐射能量以波的形式向四周空间传播，人体受到的是辐射波能的影响。评价现场辐射强度时，以微波在单位面积上的辐射功率密度 P(微瓦/厘米^2，$\mu W/cm^2$ 或毫瓦/厘米^2，mW/cm^2) 来表示。

（二）接触机会

1. 工业应用

（1）高频感应加热。高频热处理、焊接、冶炼、半导体材料加工等。使用频率多为 300 kHz ~ 30 MHz。

（2）高频介质加热。加热对象为不良导体，如塑料制品热合、木材、棉纱的烘干，橡胶的硫化等。使用频率通常为 10 ~ 30 MHz。

（3）微波加热。用于木材、纸张、药材、皮革的干燥，食品加工，医学上的理疗等。

国际上对微波加热设备均采用 2 450 MHz 和 915 MHz 两种固定频率。

2. 国防、科研应用

微波还应用于雷达导航、探测、通信、电视及核物理科学研究等领域。使用频率一般在 3～300 GHz。

（三）对机体的影响

射频辐射生物学作用机制目前尚不清楚，有致热效应说和非致热效应说。其一般规律是射频辐射生物学活性随波长缩短而递增，即微波 > 超短波 > 短波 > 中长波，但在微波段以厘米波危害最大。场强越大，作用时间越长，作用间歇越短，对机体影响越严重。随着与辐射源距离的加大，其辐射强度迅速递减。脉冲波对机体不良影响较连续波严重。长期处在较大强度射频辐射作用下，能对机体产生不良的影响。

1. 神经系统

射频辐射主要引起中枢神经和自主神经功能障碍，表现为头昏、乏力、睡眠障碍、记忆力减退、易疲劳、易激动等神经衰弱综合征。自主神经功能紊乱主要表现在心血管系统，如心动过缓、血压下降，后期可能有心动过速、血压波动及高血压倾向，主诉有口干、心悸、心区疼痛或压迫感。上述表现，在高频电磁场和微波上没有本质区别。微波接触者除神经衰弱症状较明显、持续时间较长外，往往伴有其他方面的改变，如通过脑电图检查，可见慢波显著增加现象，但脱离接触后大都可以恢复。

2. 生殖系统

女工常有月经周期紊乱，个别男工有性功能减退，但未发现影响生育功能。

3. 血液及生化

高频电磁场对周围血象一般无影响，而微波可使外周白细胞总数下降。微波还可以引起酶的活性改变，使蛋白变性，膜通透性改变并影响酶的合成，血中巯基含量下降。

4. 眼睛

高频电磁场不影响工人的视力。长期接触较大强度的微波可引起部分工作人员眼晶状体点状或小片状混浊，也有白内障病例的个案报告。实验证实，大强度微波照射可使兔眼发生白内障。但也有否定微波慢性作用对晶状体有影响的报告。一般认为微波能加速晶状体正常老化的过程。总之，射频辐射对机体的作用主要是引起功能性改变，多数人在停止接触后数周或数月可恢复。

（四）防护措施

1. 高频电磁场的防护

（1）场源屏蔽。高频电磁场源有高频振荡管、振荡回路（电容器组和电感线圈）、高频馈线、高频感应线圈或工作电容极板。场源屏蔽就是采用一种或几种金属材料围挡场源，以吸收和反射场能，使操作区电磁场强度降到一定范围内。屏蔽材料可选用导电性高、透磁性强的金属，如铜、铝、铁等。由于铜材价格高，钢铁对能量损耗大，导电率低，对电磁场反射作用小，故多选用铝材。非导体材料，如塑料、有机玻璃、砖木、水泥等无屏蔽作用。屏蔽要有良好的接地装置，使其将屏蔽材料吸收的场能转为感应电流经接地装置引入地下，否则操作人员仍要受到二次辐射源的照射。接地线常用多股铜质导线。

（2）远距离操作。如操作岗位离场源较远，就不一定要求屏蔽，但须在场源周围用铁栅栏隔绝，并有明显标志，以免外人靠近。对于一些难以屏蔽的场源，可采用自动或半自动的远距离操作。

（3）车间合理布局。高频加热车间要求较一般车间宽敞。各高频机之间需要有一定距离。安装高频机时，应使场源尽可能远离操作岗位和休息地点，馈线不宜太长。此外，高频加热还产生有害气体，应安装通风排毒设备。

（4）卫生标准。参考《工作场所有害因素职业接触限值　第2部分：物理因素》（GBZ 2.2—2007）、《工作场所物理因素测量　第1部分：超高频辐射》（GBZ/T 189.1—2007）。

2. 微波的防护

（1）吸收或反射微波能源。调试微波机时，必须安装功率接收器（如等效天线），吸收微波能量，使其不向空间发射。需要在屏蔽小室内调试微波机时，小室内四周上下各方面均应敷设微波吸收材料。

（2）合理配制工作点。在调试微波机时，工作人员应处于辐射最小的方位，尽量避免在辐射束的正前方进行工作。安装天线时也要注意工作区是否受照射。在野外测试时，工作人员应在金属屏蔽小室内操作，无关人员禁止进入照射区。

（3）个人防护用品。一时难以采取其他有效防护措施或短时间作业，可穿戴防微波专用的防护衣帽和防护眼镜。如长度过膝的铝丝布制的工作服和帽、涂金属膜的眼镜或面罩。

（4）健康检查。1~2年一次，重点观察眼晶状体的变化，其次为心血管系统、外周血象及男性生殖功能。

（5）卫生标准。参考《工作场所有害因素职业接触限值　第2部分：物理因素》（GBZ 2.2—2007）的规定。

案例4.8

两小孩不幸被红外线灼伤右眼

2021年8月15日，一位家长带着两个孩子在"××科技馆"三楼消防器材科普区玩儿，两个小孩都被红外线灼伤右眼，导致视网膜损伤（中心黄斑损伤），医生说是不可逆的。目前在国内看过很多专家，结论都是不可逆的，目前西医没有治疗的方法。

分析：红外线会对眼睛造成损害，如果是比较短的红外线照射，能够损害患者的角膜以及虹膜，如果长时间接触红外线照射，尤其是对工作时间比较长的工人来说，容易导致白内障，使患者出现视力模糊、视力下降等改变。从事红外线工作的人员应佩戴红外线防护眼镜，做好红外线防护，以减少红外线的损害。

二、红外辐射

红外辐射即红外线，是指波长为0.76 μm~1 mm范围的电磁波，又称热射线。根据

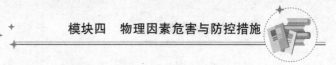

波长不同又可分为远红外（长波红外线）、中红外（中波红外线）和近红外（短波红外线）3个区。温度在0°K（−273℃）以上的物体，都能产生红外辐射。自然界中的所有物体，都是红外辐射源。物体温度越高，产生的红外线波越短，辐射强度越大，生物学作用越强。

（一）接触机会

太阳是自然界最强的红外线辐射源。在生产环境中接触红外辐射源的机会很多，如加热金属、熔融玻璃、强发光体如发光硅碳棒、碳弧汞气灯、钨灯、氙灯、红外探照灯等。作业工人中以炼钢工、轧钢工、玻璃熔吹工、焊接工等的接触机会较多。

（二）对机体的影响

1. 对皮肤的作用

红外线照射皮肤时大部分被吸收，只有1.4%左右被反射。短时间较大强度照射时，皮肤温度升高，血管扩张，出现红斑反应，停止照射后红斑消失。反复照射，局部可出现色素沉着。适量的红外线照射对人体是有益的，过量照射，除发生皮肤急性灼伤外，特别是短波红外线，可透入皮下组织，使血液及深部组织加热受损。

2. 对眼的作用

（1）对角膜的损害。吸收大剂量红外线可致热损伤，使角膜表皮细胞受到破坏，但接触机会极少，除观看核火球和红外线激光等强光外，一般不会发生。

（2）红外线白内障。其属于职业性白内障的一种，多发生在工龄较长的工人中。诱发白内障的波段主要是$0.8 \sim 1.2 \ \mu m$和$1.4 \sim 1.6 \ \mu m$。其损害是由于晶状体及其周围组织（如虹膜）吸收辐射能，导致晶状体温度升高之故。晶状体开始时表现为皮质外层有边缘清晰的混浊区，初期呈不规则网状，继而演变成边界不规则的盘状混浊，后循晶状体轴方向伸入皮质，或发展为板状混浊，最终晶状体全部混浊，与老年性白内障难以区分。最初，患者除自觉视力逐渐减退外，无其他主诉。后期患者视力显著减退，只可见手动影。一般两眼同时发生，进展缓慢。

（3）视网膜、脉络膜灼伤。波长小于$1 \ \mu m$的红外线和可见光可达到视网膜，主要损害黄斑区。这种损害多发生于使用弧光灯、电焊、氧乙炔焊等作业。

（三）防护措施

1. 改革工艺

实现生产过程的机械化、自动化，工人远离红外线源作业，这是预防红外辐射对机体危害的根本措施。

2. 隔热措施

能密闭的红外线源，应采取隔热措施。隔热措施按对辐射作用不同分为反射性和吸收性两类。反射性隔热措施有用铝箔、玻璃或钢板制成的屏蔽物，其厚度不是很重要，主要应有最大的光反射率，因此屏蔽物表面应光亮洁净，以抛光或喷涂反光材料为最佳；吸热性隔热措施如水藻、石棉板和玻璃棉板等，应根据辐射源的大小，有一定的厚度，表面以

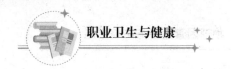
粗糙不平为宜，可以增强吸收率。

3. 个人防护

为防止红外辐射对机体的加热作用，必须穿戴白色的防护衣帽，尤应佩戴反射或吸收红外线特制的眼镜或防护面罩，以防眼损伤。镜片中需含有氧化亚铁或其他有效的滤过红外线的成分，并需定期加以检查。

4. 卫生保健措施

就业前应进行健康检查，禁止有眼疾、皮肤病或红外线过敏者从事该作业。有眼疾或皮肤病的作业工人应及时治疗。

三、紫外辐射

紫外辐射又称紫外线，是指波长 100~400 nm 的电磁波。根据波长不同又可分为长波紫外线（320~400 nm）、中波紫外线（275~320 nm）和短波紫外线（180~275 nm）。波长短于 160 nm 的紫外线可被空气完全吸收，200~320 nm 波段的紫外线可被眼角膜和皮肤的上皮层吸收，引起皮肤红斑、光敏感作用和角膜结膜炎。

（一）接触机会

太阳辐射中存在的紫外线，对人体健康起着积极作用。在生产环境中，凡物体温度达 1 200℃ 及以上时，即可产生紫外辐射。随着温度升高，紫外线波长越短，其强度也越大。如冶炼炉（高炉、平炉）炉温在 1 200~2 000℃ 时，产生波长为 320 nm 以上的紫外线；电焊、气焊、电炉炼钢，温度在 3 000℃ 以上时，产生波长短于 290 nm 的紫外线，乙炔气焊、电焊温度在 3 200℃ 时，紫外线波长可短于 230 nm；探照灯、水银石英灯发射的紫外线波长为 220~240 nm。除上述外，从事碳弧灯和水银灯制版、摄影、紫外线灯消毒等工作，也会受到过量的紫外线照射。

（二）对机体的影响

1. 对皮肤的作用

不同波长的紫外线可被不同深度的皮肤组织所吸收。波长小于220 nm的紫外线，几乎全被角化层吸收。波长297 nm的紫外线对皮肤作用最强，能引起红斑反应。波长大于320 nm和少于240 nm的紫外线，红斑作用微弱或没有。紫外线过度照射可引起皮肤急性炎症。

在劳动中接触人工紫外线光源，如电焊器、碳精灯、水银石英灯等引起的皮肤急性炎症称为职业性电光性皮炎。多因在无适当的防护措施或防护不严的情况下，于照射后数小时内发病，皮损发生在面、手背和前臂等暴露部位，表现为急性皮炎。其反应程度，视光线强弱、照射时间长短而定，轻者表现为界限清楚的水肿性红斑，有灼热及刺痛感；重者除上述症状外，可发生水疱或大疱，甚至表皮坏死，疼痛剧烈。本病常伴有电光性眼炎。电光性皮炎的治疗，可根据一般急性皮炎的治疗原则，主要采用局部外用药，以消炎、止痛和保护为主。酌情选用1%达克罗宁炉甘石水粉剂、2.5%消炎止痛软膏或肾上腺皮质激素软膏涂擦患部。损伤范围广泛而严重者，可考虑内服皮质激素。伴有其他全身症状或循环衰竭者可根据烧伤原则处理。此外，据国外报道，长期接触紫外线可诱发皮肤癌，并已

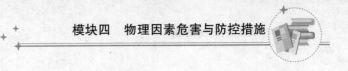

有动物实验证实。

2. 眼损伤

由波长为 250~320 nm 的紫外线引起的急性角膜结膜炎，常因电弧光所致，故称为电光性眼炎。本病多见于电焊辅助工，其他作业如碳弧灯和水银灯制版或摄影、紫外线灯消毒等也可引起。在积雪地工作的农民、勘探队员、航空飞行员和航海人员，因接触过度日光紫外线也可发病。电光性眼炎潜伏期一般为 0.5~24 h，多数在照射后 6~8 h 发病。早期轻症者，仅有双眼发干、眼胀、异物感、灼热感等轻度不适或出现睑裂部球结膜轻度充血，角膜上皮水肿，荧光素染色阴性等；重症者有眼异物感，烧灼感加重，并出现剧痛、畏光、流泪、眼睑痉挛，角膜上皮脱落，荧光素染色阳性，放大镜或裂隙灯显微镜下观察呈细点状染色或相互融合的片状染色，并可见上下眼睑及相邻的颜面部皮肤潮红，结膜充血或伴有球结膜水肿，但视力不受影响，轻者发病后 6~8 h 好转，2~3 天痊愈，重者持续一周左右可痊愈。

电光性眼炎治疗，患者应暂时脱离紫外线作业，治疗以止痛解痉和防止感染为主。止痛可用 0.5%~1% 盐酸丁卡因（或潘妥卡因）溶液滴眼，每 3 min 1 次，共滴 3~4 次。对疼痛严重者可用 1% 盐酸丁卡因软膏涂入结膜囊内以止痛解痉，此外还可冷敷、针刺合谷、风池等穴位，戴防光眼镜。控制感染可滴用氯霉素、新霉素、卡那霉素眼药水，并涂用金霉素或红霉素眼膏，以防继发感染及减少角膜和结膜间摩擦。泼尼松软膏有减轻炎症反应的作用。此外用人乳、鲜牛奶滴眼也有明显效果。

（三）预防措施

1. 改革工艺

采取自动焊接或半自动焊接，是预防电光性眼炎和皮炎的根本措施。

2. 个人防护

电焊工和辅助工应密切配合，合理使用防护用品。必须佩戴专用的防护面罩和护目镜，以及适宜的防护手套，穿长袖衣服，不得有裸露皮肤，必要时可在暴露皮肤上涂擦防止紫外线的专用防护油膏。

3. 使用防护屏障

焊工操作区应使用移动屏障围住，以免其他工种工人受到照射。室内墙壁及屏障应涂上黑色以吸收紫外线，减少反射。禁止在人群来往的路口和无屏障情况下，随意焊接。电焊产生的有害气体和烟尘，宜采用局部排风等措施加以排除。

4. 安全制度与宣传教育

接触紫外线的作业，应制定安全生产制度，做好安全卫生知识教育，增强作业人员安全生产和自我保护的意识。

四、激光

激光是指波长为 200 nm~1 mm 的相干光辐射。它是 20 世纪 60 年代出现的一种新光源，是一种人造、特殊类型的非电离辐射，是在物质的原子或分子体系内，通过受激辐射使光放大而形成，故用"激光"一词表示"因受激辐射而产生的放大光"。激光具有亮度高、单色性高、定向性高、相干性好等一系列优异特性，在工业、农业、国防、医疗和科研中得到广泛应用。产生激光的装置称为激光器。目前已研制成的激光器有数百种之多。按照工作物质不同可分为固体激光器、气体激光器、液体激光器和半导体激光器。激光器发射的波长，既有可见光，也有属于红外、紫外波段的光。

（一）接触机会

工业上激光用于焊接、打孔、热处理、划线等。激光切割特别适用于硬质材料，如陶瓷、钛板等。激光焊接有许多优点，可焊接小部件、两种性质不同的材料，如将陶瓷和金属焊接在一起。农业方面可用于育种、杀菌、除虫等。军事上可用于通信、导航、测距、追踪或制导导弹。医学上利用激光手术刀进行视网膜剥脱手术、虹膜切除手术、冠状动脉手术、心脏动脉瓣膜手术、胸外科手术等。

（二）对机体的影响

激光对机体的生物学效应，除决定于激光自身的特征外，主要与生物组织吸收光能多少有关，只有透射一定深度后，光能才会被组织吸收，其靶器官为眼睛和皮肤。

1. 对眼的损伤

激光能烧伤生物组织，眼睛对激光最敏感，故最易受损，尤其以视网膜烧伤为多见。眼睛各部对不同波长激光吸收各异，因而产生的损害不一样，波长小于 295 nm 的远、中紫外频段的激光和中、远红外频段的激光，可被角膜吸收而致角膜炎；可见光频段激光和近紫外频段激光可通过角膜和晶状体到达视网膜，损伤视网膜色素上皮层，典型表现为水肿、充血、出血以至视网膜移位、穿孔，最后导致中心盲点和疤痕形成，视力急剧下降；近红外和近紫外频段激光可透过角膜被晶状体吸收，使之混浊导致白内障，这也是致盲的重要因素之一。

激光对眼睛的损害，与激光波长、脉冲宽度、脉冲间隔时间、光束能量或功率密度、入射角、光源特征和受照射组织特征有关。眼睛受激光照射后，可突然出现眩光感，视力模糊，或眼前出现固定的黑影，甚至视觉丧失。激光对视网膜的损害是无痛的，因此易被忽视。长期经常接触小剂量和漫反射激光的照射，工作人员一般不会发现自己视力损伤，有时只有一般的神经衰弱症状，伴有工作后视力疲劳和眼痛等。事故性激光伤害常为单侧眼睛，除个别发生永久性视力丧失外，多数人经治疗后均会不同程度的恢复。

2. 对皮肤的损害

激光对皮肤的损害较眼睛轻。但由于大功率激光器使用不断增加，因此在较远距离内也可引起皮肤灼伤。通常皮肤反应有红斑、水疱、凝固、碳化、气化等，损伤的皮肤可产生褪色、溃疡、结疤，多数经治疗后会不同程度恢复。

3. 对内脏的损伤

较大剂量激光照射内脏可致损伤，主要是烧伤。轻者可发生肿胀、充血，重者可发生溃疡或坏疽。此外，长期慢性激光作用下，可引起神经衰弱综合征、血压不稳等。

（三）防护措施

1. 安全制度和安全教育

激光作业场所应制定安全操作规程，不论在野外、实验室和车间使用激光器，都必须确定操作区和安全带，要有醒目的标志，无关人员禁止入内。严禁裸眼观看激光束。对激光器进行光学调试时，要先切断电源，使电容器放电，以防止脉冲激光器偶然输出激光。工作人员就业前后应进行体检，以眼为重点。对所有参加激光工作人员，需先接受激光危害及安全防护教育，增加自我保护意识。

2. 防护措施

激光实验室和车间围护结构要用吸收激光的材料制成，色调宜稍暗，工作区照明宜充足。室内不得安放能较强反射、折射光束的设备、用具和物体。激光束防光罩应用耐热、防燃、不透光材料制成，它的开启应与光束制动闸、光束放大系统截断器相连。

3. 个人防护用品

根据发射的激光光谱，选择佩戴相应的防护眼镜，使用前必须经专业人员选择、鉴定，并定期测试其效率。工作人员应穿阻燃防护服，颜色略深，以减少反光。

4. 卫生标准

我国《作业场所激光辐射卫生标准》（GB 10435—1989）中规定了眼直视激光束的最大容许照射量和激光照射皮肤的最大容许照射量，具体内容可参考有关文件或手册。

案例 4.9

银行职员与电磁波

随着科技的发展，各种电子设备广泛应用于银行业务中，如自动取款机（ATM）、电脑终端、打印机等，这些设备在提供便捷的同时，也产生了大量的电磁辐射。吴女士在银行的办公室内长时间使用电脑和其他电子设备，尽管没有明显的不适，但她开始注意到自己经常出现头痛和疲劳的症状。在连续工作数月后，吴女士的症状逐渐加重，她开始担心自己的健康状况。在一次健康检查中，医生建议她关注工作环境中的电磁辐射问题。

分析：吴女士长时间处于电磁辐射环境中，可能对健康造成潜在影响。银行缺乏对电磁辐射的评估和控制措施。职员对电磁辐射的认识不足，缺乏必要的防护意识。

活动与训练

光波守护者——非电离辐射职业健康训练

一、目标

（1）理解非电离辐射的类型、来源以及对人体健康的影响；

（2）掌握减少非电离辐射暴露的基本防护措施和方法；

（3）了解国家和国际上关于非电离辐射防护的标准和法规。

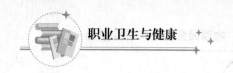

二、程序和规则

步骤 1：通过实际案例，引入非电离辐射对职业健康的影响。

步骤 2：学生分组进行非电离辐射测量工具的使用训练。选择模拟工作场所进行现场非电离辐射水平测定。各组分析测量数据，评估辐射水平是否符合安全标准，并提出改进建议。模拟不同职业环境中非电离辐射的防护情景，制定决策并进行应对演练。

步骤 3：每个小组分享学习成果 5 min；

步骤 4：教师进行点评和总结 5 min，互评总结。

具体考核标准如表 4-7 所示。

表 4-7　非电离辐射职业健康训练评价表

序号	评价标准	描述	评估方法	分数	评分
1	理论掌握	非电离辐射基础知识的理解，包括类型、原理、对人体的影响等	观察学生能否准确回答理论知识相关问题	1~20 分	
2	技能操作	使用辐射测量工具对现场进行测量，并分析数据	观察学生是否能正确使用测量工具	1~20 分	
3	防护策略	制定有效的防护措施，提出合理的建议	评估学生防护措施的创新性和实用性、考虑成本效益和可操作性	1~20 分	
4	情景模拟	在模拟情景中做出的决策和应对演练	评估学生角色扮演中所提出对策的有效性和适应性	1~20 分	
5	反馈与互动	在实践训练中的反馈和互动情况	收集学生对实践训练的反馈意见，评估其对课程内容的理解和态度，并观察其是否积极参与互动	1~20 分	
		得分			

三、总结评价

模拟演练结束后，进行总结和反思。首先学生自我反思学习过程中的收获和不足，以及对非电离辐射防护的认识。其次，教师根据学生在理论知识掌握、技能操作、防护策略制定、案例分析和角色扮演中的表现进行综合评价。然后，小组成员相互评价，指出彼此的优点和需要改进的地方。最后，教师综合各方面评价，给出最终的学习反馈和建议。

📖 课后思考

1. 非电离辐射在日常生活中普遍存在，例如日光中的紫外线、手机和电脑屏幕发出的蓝光等，探讨如何提高公众对非电离辐射潜在风险的认识，并讨论个人可以采取哪些防护措施。

2. 考虑在不同工作场所（如实验室、医疗设施、工业环境等）如何实施有效的辐射评估和管理程序。

3. 思考研究随着技术进步，新的非电离辐射源可能带来的职业健康挑战，以及现有法规如何适应这些变化。

单元五　电离辐射

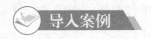

放射科技术员电离辐射防护失误事件

王医生负责操作 X 射线机，进行日常的医学影像检查工作。尽管医院规定了严格的辐射防护措施，包括穿戴铅围裙、定期进行辐射剂量监测等，但王医生在一次紧急情况下，为了快速完成检查，忽略了穿戴个人剂量计和铅围裙。

几周后，王医生开始感到持续的疲劳和头痛，随后在医院组织的体检中，血液检查显示其白细胞计数异常。经过进一步的检查，王医生被诊断为轻度放射病，这是由于短时间内接受了过量的电离辐射所致。

分析：此次事故的主要原因是王医生紧急情况下未能穿戴必要的防护装备。尽管医院有辐射防护措施，但在监督和执行这些措施上存在缺陷，未能确保在任何情况下员工都能得到适当的保护。最后，可能存在监测盲区或设备缺陷导致未能及时发现辐射水平的异常，医院缺乏有效的实时监控和警告系统也是导致事故的潜在原因。

一、基本概念

1896 年，法国物理学家贝可勒尔发现铀的化合物能使附近的包在黑纸里面的照相底片感光，他由此断定，铀不断地自发地放射出某种看不见的、穿透力相当强的射线。这种现象叫作天然放射现象，物质的这种性质叫作天然放射性，自然界存在能自发放出射线的物质叫作天然放射性物质。1898 年，居里夫妇发现了镭和钋，并且研究了它们的放射性。1919 年，英国物理学家卢瑟福利用镭发出的 α 粒子作为"炮弹"去轰击氮原子而第一次获得了人造同位素。自此以后，产生了大量的人工放射性核素。这种由天然或人工的放射性物质放出各种射线的性质称为放射性。天然放射性核素和人工放射性核素都能自发地发生核结构变化而成为另一个原子，同时放出某种射线（如 α、β、γ 射线等），这一过程称为核衰变。核衰变的类型较多，但主要是 α、β 和 γ 衰变三种。

（一）α 衰变

放射性原子核放射出 α 射线的衰变称为 α 衰变。α 射线由 α 粒子组成，是一种带电粒子流。α 粒子由两个中子和两个质子组成，带有两个单位正电荷，其质量数 $A=4$，实际上就是氦核（^4_2He）。因此一个原子核经 α 衰变后，它的质量数 A 降低 4 个单位，原子序数 Z 降低两个单位。

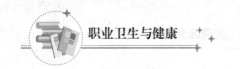

α 粒子的穿透能力较弱，但具有强烈的电离作用，其物理性质决定了它对机体生物学作用的特点和防护要求。α 射线的外照射没有多大危险，因为离开放射源 10～20 cm，或用纸、布或其他材料制成的简单屏蔽物即可将 α 粒子完全吸收。但 α 放射性物质进入体内并在体内蓄积时危害是巨大的，在这种情况下 α 射线直接作用于机体细胞和组织。

（二）β 衰变

放射性原子核放射出 β 射线的衰变称为 β 衰变。β 射线由 β 粒子组成，也是一种带电粒子流。β 粒子就是负电子（$_{-1}^{0}e$），在 β 衰变中，原子核内一个中子转变为一个质子。同时放出一个负电子。

同 α 射线相比，β 射线的穿透能力强得多。β 射线也能直接引起电离，但电离本领较 α 射线为弱。β 射线可由体外和体内照射作用于人体，用玻璃、铝或塑料等材料制成的屏蔽物，可防止 β 射线的外照射。加大人体与放射源间的距离可使辐射强度降低。

（三）γ 衰变

有些放射性原子核在发生 α 或 β 衰变后，生成的子核往往处于激发状态，需要把多余的能量以 γ 射线的形式发射出来，从而跃迁到低能态或基态，此过程称为 γ 衰变，所以 γ 射线通常是紧随着 α 粒子或 β 粒子一起产生的。

γ 射线的性质大致与 X 射线相同，不带电并具有一定的质量和能量，在真空中的传播速率为每秒 30 万千米，因此把它们通称为光子。两者的区别在于 γ 射线是从原子核里放射出来的，而 X 射线是由原子核外的电子壳层里发射出来的。它们不带电，不能直接引起电离。但它们穿透物质时，能把原子核周围的电子打出，成为高速飞行的自由电子，这些电子则可以发生电离作用。与 α 射线、β 射线相比，γ 射线的穿透能力最强，电离密度最小。由体外照射，γ 射线是最危险的，需要用吸收能力强的材料（铅、混凝土、水等）制成的特殊设备来防护。

二、接触机会与对人体的作用

电离辐射存在于自然界，但目前人工辐射已广泛应用于医学、工业等领域。电离辐射对人体照射有外部照射（外照射）和体内照射（内照射）两种。使用封闭源的职业接触属外照射，从事开放源作业的危害主要是内照射。

（一）外照射

外照射是指使用封闭型辐射源或射线装置进行工作，辐射源位于人体之外的辐射照射。主要是 γ 射线的辐射，常见于射线的机械探伤、自动对位、射线自动测厚和测密度。当工作场所有足够数量的放射性物质及足够大的放射性强度时即构成对人的外照射危害。当辐射源距离人体有一定距离时，可造成对人体较均匀的全身照射；辐射源靠近人体，则主要造成局部照射。外照射的特点是只要脱离或远离辐射源，辐射作用即停止。

（二）内照射

内照射是指从事开放源作业的工种，接触超常量的液体、粉末或气溶胶状态的放射性核素，经呼吸系统、消化系统、皮肤、黏膜和伤口等途径进入人体后，放射性核素发出的核射线在体内对机体进行照射，常见于矿石的开采、选炼、荧光涂料的制造和使用，以及医院的同位素室内作业。不同于外照射对机体的辐射作用，内照射一直要持续到放射性核素排出体外或经 10 个半衰期以上的衰变才可停止。

（三）放射性核素体表沾染

所谓放射性核素体表沾染，是指放射性核素沾染于人体表面（皮肤或黏膜）。体表可能是完整的或是有创伤的。沾染的放射性核素对受沾染的局部构成外照射，还可以通过体表吸收进入血液而构成内照射。

（四）复合照射

所谓复合照射，是指上述一种或一种以上作用方式与其他类型非放射性损伤复合作用于人体，如放射复合烧伤、放射复合创伤等。

（五）环境放射性物质进入机体的途径

环境放射性物质进入机体的途径有：通过消化道食入，呼吸道吸入和皮肤、黏膜、伤口等侵入。此外，环境中的放射性核素，还可通过食物链转移进入。这种通过食物和水进入体内的全部行径过程称为食物链转移。各种放射性核素在环境中转移的过程有浓聚现象，不过受许多因素的影响。

案例 4.10

放射源丢失致人员受照事故

2014 年 5 月 7 日凌晨 3 点，天津××探伤公司的 2 名工作人员使用某 II 类的放射源进行探伤作业。在完成作业回收放射源时违规操作，导致源辫子与驱动钢丝绳脱钩，使放射源脱出。工作人员在使用监测仪监测时读数升高，便认为放射源已回收到源罐内。随后将探伤机（连同未拆卸的驱动导管一起）运回到约 1 km 外的宿舍休息。8 日早上发现 7 日晚上再次进行探伤作业时的胶片未曝光，联系探伤机厂家于当天傍晚前来维修时，确认放射源已丢失。随即，探伤公司工作人员在探伤作业区寻找，未发现放射源。5 月 9 日凌晨，才向当地公安部门及天津市环保局报告。

5 月 9 日上午，公安人员对 5 月 7 日清晨 7 点左右进入厂区的工作人员集中询问，了解到工人王某捡对源辫子并装入工作服的右侧口袋，直到 11 点 30 工作结束后带着源辫子回家，并将源辫子放在编织袋中。5 月 9 日 11 点左右，王某担心公安人员会到自己家中搜查，打电话让其妻子将装有源辫子的编织袋转移到距王某家 200 m 的父母家中。王某了解到他所捡到的金属物是有害的，不敢再留在家中。5 月 10 日清晨 6 点，他从其父母家中取出源辫子，装在蓝色小塑料袋中，将源辫子丢弃在距其父母房子后面 100 m 的路边草丛中。5 月 10 日上午 9 点左右，环保部门搜寻人员通过巡测发现放射源的位置，并由公安部门对该区域进行控制。现场指挥部决定通过时间防护、距离防护和屏蔽防护措施，严格控制回收放射源人员的受照剂量在 1 mSv 以内。经过多名回收人员多轮接力探测和回收，5

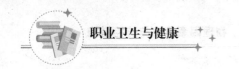

月 10 日下午 6 点，成功将放射源安全收储到专用屏蔽容器内。

分析：2014 年 6 月，天津市环保局根据《放射性同位素与射线装置安全和防护条例》（国务院第 449 号令）第六十一条规定，向该公司下达了行政处罚决定书，对该公司处人民币 20 万元罚款，并吊销辐射安全许可证。

三、对机体的危害

虽然电离辐射在人类社会发展中起着至关重要的作用，但因电离辐射具有一定的能量和穿透能力，过量照射人体可导致各种疾病的发生。人体受各种电离辐射照射而发生的各种类型和程度的损伤称为放射性疾病。

（一）外照射对机体的危害

电离辐射作用于机体按躯体症状出现的时间分为急性外照射放射病和慢性外照射放射病。

1. 急性外照射放射病

急性外照射放射病是指机体一次或短时间内接受大剂量外照射时所引起的严重躯体效应。在大多数情况下，大剂量的急性照射能引起立即损伤，并产生慢性损伤。如大面积出血，细菌感染、贫血、内分泌失调等，后期效应可能引起白内障、癌症、DNA 变异。极端剂量的照射能在很短的时间内导致死亡。而大剂量的照射一般由事故、特别的医疗过程、原子武器爆炸、核反应堆及放射治疗设备的意外事故造成。根据受照剂量的大小，急性放射病分为造血型、肠型、脑型三大类型。受照剂量在 100 Gy 以上时发生脑血管综合征。病情发展急剧，受伤后立即出现顽固性呕吐、腹泻、血压下降、抽搐、昏睡等症状，几小时或 1~2 天内可死于惊厥和休克，除核武器袭击外，平时极少见此类伤害。受照剂量在 5~12 Gy 时发生胃肠综合征，表现为频繁呕吐、腹泻、水样便或水便，可导致脱水，并发肠麻痹、肠套叠、肠梗阻等症状。受照剂量在 2.5~5 Gy 时发生造血综合征。轻度造血综合征表现出疲倦、头晕、恶心、食欲减退及失眠等症状，血象有改变，一般 40~50 天即可自行恢复，中度和重度患者的表现与轻度患者基本相似，只是严重程度不同，经过病情的恶化会进入假愈期和极期。假愈期表面症状虽有好转，但机体内病情仍在发展。从开始脱发、皮肤黏膜出血逐渐进入极期，情况开始急剧恶化，出现全身虚弱、神情淡漠、眩昏、头痛、失眠等症状。

2. 慢性外照射放射病

慢性外照射放射病是指机体在较长时间内，受到超限制剂量的 X 射线、γ 射线或中子的体外照射，当累积达到一定剂量时，将引起慢性外照射放射病的全身症状。有研究认为，每天受到剂量 $1.3 \times 10^{-3} \sim 5.2 \times 10^{-3}$ C/kg 外照射的 X 射线全身照射，累积达到 7.8×10^{-3} C/kg 时，就会明显地出现白细胞减少症。如果经常受到超过允许剂量 3~8 倍的 γ 射线的全身照射时，持续 2~3 年后，受照人员健康状况将恶化。

慢性外照射放射病的临床症状表现为：早期以自主神经系统功能紊乱为主，出现倦急、头昏、头痛、心悸、气短、失眠、记忆不佳等神经衰弱症候群，伴有食欲不振、恶心等消化系统方面的症状。症状的严重程度与接触剂量密切相关。内分泌的变化表现为：男性阳痿、性欲减退、精子不成熟等；女性月经不调、经期延长或缩短、痛经、闭经等。视力的变化表现为少数患者有视力减退、视物模糊、眼睑干燥现象。接触中子、γ射线和X射线工作的人员可发生放射性白内障。机体出血症状多见于牙龈，其次是鼻咽、皮肤及黏膜有出血点、紫癜等出血倾向。此外，毛发脱落、牙齿松动、皮肤褶皱增多、早老早衰、免疫机能降低、易患感冒等也属常见症状。

（二）内照射对机体的危害

1. 急性内照射放射病

放射性核素滞留在靶器官或靶组织对机体内照射引起的全身性疾病，称为内照射急性放射病。一次或短期内数次摄入放射性核素的量超过几十至几百个年摄入量限值（ALI），才有可能引起内照射急性放射病。患病初期患者无明显反应，伴有恶心、呕吐、头痛、腹泻、肝肿大、鼻炎等症状，为轻度急性放射病；随着时间的推移可出现肝功能异常、黄疸、神经功能紊乱等病症，为中度急性放射病；后期患者会出现鼻出血、便血等现象，为极重度可照射放射病。

2. 主要靶器官损伤

靶器官损伤主要表现为骨髓损伤、骨骼损伤、肺损伤、胃肠道损伤、肾脏损伤、肝脏损伤、甲状腺和其他内分泌腺损伤。

3. 物质代谢异常

内照射损伤可导致机体的物质代谢异常，使机体糖代谢发生障碍，使脂肪代谢失常，导致血液内酮体含量增高，严重时可引起碱储减少和酸中毒，出现酮血症和酮尿症；内照射损伤还可引起水盐代谢障碍，使机体发生水肿现象。

4. 免疫功能障碍

通常内照射损伤是对免疫系统产生影响，最多见的是淋巴细胞减少，免疫功能受抑制。免疫功能障碍是产生并发症、影响损伤转归和远期病变发展的一个重要因素。

5. 致畸效应

放射性核素内照射致畸效应是妊娠母体摄入放射核素使胚胎受到内照射作用，干扰了胚胎的正常发育所致。由于胎儿的组织器官处于高度分化阶段，故其辐射敏感性较成人高。辐射致畸效应的表现可因辐射作用于胚胎发育的不同阶段而异。在受精卵植入前到植入后最初阶段受到放射性核素的内照射作用，可使胚胎死亡或不能植入。在器官形成期受到照射，则可能使主要器官发育异常，易发生畸形。胎儿期受到照射，易发生出生后生长发育障碍和畸形，严重者可使儿童随机性效应发生的概率增高。内照射对机体危害的严重程度取决于进入体内的放射性核素的种类、量的多少、核素在体内滞留的时间、机体的吸收剂量及机体组织的辐射敏感性等因素。放射性核素进入机体后，对机体危害最大的电离辐射是α粒子和β粒子，穿透能力强的γ射线则处于次要地位。同时，各种放射性核素进入体内后，分布和代谢特点各有不同，射线在体内持续地照射，直到放射性核素完全衰变

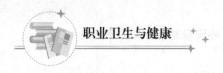

成稳定性核素，或完全排出体外时才终止。

（三）辐射致癌

在长期受照射的人群中，有白血病、肺癌、甲状腺癌、乳腺癌、骨癌等发生。

（四）遗传效应

电离辐射还能引起生殖细胞的基因突变和染色体畸变，这种变化会形成有害的遗传效应，导致新生一代先天性畸形或各种遗传病的发生率增高。

四、电离辐射的防护

放射性同位素在体外存在作为放射源时，对机体起危害作用的主要是 γ 射线。放射性同位素经过呼吸道、消化道、皮肤、结膜等进入机体，即作为内放射源时，对机体起危害作用的主要是 α 射线和 β 射线。

（一）放射防护的目的及防护体系

1. 放射防护的目的

放射防护的目的在于防止有害的确定性效应，限制随机性效应的发生率并降低到可以接受的水平。保障从事放射工作的人员和公众及其后代的健康与安全，保护环境，促进放射性同位素和核技术的应用与发展。

2. 放射防护体系

（1）实践的正当化。为了防止不必要的照射，在引进任何伴有电离辐射的实践时，都必须经过论证，确认这种实践对社会和环境所产生的危害远小于从中获取的利益，才可以认为这种实践具有正当的理由，是值得进行的。

（2）防护的最优化。在考虑经济和社会因素的情况下，任何决策都应经过对防护的研究过程，用最小的代价获取最大的利益。任何必要的照射应保持在可以合理达到的最低水平，而不是盲目追求无限地降低剂量。

（3）个人剂量限值。个人所受的当量剂量不应超过规定的相应限值，以保证放射工作人员不致接受过高的照射水平。实践的正当化和防护的最优化为源相关评价，个人剂量限值为个人相关评价，三者缺一不可。

（二）外照射防护的原则

1. 外照射防护的基本原则

（1）选择低强度的放射源；

（2）对操作者进行严格的操作规程训练；

（3）选择必要的监测手段；

（4）对操作者在被照射的时间内可能接受的剂量进行估算；

（5）对操作者进行事故预测和预处理工作；

（6）采取有效的防护方法。

2. 时间防护原则

人体所接受的剂量和接触射线的时间成正比。因此，限制操作者受照射的时间可达到防护目的。要求操作者在操作放射性物质时，动作准确、熟练，以减少照射时间。也可采用几个人轮流作业的办法，以缩短个人受照射的时间。

3. 距离防护原则

点放射源对人体造成的危害与离放射源距离的平方成反比。因此在实际工作中，常常利用远距离操作工具，如镊子、钳子、机械手等来操作，以增加人体和放射源的距离。

4. 屏蔽防护原则

屏蔽是控制外照射危害的有效方法，它利用屏蔽物质使辐射强度减弱或加以吸收，以达到防护的目的。

（1）α射线屏蔽。α射线的粒子射程短、穿透力弱，因此防护问题很容易解决，衣服和手套就足够防护它的外照射。

（2）β射线屏蔽。β射线由高速运动的电子流构成，带负电，质量很小但速度很大，与α射线相比其具有更强的穿透能力，容易被组织表层吸收，引起组织表层的辐射损伤。β射线与物质相互作用方式主要是使物质原子电离、激发或辐射而损失能量，后者会产生轫致辐射，辐射轻度与射线能量、屏蔽材料的有效原子序数有关。通常，防护β射线时需考虑两层屏蔽，第一层屏蔽用低原子序数的物质，如有机玻璃、玻璃和烯基塑料等；第二层屏蔽用高原子序数的材料，如铁、钢板和铅板等。

（3）γ射线、X射线屏蔽。γ射线和X射线都是光子流，它不带电，速率为300 000 km/s。光子通过物质时，只是它的数目逐渐减少，而剩余的光子速度不变。γ射线和X射线穿透力很强，任何厚度的物质只能将其强度减弱，而不能将其全部吸收。也就是说，这两种射线没有最大射程。所以在考虑对这两种射线的防护时，只要求将其剂量降低到容许剂量范围以内即可。高密度物质如铅、铀、钍、金、钨等都是良好的γ射线和X射线屏蔽材料，通常采用铅、铁和混凝土等材料。为便于操作和观察，可采用反射能力特殊的"铅玻璃"窗等与屏蔽配合。为了防止康普顿γ射线的散射和对内照射加以控制，常常利用封闭式的薄壁箱、工作箱和密室，并配有过滤器、窥视窗、机械手等部件或操作设备。

（三）内照射防护的原则

放射性同位素经过呼吸道、消化道、皮肤、结膜等进入机体，作为内放射源时，对机体的损害严重。内照射以α射线威力最大，因为它的电离程度最强；β射线次之。所以在生产和使用放射性物质时，应严格禁止放射源进入人体内或沾污皮肤表面。内照射防护的基本原则有以下几方面：

（1）尽可能减少放射性物质的操作量；

（2）在有放射性气体或粉末的环境下工作时，一定要戴具有过滤性能的口罩，一切操作都应在通气柜里进行；

（3）在放射性同位素实验室内，绝对不许吸烟、进食和饮水等；

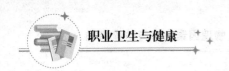

（4）要及时排除污染物；操作区要采用湿法清扫，不使污染物积累；

（5）在污染区和清洁区交界处设检查点，防止被污染的人、物进入清洁区；在工作区要采取密闭作业，以防止污染物的扩散；

（6）穿戴的防护衣具、洗涤和监测设备等要遵守《电离辐射防护与辐射源安全基本标准》（GB 18871—2002）和《职业性外照射个人监测规范》（GBZ 128—2019）的规定。

案例 4.11

潜水员的辐射之旅

在深海勘探和资源开发领域，潜水员常常需要在高压和可能存在放射性物质的环境中工作。这些环境不仅对潜水员的身体构成威胁，还可能带来电离辐射的风险。刘工负责执行深海勘探任务，包括检查和维护海底设备。在一次常规的潜水作业中，他需要在海底停留数小时，检查一些可能含有放射性物质的设备。在完成潜水任务后，刘工开始感到身体不适，包括恶心、疲劳和皮肤出现红斑等症状。经过初步检查，发现他可能受到了一定程度的电离辐射照射。

分析：潜水员在执行任务时可能接触放射性物质，存在电离辐射暴露的风险。潜水作业的辐射防护措施不足，缺乏有效的监测和预警系统。潜水员对电离辐射的认识和防护意识不足。

活动与训练

辐射安全——电离辐射的职业卫生管理与防护

一、目标

（1）理解电离辐射的原理、分类、生物效应以及健康风险；

（2）能够制定有效的电离辐射防护措施，并理解紧急情况下的应对策略；

（3）熟悉与电离辐射相关的职业卫生法规和国际安全标准。

二、程序和规则

步骤 1：通过案例分析，引入电离辐射的工作环境及其潜在风险。

步骤 2：分析电离辐射防护的案例，讨论成功与失败的因素。模拟不同职业环境中电离辐射的防护情景，进行决策和应对演练。讨论电离辐射防护的最佳实践和创新方法。

步骤 3：每个小组分享学习成果 5 min；

步骤 4：教师进行点评和总结 5 min，互评总结。

具体考核标准如表 4-8 所示。

表4-8　电离辐射的职业卫生管理与防护评价表

序号	评价标准	描述	评估方法	分数	评分
1	理论掌握	对电离辐射基础知识的掌握情况	理论知识测试成绩	1~20分	
2	角色扮演	情景模拟中的决策和应对演练	评估学生的决策能力和应对策略的有效性	1~20分	
3	防护策略	制定的电离辐射防护措施的创新性和实用性	评估学生所制定防护措施的创新性、实用性	1~20分	
4	案例分析	对电离辐射防护案例的理解和应用	评估学生对案例的理解深度和应用策略的恰当性	1~20分	
5	反馈与互动	在实践训练中的反馈和互动情况	收集学生对实践训练的反馈意见，评估其对课程内容的理解和态度，并观察其是否积极参与互动	1~20分	
			得分		

三、总结评价

模拟演练结束后，进行总结和反思。首先学生自我反思学习过程中的收获和不足，以及对电离辐射防护的认识。其次，教师根据学生在理论知识、防护策略、案例分析和角色扮演中的表现进行综合评价。然后，小组成员相互评价，指出彼此在团队合作和讨论中的表现。最后，教师综合各方面评价，给出最终的学习反馈和建议。

课后思考

1. 思考在紧急情况下，如王医生案例中所展现的，应如何平衡快速响应和辐射安全。

2. 思考在不同职业环境中，如何提高对电离辐射潜在风险的认识，并讨论个人和社会层面可以采取的防护措施。

生物因素危害与防控措施

哲人隽语

饥民宜散而不宜聚，宜静而不宜动，日喧闹于市井污秽之气，最易蒸为疫疠。

——清·何耿绳《为治一得编》

模块导读

常见的职业性生物性危害因素有细菌、病毒、寄生虫和真菌等。接触者是否发病，以及病情的轻重程度视接触致病微生物或其毒素的种类、暴露剂量、暴露方式、职业接触者的免疫力等的不同而异。常见的职业性细菌性危害（除炭疽杆菌和布鲁杆菌外）有脑膜炎奈瑟菌、金黄色葡萄球菌、钩端螺旋体、斑疹伤寒立克次体等；常见的职业性真菌性危害有皮肤癣真菌、着色真菌和孢子丝真菌等；常见的职业性病毒性危害（除森林脑炎病毒外）有传染性非典型肺炎病毒、流感病毒、禽流感病毒、艾滋病病毒、肝炎病毒、乙型脑炎病毒、新型冠状病毒等；常见的职业性寄生虫危害有血吸虫、疟原虫感染后导致的疟疾、钩虫病，以及蚊、蝇、蚤、虱等有害昆虫等。不同的生物因素危害，需要采取相应的预防和控制措施，从而降低对人体健康的威胁。

学习目标

1. 了解常见生物性危害因素；
2. 熟悉常见生物性危害因素的传播方式；
3. 了解常见生物性危害的防治措施，掌握个人生物性危害预防的方式方法；
4. 掌握细菌、病毒、寄生虫的生物预防实践的操作步骤。

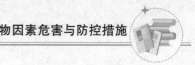

单元一　细　　菌

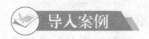

不注重个人卫生，终丧命！

2024 年 2 月 15 日，澳大利亚一名女子阿什莉突然晕倒在家中，随后被紧急送往医院救治。经过 10 天的治疗，她的病情并未见好转，反而越发恶化。随后，她被转至悉尼的圣乔治医院。遗憾的是，尽管医生们竭尽全力，阿什莉最终还是于半个月后因医治无效离世。究竟是什么样的病魔夺走了这位年轻女子的生命呢？圣乔治医院的医生经过诊断后表示，罪魁祸首是一种名叫耐甲氧西林金黄色葡萄球菌的超级细菌。这种细菌具有极强的毒性和侵袭性，是化脓性感染中常见的病原菌。

分析：细菌广泛存在于自然界中，它可能附着于人体皮肤、鼻腔等部位。它通常通过共用与受感染皮肤接触的个人物品进行传播，如毛巾、剃须刀等。加强个人卫生，勤洗手，特别是在接触公共设施等可能带有细菌的物品后；避免与他人共用个人物品；增强免疫力：保持充足的睡眠、均衡饮食和适度运动等是减少细菌感染的重要方法。

一、职业危害相关的细菌的种类

目前，根据国际上最具权威性的伯杰（Bergey）细菌分类系统可将细菌分为 4 大类、35 个群，包括所有的医学细菌。常见的与职业因素有关的细菌根据其传播途径和感染方式的不同大致可分为表 5－1 所示的几类。

表 5－1　常见的可能造成职业危害的细菌及其主要的传播途径和感染方式

传播途径	感染方式	细菌种类（相关疾病）
呼吸道	空气、飞沫、尘埃或皮屑	炭疽杆菌（肺炭疽）、脑膜炎奈瑟菌（流行性脑脊髓膜炎）、溶血性链球菌（猩红热）
消化道	污染水或食品	炭疽杆菌（肺炭疽）、弯曲菌属细菌（空肠弯曲菌感染）
破损皮肤、黏膜或直接接触	手术或护理意外，昆虫等节肢动物的叮咬，鼠类啮噬，直接接触野生动物排泄物、土壤	金黄色葡萄球菌（急性感染或败血症）、炭疽杆菌（皮肤炭疽）、布鲁杆菌（布鲁杆菌）、破伤风梭菌（破伤风）、鼠疫耶尔森菌（鼠疫）、溶血性链球菌（猩红热）、钩端螺旋体（钩端螺旋体病）、回归热包柔体（回归热）、博氏包柔螺旋体（莱姆病）、莫氏立克次体（地方性斑疹伤寒）、恙虫病立克次体（恙虫病）

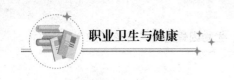

案例 5.1

创伤弧菌致人死亡，摧枯拉朽！

2023年8月期间，美国康涅狄格州和纽约州有3人因感染罕见食肉菌而死亡。康涅狄格州有2人在长岛海峡的两个不同地点游泳后感染这种细菌并死亡，纽约州有1人因食用生牡蛎而感染细菌并死亡。

分析：人体被食肉菌感染也称坏死性筋膜炎，是一种非常罕见的感染性疾病，"食肉菌"专"吃"脂肪和筋膜，如果不及时清除，细菌会从内部将患者"吃掉"，短时间内就会发展为中毒性休克，多器官功能衰竭甚至死亡。感染有两种途径，一是身体上有伤口，导致食肉菌乘虚而入；二是生吃贝类，尤其是牡蛎后容易感染。由于食肉菌喜欢温暖的咸水或微咸水，所以有些海产品会携带此类菌种。因此，有皮肤或口腔伤口者，特别是抗病能力相对低下的易感人群，应避免下海游泳和戏水，或做足措施以保安全；处理海鲜时戴手套，避免皮肤被海洋生物或海水中的利器划伤或扎伤。如果不慎受伤，千万莫掉以轻心；因进食未煮熟的被创伤弧菌污染的海鲜也有可能被感染，所以，海鲜务必要煮熟煮透后才吃。

二、细菌的致病作用

细菌侵入宿主机体后，进行生长繁殖、释放毒性物质等而引起不同程度的病理过程，称为细菌的感染。在发生感染的同时，宿主免疫系统产生一系列的免疫应答与之对抗。其结果根据致病菌和宿主两方面力量的强弱而定，可以是未能形成感染；形成感染但逐渐消退，患者康复；或感染扩散，患者死亡。

细菌能引起感染的能力称为致病性或病原性。细菌的致病性是对特定宿主而言，有的只对人类有致病性，有的只对某些动物有，有的则对人类和动物都有。不同的致病菌对宿主可引起不同的病理过程。致病菌的致病性强弱程度称为毒力，即致病性的强度，是量的概念。各种致病菌的毒力常不一致，并可随不同宿主而异；即使同种细菌也常因菌型、菌株的不同而表现出不同的毒力。致病菌的致病机制，除与其毒力强弱有关外，还与其侵入宿主机体的菌量，以及侵入的部位有密切的关系。

（一）细菌的毒力物质

构成细菌毒力的物质是侵袭力和毒素。致病菌突破宿主皮肤、黏膜等生理屏障，进入机体并在体内定植、繁殖和扩散的能力，称为侵袭力。侵袭力包括荚膜、黏附素和侵袭性物质等。如前所述，细菌荚膜具有抗吞噬和阻挠杀菌物质的作用，使致病菌能在宿主体内大量繁殖，产生病变。黏附素在细菌的感染和致病过程中起着重要作用。细菌引起感染一般需要先黏附在宿主的呼吸道、消化道或泌尿生殖道等黏膜上皮细胞上，以免受呼吸道的纤毛运动、肠蠕动、黏液分泌、尿液冲洗等生理活动所清除。然后在局部定植、繁殖，产生毒性物质或继续侵入细胞、组织等，直至形成感染。黏附素在这个过程中起着重要的介导作用，能帮助细菌黏附至相应的宿主靶细胞表面。侵袭性物质只产生于某些致病菌，如致病性葡萄球菌、志贺氏菌、大肠埃希菌等。这些侵袭性物质或者帮助细菌入侵宿主的上皮细胞，或者有利于细菌在组织中扩散，或者帮助细菌抵抗宿主吞噬细胞的吞噬作用。

（二）细菌的毒素

细菌毒素按其来源、性质和作用等的不同，可分为外毒素和内毒素两种。

1. 外毒素

产生菌主要是革兰阳性菌中的破伤风梭菌、肉毒梭菌、金黄色葡萄球菌等，以及某些革兰阴性菌如鼠疫耶尔森菌、痢疾志贺菌、肠产毒型大肠埃希菌等。大多数外毒素是在菌细胞内合成后分泌至细胞外。外毒素的毒性强，如 1 mg 肉毒毒素纯品能杀死 2 亿只小鼠，毒性比氰化钾大 1 万倍。不同细菌产生的外毒素，对机体的组织器官具有选择作用，引起特殊的病变。例如，肉毒毒素能阻断胆碱能神经末梢释放乙酰胆碱，使眼和咽肌等麻痹，引起眼睑下垂、复视、斜视、吞咽困难等，严重者可因呼吸麻痹而致死。

多数外毒素不耐热，例如破伤风外毒素在 60℃经 20 min 可被破坏。但葡萄球菌肠毒素是例外，能耐 100℃ 30 min。大多数外毒素是蛋白质，具有良好的抗原性。在 0.3% ~ 0.4% 的甲醛液作用下，经一定时间，可以脱去毒性，但仍保有免疫原性，为类毒素。类毒素注入机体后，可刺激机体产生具有中和外毒素作用的抗毒素抗体。因此类毒素和抗毒素常用于治疗和紧急预防某些相应的传染病。

2. 内毒素

产生菌是革兰阴性菌，内毒素本身是革兰阴性菌细胞壁中的脂多糖成分，只有当细菌死亡后裂解或用人工方法破坏菌体后才释放出来。螺旋体、衣原体、支原体、立克次体也有类似的脂多糖，有内毒素活性。内毒素的分子结构包括三部分，即 O 特异性多糖、非特异性核心多糖和脂质 A。其中，脂质 A 是其主要毒性成分。由于不同革兰阴性菌的脂质 A 结构基本相似，因此，不同革兰阴性菌感染时，由内毒素引起的毒性作用大致相同，患者主要表现为体温升高和发热反应，血循环中的中性粒细胞数先行骤减，然后代偿性地显著增加；当有大量内毒素释放入血循环中时，可导致微循环衰竭和低血压，严重时出现内毒素休克。

内毒素耐热，加热 100℃经 1 h 也不被破坏。通常需加热至 160℃经 2 ~ 4 h，或用强碱、强酸或强氧化剂加温煮沸 30 min 后才能被灭活。与外毒素不同，内毒素不能用甲醛液脱毒成类毒素。虽然内毒素注射入机体后也能产生相应抗体，但其中和作用较弱。

（三）细菌的侵入数量和侵入部位

细菌感染的发生，除必须具有一定的毒力物质外，还需有足够的数量。所需菌量的多少，一方面与致病菌毒力强弱有关，另一方面取决于宿主免疫力的高低。一般是细菌毒力越强，引起感染所需的菌量越小；反之则所需菌量越大。例如毒力强大的鼠疫耶尔森菌（鼠疫的病原体），在无特异性免疫力的个体内，只需有数个侵入就可引起感染；而毒力弱的某些引起食物中毒的沙门菌，常需摄入数亿个菌才引起急性胃肠炎。

致病菌侵入机体的部位对其形成感染也具有重要意义。由于致病菌需要特定的供其生长繁殖的微环境，因此，各种致病菌均有其特定的入侵门户或部位，若侵入易感机体的部位不适宜，则仍难形成感染。如脑膜炎奈瑟菌应通过呼吸道吸入引起感染；破伤风杆菌的芽孢必须进入深部创伤，在厌氧环境中才能发芽并最终引起破伤风。也有一些致病菌可以经过多种途径或部位侵入机体，例如炭疽杆菌可以通过呼吸道吸入感染引起肺炭疽，通过食物摄入感染引起肠炭疽，通过皮肤直接接触感染引起皮肤炭疽。

三、细菌的防治措施

（一）个人卫生

一是勤洗手：使用肥皂和流动的水彻底清洗双手，特别是在饭前便后、接触公共物品后。

二是保持身体清洁：定期洗澡、洗头、更换衣物，注意口腔卫生，如每天刷牙、漱口。

三是避免接触感染源：避免与感染者密切接触，尤其是在他们患病期间。避免前往人员密集、通风不良的场所。

（二）增强免疫

一是均衡饮食：摄入富含营养的食物，如多吃鱼、蛋、奶等富含蛋白质的食物，以增强免疫力。

二是适量运动：如跑步、跳绳、打太极拳等，有助于提高身体抵抗力。

三是充足睡眠：让身体得到充分休息和恢复，有助于增强免疫系统功能。

（三）环境清洁

一是定期清洁和消毒：经常清洁和消毒家居环境，特别是厨房和卫生间。对于经常接触的表面，如门把手、餐桌、厨房台面等，也要定期消毒。

二是保持室内通风：良好的通风可以减少细菌在室内的滋生和传播。

案例 5.2

李斯特菌的"伤人"事件

2024 年 6 月一则新闻报道，浙江温州乐清一孕妇在孕 27 周时，喝了一杯冰箱里已经开封过的鲜牛奶，当时仅仅放微波炉里稍微温了一下就直接喝了，当天开始腹泻，吃了炒面粉很快止泻，便没有引起重视。但是在喝牛奶后 7 天，孕妇突然开始低烧，当地医院查血常规和 CRP 指标发现明显上升。吃了医生开的"头孢"后，该孕妇体温恢复正常，血常规和 CRP 指标也逐渐下降。可就在喝那杯牛奶后的第 21 天，该孕妇又突然高烧到 39.2℃、胎膜早破、胎儿宫内缺氧，不得不在半夜紧急进行了剖宫产。更令人揪心的是，宝宝出生后不久便出现感染性休克表现，而且血常规提示白细胞异常高亢，出现类白血病反应。孕妇的血培养回报提示"单核细胞李斯特菌"感染，胎盘活检提示"急性绒毛膜羊膜炎、脐带炎"，证实了宫内李斯特菌感染。

分析："李斯特菌是一种环境耐受性比较强的菌，－20℃的环境下还能存活一年。"南京市第一医院感染性疾病科医师介绍，李斯特菌在自然界普遍存在，土壤、水源中都有它们的身影，因此常被人和动物所携带。在食物中，蔬菜、肉类、海产品、奶制品、牛奶中都容易滋生。

活动与训练

职业性有害细菌预防实践

一、目标

（1）了解常见细菌如食肉菌、脑膜炎奈瑟菌、金黄色葡萄球菌等的传播方式；

（2）掌握常见细菌感染的预防措施；

（3）通过模拟演练，提高学生的职业素养和应变能力，展现个人魅力。

二、程序和规则

步骤1：将学生分成若干小组（3～6人为一组），小组进行任务分工，如查找资料、制作PPT、现场展示。

步骤2：每个小组根据任务分工，进行任务实施。

步骤3：展示过程3～5 min，每组派代表进行展示。

步骤4：小组互评、教师评价。

具体考核标准如表5－2所示。

表5－2　职业性有害细菌预防实践评价表

序号	考核内容	评价标准	标准分值	评分
1	常见细菌传播感染方式（30分）	常见细菌的传播形式	10分	
		正确讲解1种常见细菌的传播方式	20分	
2	职业性食肉菌感染（40分）	职业性食肉菌易感人群及岗位	10分	
		食肉菌感染预防措施	20分	
		易感人群预防食肉菌感染的措施	10分	
3	汇报综合表现（30分）	内容汇报完整、清晰，能正确表达学习内容	20分	
		声音洪亮，肢体语言恰当得体，自信大方	10分	
得分				

三、总结评价

通过互评和教师评价，总结反思，巩固提升，强化学生的职业素养，提升学生的实践应用能力。

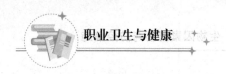

课后思考

1. 简述职业危害相关的细菌的种类。
2. 解释常见的可能造成职业危害的细菌及其主要的传播途径和感染方式。
3. 防止细菌感染或传播需要注意哪些事项？

单元二 病 毒

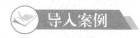

导入案例

埃博拉病毒，不可治愈的第四级病毒！

埃博拉又译作伊波拉病毒，是一种能引起人类和灵长类动物产生埃博拉出血热的烈性传染病病毒，有很高的死亡率，为 50%~90%，致死原因主要为中风、心肌梗死、低血容量休克或多发性器官衰竭。2014 年 2 月，埃博拉病毒在非洲几内亚境内爆发，截至当年 7 月，几内亚、利比里亚、塞拉利昂与尼日利亚 4 国累计报告 1 440 人确诊或疑似感染埃博拉病毒，其中 826 人死亡。

分析：埃博拉病毒最早从动物传染给人，是因为人接触了雨林中感染埃博拉病毒动物的血液、体液或尸体。因此，在出现埃博拉疫情的地区，人们一定要减少与黑猩猩、猩猩、蝙蝠、野猪等高危动物的接触，特别是不要捡起死亡动物的尸体或对它们的生肉进行烹饪。埃博拉病毒感染者的体液（尿便、唾液、精液）和血液中都存在病毒，具有传染性。尤其是健康人的皮肤或黏膜破损时，接触埃博拉病毒感染者的衣物、床单或使用过的针头也可能感染这种病毒。埃博拉病毒感染者的尸体也是一个传染源，需对其进行保护性处理并立刻埋葬。

病毒是最微小、结构最简单的微生物。完整的成熟病毒颗粒称为病毒体，是细胞外的结构形式，具有典型的形态结构，并有感染性。病毒体大小的测量单位为纳米，各种病毒体大小相差悬殊，最大约为 300 nm，如痘苗病毒；最小约为 30 nm，如脊髓灰质炎病毒、鼻病毒等。由于体积微小，因此必须借助电子显微镜将其放大几万至几十万倍后方可观察。多数病毒呈球形或近似球形，少数为子弹状、砖块状。经磷钨酸负染色后，在电子显微镜下可见到病毒表面的微细结构。简单的病毒可被结晶后用 X 射线衍射分析病毒的超微结构。

一、职业危害相关的病毒的种类

病毒的种类多种多样。理论上，绝大多数病毒均有可能通过各自特有的传播途径和感染方式在职业环境下感染暴露者。按照传播途径和感染方式的不同，可大体将与职业危害有关的病毒分为表 5 – 3 所示的几类。

表5-3 常见的可能造成职业危害的病毒及其传播途径和感染方式

传播途径	感染方式	病毒种类
呼吸道	空气、飞沫、尘埃或皮屑	流感病毒、禽流感病毒、鼻病毒、呼吸道合胞病毒、麻疹病毒、腺病毒、冠状病毒（SARS的病原体）、肠道病毒、水痘病毒等
消化道	污染水或食品	甲肝病毒、戊肝病毒、其他肠道病毒、部分腺病毒等
破损皮肤、黏膜	昆虫等媒介节肢动物的叮咬，鼠类啮噬，手术或护理意外、人为威胁	人类免疫缺陷病毒、脑炎病毒、出血热病毒、登革热病毒等
注射、针刺	手术或护理意外，人为威胁或伤害	人类免疫缺陷病毒、乙肝病毒、丙肝病毒等

 案例5.3

禽流感病毒

20世纪90年代以前，世界范围暴发了8次禽流感，分别为苏格兰H5N1（1959）、英国H7N3（1967）、澳大利亚H7N7（1975）、英国H5N2（1979）、冰岛H5N8（1983）、美国H5N2（1983）、美国H7N7（1985）、冰岛H5N1（1991）。进入20世纪90年代以后，又暴发了4次禽流感，分别为澳大利亚H7N3和H7N7，巴基斯坦H7N3、墨西哥H5N2、意大利H7N1。

1997年在我国香港首次发现人感染禽流感病毒，一名3岁的男孩因有流感疑似症状入院治疗，入院5天后因呼吸系统功能衰竭而死亡，在随后的尸检中从其呼吸道分泌物中检测到H5N1亚型禽流感病毒。

分析：由于禽流感病毒在自然界中有大量的自然宿主，因此，禽流感病毒在自然界中将持续存在，对家禽和人类的威胁也就时刻存在着。特别是由于流感病毒自身容易发生变异而出现新的亚型或新的变种，每当这时，由于家禽对新亚型或新变种缺乏免疫力，因此往往会在家禽中造成大的暴发流行，在条件适宜时传播到人会引起人间禽流感的流行。此外，由于某些哺乳动物特别是猪在禽流感病毒与人流感病毒之间起到了良好的"混合器"作用，因此，不能排除不断出现由禽流感病毒基因与人流感病毒基因重组得到的新的流感病毒株的可能性，从而在家禽甚或人类中不断造成新的流感流行，对人类健康和生存不断提出挑战。这就要求疾控工作者要采取更加严格的措施加以防范，特别是要加强对各类家禽及鸟类的监测，加强进口家禽的卫生检疫，加强对与家禽有密切接触史的人群特别是相关职业人群的流感监测工作。

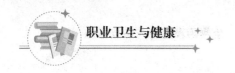

二、病毒的致病作用

由于不同种类的病毒其毒力强弱不同，感染方式和致病力相差悬殊，加之个体感染后表现出的特异和非特异性的免疫力等不同，因此，机体感染病毒后可表现出不同的临床类型。感染者可以不出现任何临床症状与体征，称为隐性感染或亚临床感染，也可以出现轻重不等的临床症状或体征，称为显性感染或感染性疾病。此外，机体感染病毒后如果是显性感染或有感染性疾病，还可根据临床症状的长短而分为急性与慢性感染等。

病毒感染机体后，可仅局限于入侵部位并在此处增殖而导致疾病，引起的是局部感染。例如鼻病毒仅在上呼吸道黏膜细胞内增殖，引起普通感冒。多数病毒经一定途径感染机体后，可进入血液循环或淋巴系统，并借此入侵靶器官中的易感细胞，在该细胞中增殖，损伤细胞并引起疾病。这种感染过程因涉及全身或数种组织与器官，从而引起全身感染。

病毒感染的过程与结果取决于病毒与机体间的相互作用。机体的遗传特性及先天性和获得性免疫能力均会影响感染的结果。例如仅出现隐性感染，或感染者最终清除病毒而恢复健康，或造成严重损伤乃至导致感染者死亡等。同样，因职业暴露而导致病毒感染者，也因病毒与机体两方面因素而可能出现不同的感染结果，职业性病毒性危害的防护原则之一就是通过采取各种措施和手段尽可能使职业暴露人员的感染结果朝着健康和恢复的方向发展，减少伤害、伤残或死亡，促进劳动能力的恢复。

病毒感染人体后即进入易感细胞并在细胞内增殖，导致细胞损伤或产生其他变化，而当病毒扩散至多数细胞后则可对组织器官造成损伤或功能障碍。病毒感染在细胞水平上表现出的致病作用和机制大体可分为溶细胞型感染、稳定状态感染、细胞凋亡、细胞增生与细胞转化以及病毒基因的整合。

（一）溶细胞型感染

溶细胞型感染指的是病毒在宿主细胞复制成熟后，在很短时间内一次释放大量子代病毒，细胞裂解而死亡，主要见于无包膜、杀伤性强的病毒，如脊髓灰质炎病毒。病毒在增殖过程中不仅可阻断细胞的核酸与蛋白质的合成，使细胞的新陈代谢功能紊乱造成细胞病变或死亡，还常引起细胞溶酶体膜的通透性增高，从而释放其中的水解酶引起细胞自溶。发生溶细胞型感染的病毒多数会引起急性感染。

（二）稳定状态感染

稳定状态感染指的是有包膜的病毒（如流感病毒）等以出芽方式释放子代病毒，因其过程相对缓慢，所致病变相对也较轻，因此细胞在短时间内并不立即被溶解与死亡。但受病毒感染的细胞经过不断产生并大量释放子代病毒后以及在机体的免疫作用下，细胞最终仍将死亡。

（三）细胞凋亡

细胞凋亡指的是有些病毒或感染细胞后（如人类免疫缺陷病毒、腺病毒等），或直接由病毒本身，或由病毒蛋白间接地作为诱导因子而引发细胞的信号传导，激活细胞的死亡基因，导致受病毒感染细胞的细胞膜、细胞核和染色体出现一系列的生化改变，最终引起细胞的死亡。

（四）细胞增生与细胞转化

细胞增生与细胞转化发生在少数病毒上。这些病毒感染细胞后不仅不抑制细胞 DNA 的合成，反过来还会促进细胞 DNA 的合成，导致细胞繁殖增快，失去细胞间的接触抑制，最终可能形成肿瘤。

（五）病毒基因的整合

病毒基因的整合是指病毒基因组的全部或部分整合入细胞染色体 DNA。如果病毒基因整合入细胞染色体部位或附近有抑癌或癌基因存在，则细胞可发生与肿瘤相关的一系列变化。

此外，病毒感染机体后常可导致机体免疫能力的下降或缺陷，严重者将导致人体的死亡。例如人类免疫缺陷病毒可选择性地入侵人体的巨噬细胞和 CD4 + T 淋巴细胞（也称 T 辅助细胞），经过多种机制可使 T 辅助细胞大量减少，功能下降，导致机体免疫能力的显著降低，从而合并条件致病菌的感染而发展至艾滋病。机体最终因免疫系统的彻底崩溃而死亡。

三、病毒的防治措施

（一）个人卫生习惯

一是勤洗手：使用肥皂和流动水洗手至少 20 s，特别是在接触公共物品、咳嗽或打喷嚏后。没有水源时，可以使用含酒精成分的免洗洗手液。

二是戴口罩：在密闭空间或人群密集的地方，佩戴符合标准的口罩，如 N95 或医用外科口罩，能够有效阻挡病毒传播。

三是避免触摸面部：病毒可以通过眼睛、鼻子和口腔进入体内。避免用未洗净的手接触脸部，尤其是在外出或接触公共设施后。

四是咳嗽礼仪：咳嗽或打喷嚏时，用纸巾或肘部遮挡口鼻，防止飞沫传播病毒。

（二）增强免疫力

一是均衡饮食：摄入足够的维生素和矿物质，有助于增强免疫系统的功能。多吃新鲜蔬果、优质蛋白质和全谷物。

二是充足睡眠：保证每天 7~9 h 的高质量睡眠，有助于身体恢复和提高免疫力。

三是适度运动：每天进行适量的有氧运动，如步行、跑步或瑜伽，可以帮助身体保持良好的免疫功能。保持心情愉快：心理压力会影响免疫力，尽量保持积极的心态，避免过度焦虑或恐慌。

（三）及时接种疫苗

根据卫生部门的建议，及时接种推荐的疫苗，如流感疫苗等，以提高免疫力。

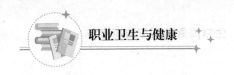

案例5.4

乙型肝炎病毒

乙型肝炎简称乙肝，是一种损害肝脏的病毒感染，可引起急性或慢性疾病。临床上以食欲减退、恶心、上腹部不适、肝区痛、乏力为主要表现。部分患者可有黄疸发热和肝大伴有肝功能损害；有些患者可慢性化，甚至发展成肝硬化；少数可发展为肝癌。最常见的传播方式是在出生和分娩期间，以及幼儿期由母亲传给孩子，还有就是通过与受感染的伴侣发生性行为时接触血液或其他体液、不安全注射或接触尖锐器具而传播。调查统计显示，从事与此病有关的职业人群中肝炎发病率远远高于一般人，其中以检验和传染病房的医务人员为甚，其他还有医院的辅助部门和接触患者的血液和排泄物的人员。1982年以前，美国因职业暴露而感染乙型肝炎的医务人员年平均大于1万人，直至1982年开始使用乙肝疫苗形势才得以改善。世卫组织，2022年的数据显示，全球约有2.54亿人有慢性乙肝感染，另外每年有120万新发感染者。

分析： 预防乙型肝炎最有效的措施是控制传染源、切断传播途径、保护易感人群。献血人员需要进行严格筛查。携带乙肝病毒的孕妇在分娩时应避免羊膜腔穿刺，并缩短分娩时间，尽量保证胎盘的完整性，减少新生儿暴露在母体血液中的机会。牙科器械、内镜等医疗器具，要严格消毒，防止医源性传播；保护易感人群：新生儿、乙型肝炎患者的配偶、医务人员等属于易感人群，要及时注射乙肝疫苗，从而刺激免疫系统产生保护性抗体，该抗体存在于体液中，乙型肝炎病毒一旦出现，抗体通常会立即起作用，将其清除，阻止感染，并且一般不会伤害到肝脏，可以达到预防乙型肝炎的目的。

活动与训练

医务人员如何预防职业性感染乙型肝炎病毒
——职业性乙型肝炎病毒预防实践

一、目标

（1）了解乙型肝炎病毒传播的方式；

（2）掌握乙型肝炎病毒感染预防措施；

（3）通过模拟演练，提高学生的职业素养和应变能力，展现个人魅力。

二、程序和规则

步骤1：将学生分成若干小组（3~6人为一组），小组进行任务分工，如查找资料、制作PPT、现场展示。

步骤2：每个小组根据任务分工，进行任务实施。

步骤3：展示过程3~5 min，每组派代表进行展示。

步骤4：小组互评、教师评价。

具体考核标准如表5-4所示。

表5－4　职业性乙型肝炎病毒预防实践评价表

序号	考核内容	评价标准	标准分值	评分
1	乙型肝炎病毒传播方式（30分）	当前乙型肝炎病毒的传播形式	10分	
		正确讲解乙型肝炎病毒的传播方式	20分	
2	职业性乙型肝炎病毒感染（40分）	职业性乙型肝炎易感人群及岗位	10分	
		乙型肝炎预防传染的措施	20分	
		易感人群预防乙型肝炎传染的措施	10分	
3	汇报综合表现（30分）	内容汇报完整、清晰，能正确表达学习内容	20分	
		声音洪亮，肢体语言恰当得体，自信大方	10分	
得分				

三、总结评价

通过互评和教师评价，总结反思，巩固提升，强化学生的职业素养，提升学生的实践应用能力。

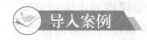

课后思考

1. 请你讲讲职业危害相关的病毒的种类？

2. 请你解释一下常见的可能造成职业危害的病毒及其主要的传播途径和感染方式有哪些？

3. 讨论一下防止病毒感染或传播需要注意哪些事项？

单元三　寄　生　虫

导入案例

全球首例蛇蛔虫感染！

2021年，澳大利亚新南威尔士州发现全球首例蛇蛔虫感染者。这位居住在新南威尔士州的64岁女性，在经历了腹痛、腹泻、干咳等症状后，于2021年1月进入当地医院。在对其进行脑部核磁共振扫描后，医生发现其头部存在异常，并对其进行了手术。在手术过程中，医生惊讶地发现其头部有一只还在蠕动的寄生虫。这条长8 cm、直径1 mm的蛔虫，经鉴定，是一条蛇蛔虫幼虫。据了解，这种蛔虫一般寄生于地毯蟒的消化系统内，而后者是树蟒属内最为常见的品种，因花纹独特形似地毯而得名。

分析：专家强调，在动物与人类栖息地愈发重合的当下，这一"世界首例"凸显了动物传播传染病等给人类带来的危险。

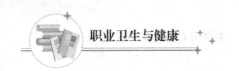

我国寄生虫病的防治取得了举世瞩目的成就。黑热病及不少县市的血吸虫病已基本消灭，在不少地区，疟疾和丝虫病也得到控制，有症状的钩虫病患者已较少见。地方性分布的华支睾吸虫病、并殖吸虫病、带绦虫病、包虫病等的防治工作也有了很大的进展。尽管如此，某些寄生虫病如血吸虫病、疟疾等仍然在我国部分地区有广泛流行，严重危害着人民的身体健康，同样也危害着进入这些地区工作的职业人群，职业卫生工作者应加以关注。

一、职业危害相关的寄生虫的种类

人体寄生虫包括寄生的原虫、蠕虫和昆虫。

（一）原虫

原虫为单细胞真核动物。原虫的整个机体由一个细胞构成，这个细胞具有执行生命活动的全部功能，如摄食、代谢、呼吸、排泄、运动及生殖等。绝大部分原虫营自由生活，广泛分布于地球表面的各类生态环境中。由于它们体积小、体重轻，往往可随风飘扬，遇到适宜的条件就发育滋长，大量繁殖。小部分原虫营共生生活或寄生生活。寄生性原虫对环境的要求相当严格，适应范围狭窄。有些寄生种类，如疟原虫、溶组织内阿米巴、锥虫及利什曼原虫（黑热病的病原体），对人体可造成严重的危害。人体寄生原虫的体积大小差别较大，直径小者仅 2 μm，大者可达 200 μm 或以上。一般肉眼无法辨认，必须借助于光学显微镜才可观察，而其细微结构则要用电子显微镜观察。因职业暴露如开垦、戍边而引起人体寄生和感染的原虫主要有利什曼原虫、疟原虫等。

（二）蠕虫

蠕虫包括吸虫、绦虫和线虫。

1. 吸虫

人体寄生吸虫的成虫大小通常为 2～15 mm，最大的可达 80 mm。但人体寄生吸虫的幼虫常需借助解剖镜放大后才能清楚地观察。血吸虫是最重要的与职业因素相关的人体寄生吸虫。在我国广泛流行，人们因生产或生活需要而接触含有血吸虫尾蚴的水体而感染，主要的感染人群是农民、渔民，以及到疫区去的旅行者，或在血吸虫病流行区参加抗洪抢险的驻军和干部群众等。

2. 绦虫

绦虫也称作带虫，是人体常见的寄生虫，其成虫寄生于人体的肠腔，虫体前端有头节，其后有数目不等的节片前后相连，成为链体，一般体积很大，成熟节片常脱落并随人体粪便排出，雌雄同体。人体寄生绦虫的感染主要与不良的饮食习惯等有关，最常见的有牛带绦虫和猪带绦虫，但均与职业危害相关不大，农村地区较为多发。

3. 线虫

线虫一般呈线形，不分节、两侧对称。除极少数外，都为雌雄异体。雄虫一般较雌虫为小。与职业危害相关的人体寄生线虫主要有钩虫和丝虫。

由钩虫感染引起的钩虫病是严重危害人类健康的疾患，由于钩虫的寄生可使患者长期慢性失血，从而使患者出现贫血及与贫血相关的症状，严重影响患者的劳动力，甚至危及生命。因此，它在减弱患者体力、降低其工作效能以及危害人体健康等方面均远超过其他寄生虫病。人体主要通过皮肤与含有钩虫蚴虫的土壤直接接触而感染，因此钩虫感染较多见于农民。

感染人体的丝虫有8种，在我国仅有班氏丝虫和马来丝虫，这两种丝虫的成虫均寄生在人体的淋巴系统、皮下组织、腹腔、胸腔、心血管及心包腔内等。雌虫产生带鞘或不带鞘的微丝蚴。大多数微丝蚴出现于血液中，少数出现于皮内或皮下组织。幼虫的发育是在某些吸血节肢动物如蚊等中间宿主体内进行的。当这些中间宿主吸血时，成熟的感染期幼虫即自其喙逸出，经皮肤侵入人体内发育为成虫。丝虫的成虫和微丝蚴对人体均可造成伤害，以微丝蚴为重。

（三）昆虫

昆虫属于节肢动物。广义上说，昆虫包括所有能危害人类健康的节肢动物。昆虫与人类疾病的关系十分密切，据估计，传染病中有2/3是由昆虫作媒介的。历史上，很多虫媒传染病如鼠疫、斑疹伤寒、黄热病、疟疾等都曾在人间造成广泛的流行，夺去了许多人的生命。与职业危害相关的昆虫主要有蜱、螨、蚊、虱、蝇、蚤、毒蛾（毒毛虫如桑毛虫）等。

案例 5.5

海边游泳回来后高烧不退竟是感染了"食脑虫"！

2023年6月，一家人带着孩子到海口旅游，回来后过了两天，孩子就开始发烧，高达39℃。令所有人没想到的是，检查结果显示，孩子感染的竟然是"阿米巴原虫"，也叫"食脑虫"。最要命的是，这个病目前国内没有特效药，死亡率高达90%以上。

分析：浙大儿院感染科医师介绍，阿米巴原虫是一种生存在热带和亚热带的罕见寄生虫，大多在水、泥土、腐烂的有机物中。阿米巴原虫感染主要分为皮肤感染和颅脑感染。通常来说，阿米巴原虫有两种途径进入人体。一种是通过农业工作，往往是一些农民。寄生虫通过皮肤进入人体，一般感染后会出现皮肤红斑难以治愈的情况，往往是通过皮肤活检发现阿米巴原虫。另一种就是人们在江河湖塘中游泳或用被食脑虫感染的水洗鼻子时，它们从鼻腔钻进人脑后，迅速繁殖，引起化脓性脑膜脑炎、血管出血和脑实质坏死。因此，要尽量避免在不干净的河里游泳或吃没煮熟的蛇肉、青蛙肉等。

二、寄生虫的致病作用

（一）原虫的致病作用

寄生性原虫对人体的危害程度因原虫的种株、寄生部位、对机体的致病作用、宿主的免疫状态以及有无其他起协同作用的病原物而异。人体寄生原虫的主要致病机制可以概括

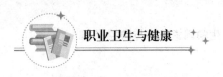

如下：

一是虫体的大量增殖，造成被寄生的细胞和组织的破坏并影响其功能。如疟原虫在红细胞内大量增殖，可使被寄生的红细胞破裂。

二是虫体代谢物和崩解的虫体的毒性作用、溶解作用以及致敏作用。如疟原虫在完成裂体增殖时释放出的物质可直接或间接地刺激人体体温调节中枢，从而引起疟疾寒热发作。

三是寄生性原虫对人体宿主的致病性刺激并不一定使人发病，因为机体的生理功能和免疫反应可以调节自身的平衡并解除原虫的毒性刺激作用。如长期生活在疫区的人经过多次反复感染暴露可能对疟疾获得了部分免疫力，因此，在再次受疟原虫感染后，可以仅处于一种体内带虫状态而并不出现临床发作，但宿主的变态反应则可造成免疫病理损害。

（二）蠕虫的致病作用

寄生性吸虫对人体的危害程度因吸虫的种株不同而不同。血吸虫是一种严重危害人类健康的寄生吸虫，在我国有悠久的流行历史，至今仍流行于我国长江流域的湖南、湖北、江西、安徽等7个省市。血吸虫尾蚴穿入人体皮肤后，通过免疫变态反应如组胺的释放，可引起尾蚴性皮炎，出现皮疹、水肿或红斑等。但血吸虫最主要的致病因子是血吸虫的虫卵。血吸虫虫卵沉积在肝脏及肠壁导致血吸虫卵肉芽肿，长期慢性病变导致肝纤维化和门静脉阻塞等，危及生命。

寄生性线虫中钩虫对人体的危害极大，钩虫有吸血的习性，患者可因此而成年累月地丧失血液，导致严重的贫血，这是钩虫感染对人体造成的最主要的伤害。此外，感染期的钩虫幼虫侵入人体皮肤后，可引起钩蚴性皮炎，出现充血斑点或丘疹、皮肤刺痛或发痒、红肿及含浅黄色液体的水疱，搔破后常有继发性感染而成脓疱。如果幼虫移行至肺，穿破微血管，还可引起咳嗽、痰中带血等一系列肺部感染症状。

丝虫也是一种与人体职业相关的，能导致被寄生人体严重疾病的寄生性线虫。急性期幼虫进入机体后，机体可因全身性的过敏反应及局部淋巴系统的炎症反应而出现周期性发作的淋巴管炎、淋巴结炎及丝虫热等。而在慢性期，则因反复炎症刺激形成肉芽肿，而后纤维化导致淋巴管阻塞性病变，出现淋巴管曲张、鞘膜积液等，严重的病例还会出现乳糜尿以及象皮肿。

（二）昆虫的致病作用

昆虫可通过直接与间接两种方式对被寄生人体造成危害。直接危害包括骚扰、刺螫、吸血以及引起变态反应等，间接危害则主要指其传播其他致病微生物如致病性细菌和病毒等。在传播致病微生物上，目前认为昆虫主要通过两种方式传播，一是生物性传播，二是机械性传播。在生物性传播时，昆虫作为致病微生物特定的，不可缺少的生活史环节而发挥作用。只有经过在这些昆虫体内的发育或繁殖阶段，致病微生物才能成熟并具备感染人体的能力。例如疟原虫必须经过蚊体内的发育才能成熟并能感染人体；而鼠疫杆菌需在蚤体内发育繁殖后，才能通过跳蚤使人感染。机械性传播指的是致病微生物在昆虫体表或体内没有经过任何发育或繁殖阶段。昆虫在传播致病微生物的过程中，只是机械地携带了病原体。如苍蝇的体表携带痢疾杆菌，并能通过苍蝇的消化道随粪便排出，污染食物，人吃了这些含有致病菌的食物而感染痢疾。在这一过程中，痢疾杆菌并没有在苍蝇体内发育或繁殖，苍蝇在其中只是起到了一个媒介或运输工具的作用。

三、寄生虫的防治措施

（一）消灭传染源

一是控制传染源：在寄生虫流行区，对病人、病畜进行普查普治，出现寄生虫感染应自我隔离，避免与他人共用餐具、洗具等，以防传染他人。

二是宠物管理：对于家中饲养的宠物，要定期进行体检和驱虫治疗，同时保持宠物的清洁卫生，避免与流浪动物接触。

（二）切断传播途径

一是注意饮食卫生：避免食用生食或未熟的食物，特别是肉类、鱼类和海鲜等高风险食品。食物应煮熟煮透，确保安全。

二是饮用安全水源：饮用经过消毒、过滤或煮沸后的水源，避免饮用未经处理的水。

三是个人卫生：勤洗手是预防寄生虫感染的基本措施。在接触食物、动物或公共场所后，务必用肥皂和流动水彻底清洁双手。同时，避免接触感染者的粪便和土壤等可能携带寄生虫的物质。

四是环境卫生：保持生活环境的清洁和卫生，定期清理垃圾、污水和粪便等可能滋生寄生虫的污物。在户外活动时，注意穿着长袖长裤，使用防蚊液等措施减少被蚊虫叮咬的机会。

（三）增强自我保护意识

一是加强健康教育：提高人们对寄生虫病的认识和防治意识。通过各种途径如宣传册、海报、讲座等普及寄生虫病的基本知识、传播途径、危害程度以及预防方法。

二是定期体检：定期进行体检是预防寄生虫病的重要手段。通过体检可以早期发现、早期治疗寄生虫病。特别是养殖业工作者、农民等容易受感染的群体需更加注意。

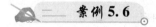
案例 5.6

酒腌、醋泡、盐腌等方式并不能完全杀死寄生虫

2024 年 3 月，一名男子断断续续发烧了大半个月，肚子也隐隐作痛，不知道发病原因。因为伴有偶发咳嗽，他总觉得是得了流感。症状持续了 20 多天后，他才到医院就诊。经过初步检查，他有两个指标明显异常：嗜酸性粒细胞异常升高，是正常人的数十倍；肝功能明显异常。影像检查结果显示，他的肝脏上有很多密密麻麻的小脓肿，看起来像感染化脓。经过进一步检查显示：这位男子的包虫 IgG 抗体、猪囊尾蚴 IgG 抗体、曼氏裂头蚴 IgG 抗体均呈阳性。也就是说，他可能同时感染过包虫、猪带绦虫和曼氏裂头蚴 3 种寄生虫。

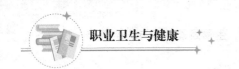
分析：医生讲述，食用生食最容易感染寄生虫。人食用了生的或未煮熟的含有异尖线虫Ⅲ期幼虫的海鱼或海产软体动物，如一些海鱼寿司、生鱼片等，就会感染寄生虫。感染的幼虫可能进入人体消化道，或移行至其他组织。使用酒腌、醋泡、盐腌等方式最多只能杀灭比较弱的寄生虫和细菌，而不是完全杀灭寄生虫。

活动与训练

职业性有害寄生虫的预防实践

一、目标

（1）了解常见寄生虫的寄生传播方式；

（2）掌握常见寄生虫寄生的预防措施；

（3）通过模拟演练，提高学生的职业素养和应变能力，展现个人魅力。

二、程序和规则

步骤1：将学生分成若干小组（3~6人为一组），小组进行任务分工，如查找资料、制作PPT、现场展示。

步骤2：每个小组根据任务分工，进行任务实施。

步骤3：展示过程3~5 min，每组派代表进行展示。

步骤4：小组互评、教师评价。

具体考核标准如表5-5所示。

表5-5 职业性有害寄生虫的预防实践评价表

序号	考核内容	评价标准	标准分值	评分
1	常见寄生虫的寄生（30分）	常见寄生虫的寄生形式	10分	
		正确讲解1种常见寄生虫的寄生方式	20分	
2	职业性疟原虫寄生（40分）	职业性疟原虫易寄生人群及岗位	10分	
		疟原虫寄生预防措施	20分	
		易寄生人群预防疟原虫寄生的措施	10分	
3	汇报综合表现（30分）	内容汇报完整、清晰，能正确表达学习内容	20分	
		声音洪亮，肢体语言恰当得体，自信大方	10分	
得分				

三、总结评价

通过互评和教师评价，总结反思，巩固提升，强化学生的职业素养，提升学生的实践应用能力。

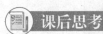

课后思考

1. 简述与职业危害相关的寄生虫种类。
2. 解释常见的可能造成职业危害的寄生虫及其主要的寄生途径和方式。
3. 防止寄生虫寄生需要注意哪些事项？

单元四　真　菌

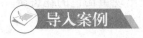

导入案例

闻了刚脱下的臭袜子，她竟感染真菌肺炎！

2023 年 10 月，新闻报道一女子因闻了自己刚脱下的臭袜子而导致感染真菌肺炎。据该女子讲述，她几个月前起初是出现了咳嗽症状，连续多个晚上咳到眼睛充血、无法入睡的程度。就诊后，医生认为其是支气管炎。她在口服药物后并没有得到任何缓解，再次入院治疗，通过支气管镜的检查确诊为真菌感染。询问医生后被告知，闻带有脚气的袜子可能是引起该病的原因。

分析：穿过的袜子上主要有汗液及水分、盐分，还含有乳酸及尿素、金黄色葡萄球菌、老旧角质等。有些人很容易脚痒，大概率就是感染了致病性真菌，由真菌感染导致的足癣又称脚气。而有脚气的人的袜子和鞋子也就更容易滋生真菌进一步繁殖。去闻、猛吸附着了真菌的袜子，真菌就可能进入口腔、鼻腔，进而进入下呼吸道（如肺部）。如果机体免疫功能低下，就有可能导致该部位的真菌感染加重，比如真菌性肺炎。

真菌是一种真核细胞型微生物，有典型的细胞核和完善的细胞器，但不含叶绿素，也无根、茎、叶的分化。真菌广泛分布于自然界，种类繁多，多达 10 余万种。大多数真菌对人无害，有些真菌如食用蕈类含有丰富的营养，对人体健康非常有益。人类还利用某些真菌来发酵以制造食品，或广泛应用于现代生物技术研究和高新生物技术产业中。能感染人体并引起人体疾病的真菌有 300 余种，包括致病真菌、条件致病真菌、产毒以及致癌的真菌。与职业环境和职业危害有关的真菌主要是一些致病和产毒真菌，种类较少，但近年来，由于滥用抗生素引起菌群失调、应用激素和某些药物导致免疫力低下，以及艾滋病在全球包括中国的广泛流行，真菌感染引起的疾病明显增多，值得关注。

真菌可分单细胞和多细胞两类。单细胞真菌呈圆形或卵圆形，称酵母菌。其中对人致病的主要有新生隐球菌和白假丝酵母菌，这类真菌以出芽方式繁殖，芽生孢子成熟后脱落成独立个体。多细胞真菌大多长出菌丝和孢子，交织成团，称丝状菌，又称霉菌。各种丝状菌或霉菌长出的菌丝和孢子形态不同，是鉴别真菌的重要标志。不同于细菌的芽孢，真菌的孢子对外环境的抵抗力不强，加热至 60～70℃ 短时间内即会死亡。

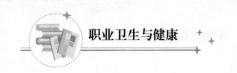

一、职业危害相关的真菌的种类

主要致病性真菌按其侵犯机体的部位和导致个体产生的临床表现，可分为浅部感染真菌、深部感染真菌和条件致病菌。而与职业危害关系最为密切的是浅部感染真菌。此外，深部感染真菌中的新生隐球菌在某些职业人群特别是鸽子饲养员中有时也可以见到。

（一）浅部感染真菌

表面感染真菌主要寄居于人体皮肤和毛干的最表层，因不接触组织细胞，很少引起机体的细胞反应。这类真菌在我国主要有秕糠马拉癣菌，可引起皮肤表面出现黄褐色的花斑癣。因绝大多数正常人的体表也能分离出此种真菌，因此，从职业危害角度来说，意义不大。

皮肤癣真菌能引起皮肤浅部感染，分毛癣菌、表皮癣菌和小孢子癣菌3个属。由于皮肤癣真菌有嗜角质蛋白的特性，其侵犯部位只局限于角化的表皮、指（趾）甲和毛发。皮肤癣特别是手足癣是人类最多见的真菌病。

引起皮下组织感染的真菌主要是着色真菌和孢子丝菌。感染常发生于真菌侵入的创伤部位。感染最初发生于真皮深层、皮下组织或骨，逐渐扩展，最后可达到皮表下。感染一般只限于局部，但也可缓慢扩散至周围组织。

着色真菌导致的感染都发生在暴露部位，因能导致病损皮肤变黑而得名。在我国主要有卡氏枝孢霉和裴氏着色芽生菌。在人体主要侵犯肢体皮肤，潜伏期较长，有1个月至1年不等，病程可长达几十年。早期皮肤患处发生丘疹，丘疹增大形成结节，结节融合成疣状或菜花状。随有病情的发展，原病灶结疤愈合，新灶又在四周产生。日久疤痕广泛，影响淋巴回流，形成肢体象皮肿。

孢子丝菌属于腐生性真菌，广泛存在于土壤、植物和木材上，常因破损皮肤接触带菌的花草等植物而感染，故而在农艺师和农牧民中最为多见，这与职业因素密切相关。感染的主要病原为申克孢子丝菌，经微小损伤侵入皮肤，然后沿淋巴管分布，引起亚急性或慢性肉芽肿，使淋巴管形成链状硬结，称为孢子丝菌下疳。申克孢子丝菌也可经口进入肠道或经呼吸道进入肺部，随后经血行播散至其他器官引起深部感染。

（二）深部感染真菌

深部感染真菌是指能侵袭深部组织和内脏以及全身的真菌。以新生隐球菌病较为常见。新生隐球菌广泛分布于自然界，为圆形的酵母型菌，外周有荚膜，一般染色法不着色，难以被发现，故称为隐球菌。常用印度墨汁作负染后镜检。主要传染源是鸽子，在鸽粪中大量存在。鸽子自身有抗此菌的能力，人却会因吸入鸽粪污染的空气而感染，特别是有免疫功能缺陷者。新生隐球菌主要的入侵途径是肺部，大多数肺隐球菌感染症状不明显，且能自愈。有的患者可引起支气管肺炎，严重病例可见肺大片浸润，呈现暴发型感染而迅速致死。部分患者发生血行播散而累及中枢神经系统及其他组织，主要引起脑的急性、亚急性或慢性感染。

二、真菌的致病作用

至今对真菌致病作用的研究仅限于少数几种真菌。浅部真菌如皮肤癣菌是由于这类真菌的嗜角质性，它们能产生角蛋白酶水解角蛋白。在皮肤局部大量繁殖后通过机械刺激和代谢产物的作用，引起局部炎症和病变。深部真菌感染后不能被杀死，如新生隐球菌的荚膜具有抗吞噬作用，能在吞噬细胞中生存、繁殖而引起慢性肉芽肿或组织溃疡坏死。其他某些真菌如白假丝酵母菌的细胞壁糖蛋白有内毒素样活性，能引起组织化脓性反应和休克。白假丝酵母菌还具有黏附人体细胞的能力。

在某些职业人群如农牧民或皮毛加工工人中，人在吸入或食入某些真菌菌丝或孢子后可引起各种类型的超敏反应性疾病，如荨麻疹、变应性皮炎与哮喘等。

真菌感染的发生与机体的天然免疫状态有关，最主要的是皮肤黏膜屏障。一旦破损或受创伤，真菌即可入侵。皮脂腺分泌的饱和和不饱和脂肪酸均有杀灭真菌的作用。因此，成人因手、足汗较多且掌跖部缺乏皮脂腺而易患手足癣。此外，如果长期应用广谱抗生素，或因患恶性疾病如艾滋病而需长期服用免疫抑制剂的患者，机体分别因菌群失调或免疫力下降而易感染真菌。与细菌和病毒不同，真菌因其胞壁厚，即使有抗体和补体也不能完全杀灭它。一般认为，真菌感染的恢复主要靠细胞免疫。

三、真菌的防治措施

（一）保持清洁干燥

一是保持清洁干燥：经常洗澡、换洗衣物，特别是贴身衣物和袜子，保持皮肤及衣物的干燥清洁，减少真菌滋生的环境。

二是选择透气鞋袜：穿着透气性好的鞋袜，有助于促进脚部排汗，降低真菌滋生的风险。

三是避免共用生活用品：不与他人共用毛巾、浴巾等生活用品，以防交叉感染。

（二）环境消毒

一是定期清洁消毒：经常对家居环境进行清洁和消毒，特别是潮湿、阴暗的角落，如浴室、厨房等，以减少真菌的生长和传播。

二是保持室内通风：定期开窗通风，保持室内空气流通，有助于降低室内湿度，减少真菌滋生的机会。

（三）其他措施

一是增强免疫力：通过合理饮食、规律运动、充足睡眠等方式增强自身免疫力，有助于抵御真菌的侵袭。

二是保持皮肤完整：避免皮肤破损，减少真菌侵入的机会。

三是避免过度清洁：虽然保持清洁很重要，但过度清洁会破坏皮肤的天然屏障，从而增加感染真菌的风险。

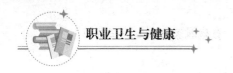

案例5.7

致命真菌在美国蔓延，近半感染者90天内死亡！

2023年3月，美国疾病控制和预防中心（CDC）表示，耳念珠菌正在以"惊人的速度"传播，目前已遍布美国一半以上的州，成为紧迫的公共卫生威胁。由于感染通常发生在重病患者身上，因此主要任务是防止真菌传播给医院重症监护病房的患者，但不幸的是，此类真菌具有极端生存和繁殖能力。近一半感染了耳念珠菌的患者会在90天内死亡，而且在受感染的住院患者中，有30%~70%的人最终会死亡。

分析：耳念珠菌于2009年在日本首次被发现，其感染致死率高达60%，被世界卫生组织列入对人类健康构成严重威胁的真菌名单。该真菌有两种影响人身体的方式：一是这种真菌可以生存在人类皮肤、直肠或口腔等特定区域，这一过程被称为"无症状定植"。在这个过程中，患者不会表现出感染症状，但可以将真菌传播给其他人；二是这一真菌也可能进入血液或伤口，导致严重的侵入性感染。在这一过程中，患者会出现典型的感染症状，如发烧和发冷。

活动与训练

职业性有害真菌的预防实践

一、目标

（1）了解常见真菌的感染传播方式；

（2）掌握常见真菌感染的预防措施；

（3）通过模拟演练，提高学生的职业素养和应变能力，展现个人魅力。

二、程序和规则

步骤1：将学生分成若干小组（3~6人为一组），小组进行任务分工，如查找资料、制作PPT、现场展示。

步骤2：每个小组根据任务分工，进行任务实施。

步骤3：展示过程3~5 min，每组派代表进行展示。

步骤4：小组互评、教师评价。

具体考核标准如表5-6所示。

表5-6　职业性有害真菌的预防实践评价表

序号	考核内容	评价标准	标准分值	评分
1	常见真菌的感染（30分）	常见真菌的感染形式	10分	
		正确讲解1种常见真菌的感染方式	20分	

续表

序号	考核内容	评价标准	标准分值	评分
2	职业性秕糠马拉癣菌感染（40分）	职业性秕糠马拉癣菌易感染人群及岗位	10分	
		秕糠马拉癣菌感染预防措施	20分	
		易感染人群预防秕糠马拉癣菌感染的措施	10分	
3	汇报综合表现（30分）	内容汇报完整、清晰，能正确表达学习内容	20分	
		声音洪亮，肢体语言恰当得体，自信大方	10分	
	得分			

三、总结评价

通过互评和教师评价，总结反思，巩固提升，强化学生的职业素养，提升学生的实践应用能力。

课后思考

1. 简述职业危害相关的真菌的种类。

2. 解释常见的可能造成职业危害的真菌及其主要的感染途径和方式。

3. 防止真菌感染需要注意哪些事项？

职业性肌肉骨骼损伤与防控措施

哲人隽语

久坐伤肉，久立伤骨，久行伤筋。

——谚语

模块导读

职业性肌肉骨骼损伤指从事职业活动所致的肌肉、肌腱、骨骼、韧带和神经等运动系统的健康问题，包括从轻微、短暂损伤到不可逆、能力丧失性伤害等所有形式的健康—疾病状态。

学习目标

1. 了解常见职业性肌肉骨骼损伤的类型；
2. 熟悉常见职业性肌肉骨骼损伤的形式；
3. 了解和掌握常见职业性肌肉骨骼损伤的防治措施。

单元一 下 背 痛

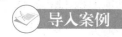 导入案例

引无数护士竞"折腰"，你有没有中招？

护士每天工作中有25%的时间处于弯腰或腰部受限的姿势，ICU护士则高达36%。护士绝大多数为女性，月经期、妊娠期、哺乳期也是引起护士腰背痛的主要原因。26~35岁的护士腰背痛发病率高达82.35%，这个年龄段的护士，是家庭中的主要劳动力，也是科室中的骨干，担任着重要岗位的工作，繁重的工作和家务进一步导致OLBP（职业性腰背痛）的发生。护士长期处于职业紧张的状态下，更容易患腰背痛。

分析：造成护理人员职业性腰背痛的罪魁祸首究竟是什么？一是工作环境和性质。临床护理工作具有高度的特殊性，需要耗费大量体力来完成翻身、拍背、更换床单、搬抬患

者、静脉穿刺、记录引流液等烦琐的护理操作。二是不良的工作姿势。护理人员在临床工作中许多操作都要弯腰进行。三是个人因素。护士发生腰痛的个人因素包括年龄、身高、体重、婚姻状况、科室等，而护理工作中，护士大部分为女性，月经期、妊娠期、哺乳期也是引起护士腰背痛的一个主要原因。四是管理因素。进入临床护理工作前，没有接受过力学原理相关知识的培训，导致在操作中自我保护意识及知识严重匮乏，特别是搬抬患者的技巧、正确使用各种设备及正确的工作姿势等；五是社会心理因素。护士精神紧张、焦虑、压力大、对于福利待遇满意度低、对工作性质满意度低、同事之间关系不融洽、缺少社会和家庭的支持、对工作缺乏兴趣、倒班、精神紧张等也会导致腰背痛发生率提高，并使疼痛增强，疼痛时间延长。

　　下背痛（Low Back Pain，LBP）是指下部腰椎、腰骶区及臀部的疼痛症状，常伴有坐骨神经痛，疼痛向一侧或两侧下肢的坐骨神经分布区放射。临床主要表现为下背部的广泛性酸痛、发紧、沉重感和弯腰困难等。下背痛经常间歇性出现，可能为局限性或弥漫性疼痛，每次持续数天至数月不等，随运动而加剧，工作后或固定于某一姿势较久后疼痛加剧，休息后疼痛减轻或消失。临床检查时在疼痛区可寻找到固定压痛点，同时伴有局部肌肉紧张，腰背部活动受限等。多数下背痛患者除疼痛外，还表现为脊柱稳定性和姿势控制能力的下降。在需要预先姿势调整的任务中，下背痛患者的躯干肌群激活延迟、姿势控制受损。并发坐骨神经痛时，疼痛会沿坐骨神经走行放射，多数放射至臀部和下肢的后侧，直腿抬高试验可呈阳性，同时伴有下肢感觉异常、肌力改变及腱反射异常。下背痛根据疼痛的持续时间可分为急性下背痛和慢性下背痛，二者之间的时间节点为 3 个月，疼痛持续3 个月以内称为急性下背痛，持续时间超过 3 个月称为慢性下背痛。

一、下背痛的种类

　　LBP 的发生率高达 9%，它是全球最影响生活质量甚至致残的疾病之一。大部分情况下，下背痛是病因不明的诊断，据统计其中诊断不明的占 90%。因此，下背痛的诊断更像是症状的描述，而非病理的诊断。通常情况下，诊断不明确会影响治疗方法的选择，从而使疗效欠佳。早在 20 世纪八九十年代，学者们就发现，当医生或治疗师能明确 LBP 的具体病理或生理诊断时，该患者的疗效往往会更好。下背痛有其自然的转归过程，大约44%的 LBP 患者不需要治疗，疼痛在 1 周内好转，1 个月内好转的占 86%，2 个月内好转的高达92%。但是90%的患者存在复发的可能性。为了对 LBP 患者进行有效合理的治疗，人们对 LBP 进行了系统分类：

（一）基于诊断的分类方法

　　该分类系统主要基于解剖和临床症状，这也是临床医生最熟悉的分类系统。如基于解剖的分类，将 LBP 分为椎间盘源性、脊柱不稳、椎管狭窄、节段功能紊乱（小关节性疼痛）和骶髂关节紊乱等。随着影像学的发展，基于解剖的分类系统也更趋于细化，其目的是明确和 LBP 相关的特定病理性解剖结构。但是，影像学和症状的不一致性是该分类最主

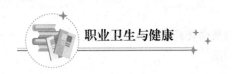

要的缺陷。LBP 患者可以有完全正常的影像学表现，而没有 LBP 的正常人群却可以有腰椎间盘突出等影像学表现。因此，虽然基于病理解剖的分类方法看似简单明了易操作，但是实际应用时却会依赖于主观判断。

隶属于这种分类思路的，还有根据症状和体征的分类法，例如明确病因的 LBP（如感染、骨折、恶性肿瘤等）、伤害性的疼痛（包括椎间盘源性疼痛、骶髂关节源性疼痛、关节突关节源性疼痛、肌筋膜性疼痛）、神经性疼痛（包括压迫性神经根痛、非压迫性神经根痛、神经性跛行、中枢性疼痛）、功能性不稳，以及其他疾病（如梨状肌综合征、髋部疼痛等）。

（二）基于预后的分类方法

该分类方法基于生物—心理—社会模式，认为慢性疼痛和抑郁、焦虑等情绪因素相关，也和环境社会因素有关。使用该分类方法的学者认为，除了要评估 LBP 本身外，还应该涉及心理和社会因素。建立将 LBP、情绪、对疼痛的态度、治疗措施等因素结合起来的模型，以分析不同因素对患者预后的影响，总结这些因素是否会影响 LBP 的预后，然后根据预后的影响因素来分类。目前认为，疼痛的程度、患者年龄、情绪和人际关系，都与 LBP 预后相关，因此，特定患者需要有个性化的治疗方案。此分类的意义在于管理 LBP 整体以达到最好的疗效和经济效益，可能更适合于在社会科学和医疗政策决策中实践。

（三）基于治疗的分类方法

这里所称的治疗均为保守治疗。它包括针对急性期疼痛的治疗、亚急性期缓解疼痛和恢复日常功能的治疗，以及恢复高运动水平活动的治疗。从麦肯基（Mckenzie）提出该分类方法后，陆续有多个基于治疗的分类方法被提出。该分类的目的是既要根据患者情况来确定最合适的康复方法，也要和诊断有关联。目前该分类方法共有 8 种。

1. 麦肯基（Mckenzie）分类

传统的麦肯基分类仅需要病史和查体，并不需要影像学资料。麦肯基分类的基础主要基于椎间盘髓核的移动性，继而通过使髓核复位、减轻纤维环张力等方法，达到治疗 LBP 的目的。该分类仅纳入了力学因素的 LBP，须排除严重的脊柱病变、肿瘤、感染、骨折等，它根据患者在重复应力下的疼痛反应，将 LBP 分为 5 类，具体如下：

（1）紊乱综合征：该类患者症状需符合：①持续或间断的局部或者牵涉性疼痛；②疼痛是偶发的，有一个明确的起始，并随着时间而变化；③特定的姿势或运动会加重或改善疼痛的程度和分布。查体上需符合：①腰椎活动度下降；②重复运动试验（即多次重复某个特定动作，如屈或伸）时，疼痛出现向心化或者离心化，即疼痛部位靠近或远离脊柱，并有活动度的改变。

（2）姿势综合征：该类患者症状需符合：①年轻；②长期坐位的生活方式；③长时间的姿势负荷引起时间依赖性的间歇、局部的疼痛；④症状多由久坐引起，绝不会由运动引起。查体需符合：①腰部姿势异常；②姿势的矫正可以解除疼痛；③静态测试（即静态负荷下，如符合其日常习惯的坐姿）可以诱发或者解除疼痛；④腰椎活动度不受影响；⑤重复运动试验阴性。

（3）功能障碍综合征：该类患者症状需符合：①既往有紊乱综合征或者外伤史、持续性的不良姿势或者脊柱退行性改变；②疼痛呈间歇性，当负荷消除时疼痛即消失；③局部的疼痛，可伴有下肢放射痛。查体需符合：①疼痛可反复由特定方向的运动引起；②一个或多个维度上的腰椎活动度下降；③特定的重复动作可诱发疼痛，但是不会加重症状。

（4）不确定性LBP：是指受运动或姿势影响的LBP，但是对于负荷的反应和上述3种分类均不符合。

（5）其他：是指与腰椎、骶髂关节不相关的LBP，如社会心理学、神经生理学等相关的疼痛。

以上各分类所占的比例不同。据研究，紊乱综合征的比例可高达70%，功能障碍综合征在5%~10%，不确定性LBP和其他占20%~30%，而姿势性疼痛仅占1%。该分类法认为紊乱综合征是由组织移位引起的，因此需要力学治疗使移位的组织复位。对于长期在运动终末点维持姿势而引起疼痛的姿势综合征患者，仅需要进行姿势矫正教育，就能获得很好的疗效。因结构性改变而累及关节囊或邻近韧带的功能障碍综合征患者，会出现一个或多个方向上的运动受限，受累结构会在重复受力下发生重塑而使疼痛缓解，该分类患者的治疗需要规律的运动训练。

2. 西科尔斯基（Sikorski）分类

该方法根据发病缓急及疼痛和动作姿势的相关性，将LBP分为7类。具体如下：

（1）非脊柱性疼痛。LBP由其他病因引起。

（2）非机械性疼痛。疼痛不因机械性应力而加重，或因休息而减轻。

（3）急性机械性疼痛。病程<12周，并且因机械性应力而加重，休息时减轻。

（4）慢性前柱疼痛。病程>12周，保持腰椎屈曲时疼痛加重，与举重物无关，坐位会加重疼痛，站立时可缓解，椎体骨折和椎间盘源性LBP是常见病因。

（5）慢性脊柱疼痛。病程>12周，脊柱前凸姿势、站立和行走会加重疼痛，屈曲时可缓解，可伴有或不伴有明显的结构异常，腰椎过度前凸、小关节增生、椎管狭窄是常见病因。

（6）慢性运动相关性疼痛。病程>12周，休息时疼痛可缓解，活动时加重，影像学多提示存在脊柱不稳，可存在或不存在腰椎滑脱；

（7）慢性不明原因的机械性疼痛。病程>12周，疼痛可因为体位变化而减轻，但没有特定规律。

治疗上主要针对后5种机械性疼痛。急性机械性疼痛患者需休息，慢性前柱疼痛患者适合伸展运动，慢性后柱疼痛患者适合屈曲运动，慢性运动相关性疼痛患者适合等长练习，慢性不明原因的机械性疼痛患者可考虑常规运动。但是如患者有明显的解剖改变，则上述的运动治疗疗效不佳。此法指导意义和疗效研究缺如，但支持者认为此法操作简单，可帮助治疗师提供标准化治疗。结合LBP的自限性，对于绝大部分患者，该方法可以帮助其缓解疼痛，同时针对性地加强锻炼可减少LBP的复发。而对于有明显解剖改变的患者，这些治疗不能改变已经发生变化的解剖结构，故可能疗效不佳。鉴于LBP的影像学与症状常存在不一致，因此明确的解剖改变也不是使用该方法的禁忌，临床上仍可使用该方法进

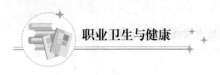

行运动指导。

3. 霍尔（Hall）分类

该方法涉及患者均为机械性 LBP，即脊柱内的物理结构问题引起的疼痛，而疼痛可随运动和/或位置而改变。该分类法分为 5 个模式：

（1）疼痛主要在背部或臀部，腰椎屈曲时症状加重，一般数小时或数天起病，持续数周或数月，可伴有下肢放射痛；

（2）疼痛突然发生，持续 1~2 周，腰椎伸展时加重，其余同模式（1）；

（3）主要表现为下肢放射痛，伴或不伴背痛，腰椎屈曲时症状加重，一般数小时或数天起病，持续数周或数月；

（4）疼痛突然发生，活动和腰椎过度伸展时加重，休息时可缓解，其余同模式（3）；

（5）疼痛模式异常，疼痛部位、诱发因素多变。

模式（1）、模式（2）最常见，约占 90%。一般认为，模式（1）多为椎间盘源性，模式（2）多为椎间关节问题，模式（3）为神经压迫，模式（4）多与脊柱骨关节病有关。基于该分类的治疗如下：模式（1）和模式（3）进行伸展练习和纠正坐姿；模式（2）进行屈曲练习；模式（4）同样适合屈曲练习，但不可过度；模式的治疗目标应从缓解疼痛转为加强功能，并使它向其他模式转变。研究表明，根据该分类的治疗模式可能优于常规康复治疗模式，但尚需前瞻性对照研究来证实。该分类方法操作简单，对于治疗和预防复发都有一定的作用。

4. 彭格列罪（Delitto）分类

该方法通过问卷形式来确定治疗是否仅需要治疗师介入，还是需要医生处理。根据影响患者生活质量的程度，将仅需治疗师介入的机械性 LBP 分为 3 个阶段：阶段 1：日常生活功能缺陷，站立少于 15 min，坐位少于 30 min，行走超过 0.4 km 出现疼痛加重；阶段 2：好于阶段 1，患者可以坐、站和行走，但打扫、提重物等日常活动受限；阶段 3：好于阶段 2，日常生活不受影响，但是不能持续进行高强度的活动。

一般认为，阶段 1 主要为调整，如伸展运动、屈曲运动、侧方旋转运动、手法治疗、牵引等。阶段 2 除了调整外，还要干预有氧能力差、不良姿势等致病因素。阶段 3 主要以加强练习为主。该分类方法操作简单，但是相较前几种分类方法，该方法仅从日常生活能力出发进行判断，该分类的特异性要差于上述的基于动作的分类方法及治疗措施，因此考虑基于该分类的治疗效果可能也会差于上述其他分类方法。

5. 范迪伦（Van Dillen）分类

该方法以运动功能受损为基础，根据做腰椎屈曲、伸展、旋转、屈曲加旋转、伸展加旋转 5 个动作时疼痛出现和加重的情况，将 LBP 分为 5 类：一是屈曲型。腰椎屈曲时（保持屈曲或者屈曲动作），下背痛出现或加重，限制屈曲时可缓解疼痛。二是伸展型。腰椎伸展时（保持伸展或者伸展动作），下背痛出现或加重，限制伸展时可缓解疼痛。三是旋转型。腰椎旋转时，下背痛出现或加重，限制旋转时可缓解疼痛。四是屈曲加旋转型。腰椎屈曲加旋转时，下背痛出现或加重，限制屈曲和旋转时可缓解疼痛。五是伸展加旋转型。腰椎屈伸展加旋转时，下背痛出现或加重，限制伸展和旋转时可缓解疼痛。

该方法纳入机械性 LBP，特点在于加入了脊柱旋转指标。其重测信度为 0.61~0.75。该方法没有重复运动测试，原因是设计者认为重复运动增加受试者痛苦，并可能混淆判断。该方法不需要专业培训，这相较于 Mckenzie 分类是一种优势。同时该分类对应的治疗方案也相对比较简单，均为躯干肌肉训练、加强诱发疼痛的动作的肌肉训练。

6. 奥沙利文（O'sullivan）分类

该方法先列出 3 个慢性 LBP 亚群。亚群一的特点是存在潜在病理过程，患者的运动反应是适应性的；亚群二的特点是心理或社会因素是疼痛的主要机制，亚群三的特点是运动受损（以疼痛回避行为为特征）或运动控制受损（以疼痛诱发行为为特征），包括 5 个模式：

（1）屈曲模式。为最常见的模式，由屈曲控制能力的不足导致的异常过度屈曲。所有屈曲相关的姿势或动作均能加重疼痛，而所有伸直的姿势或动作可缓解疼痛。

（2）屈曲和侧向移位模式。腰椎责任节段处可见屈曲和侧方移位的倾向。屈曲姿势或动作下进行伸直和旋转会加重疼痛，而在伸直或脊柱前凸的姿势或者反方向的侧方移位可缓解疼痛。

（3）主动伸展模式。控制能力不足导致主动过伸的倾向。所有伸展相关的姿势（如站立、坐直）和动作（如过头举物、快走、跑步、游泳）均能加重疼痛，而可使腰椎前凸减少的屈曲姿势或动作缓解疼痛。

（4）被动伸展模式。控制能力不足导致被动过伸的倾向，加重和缓解因素同主动伸展模式。

（5）多方向模式。是指多个方向的控制能力不足，所有负重下的运动和姿势均能加重疼痛，而在负重下很难找到缓解的姿势。

该分类方法重测信度较高，与上述几个分类的类似之处是涉及的下背痛人群均为机械性下背痛患者，这有利于患者分组的一致性。针对各分组的治疗原则是反方向屈曲或伸展，对于多方向的模式，需进行不负重的活动。

7. 艾伯特（Albert）分类

麦肯基先提出向心化现象，即指起自腰椎的疼痛和下肢放射痛，在重复运动测试和特定的姿势下会出现向脊柱中线靠拢，疼痛程度可减轻或消失。这个现象可能是因重复运动或特定姿势，使突出的髓核回到椎间盘内，如果髓核已经突破纤维环，则向心化现象可能会消失。因此，有向心化现象者预后较好。艾伯特继承并发展了该方法，他根据患者在测试过程中的坐骨神经痛反应，将此类特定患者分为 5 组：

（1）完全向心化。最远端的疼痛消失，即再次评估时，疼痛处要比首次评估靠近中心。

（2）部分向心化。最远端疼痛未消失，但疼痛程度降低。

（3）不稳定性向心化。疼痛在重复运动测试时可以减轻或消失，但是在负重位 1 min后疼痛又会恢复到原始水平。

（4）离心化。最远端的疼痛在测试过程中增加或疼痛区域扩大。

（5）无变化。在测试过程中，疼痛的部位和性质没有明显改变。

研究显示，向心化组在下肢放射痛患者中所占比例最高，占 84.8%。向心化组预后较

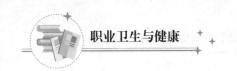

好，离心化组次之，无变化组最差。但是磁共振研究发现，向心化现象在纤维环破裂组和纤维环完整组间没有差别，因此向心化现象可能不仅与髓核破裂有关，还应该存在其他的机制。基于该分类的治疗方法，是通过各种运动和姿势，尽可能让疼痛向心化，但目前尚无针对性的治疗方案。对于向心化的机制研究很有意义，可进一步指导治疗。

8. 尼杰斯（Nijs）分类

该方法根据疼痛来源将 LBP 分为 3 类：

（1）伤害性疼痛。这是指非神经组织受到实际伤害，激活伤害感受器引起的疼痛。

（2）神经性疼痛。这是指躯体感觉神经系统的原发性病变引起的疼痛。

（3）中枢敏化性疼痛。这是指由于中枢神经系统神经放大信号引起的疼痛过敏。

该方法的特点在于考虑了中枢敏化。该分类系统范围较广，可建立在其他系统之上，如某患者被诊断为伤害性疼痛或者神经性疼痛后，可以再通过上述其他分类系统进一步分类。如果是中枢敏化性疼痛患者，则治疗可以针对神经中枢的高兴奋状态，如经颅电刺激、认知疗法，以及针对中枢的药物治疗等。有学者分析了国内外相关文献后发现下背痛和心理有密切的关系

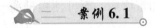案例 6.1

慢性下背痛病例

患者，女，29 岁，右侧下背痛 5 年之久，主诉久坐或久站偶尔会感觉右侧腰臀到大腿酸痛，无法确定何种动作会加重或缓解症状。有滑雪跌倒记录，以往影像检查未发现结构上的问题。患者以办公室工作为主，需要久坐。

分析：根据评估与测试发现患者的慢性下背痛主因：右侧下背姿势不良引起的肌肉及软组织疼痛。右侧腰椎前突弧度过大，肋骨上升，使得竖脊肌与腰方肌长时间处于紧绷状态，导致肌肉酸疼，这可能是髋关节柔韧性不足使腰椎必须代偿所致。

二、下背痛的预防方法

（一）首先要尽早诊断或排除特异性下背痛

特异性下背痛由肿瘤、感染或骨折等各种不同的病理变化引起。特异性下背痛约占下背痛的 0.2%。特异性下背痛的可能信号：

（1）初次下背痛的发病年龄小于 20 岁或大于 50 岁。

（2）有明显创伤史，或有骨质疏松可能的患者有轻微创伤史。

（3）伴有胸痛。

（4）伴有不明原因的体重下降。

（5）伴有鞍区麻木或二便异常。

（6）伴有进行性肌无力。

（7）查体发现多项神经学阳性体征和直腿抬高试验阳性。

（8）疼痛进行性发展或持续 4~6 周及以上。

（二）参加工间操，经常锻炼身体

工作或做家务避免长时间弯腰。如需经常参加重体力劳动应在腰部加一条护腰带。

（三）生活工作中选用正确的姿势

1. 正确的坐姿

（1）腰背坐直；

（2）双脚平放于地，使髋关节屈曲呈直角；

（3）应坐有靠背的椅子；

（4）可在腰后加一软垫，保持腰的生理前凸。

2. 正确的站姿

（1）头平视前方；

（2）腰背挺直；

（3）挺胸收腹；

（4）腰后部稍向前凸。

3. 仰卧的正确姿势

（1）枕头不要太高；

（2）可用一软垫置于腰后，使其保持生理弧度，用一小枕头放于膝下，下肢微屈更利于腰背放松。

4. 提举重物的正确姿势

（1）找准重物的握持部位，尽量站近重物；

（2）蹲下，但要保持腰部垂直，切记不可弯腰，握紧要提举的物体；

（3）收腹，双腿用力，提起物体，伸髋、膝直到人体站直，过程中保持腰部垂直；

（4）提起后尽量让身体贴近物体；

（5）站立后要改变方向，不要扭动身体，应利用双脚的转动；

（6）放下时则采用相反步骤。

（四）严重腰背痛的自我处理方法

1. 休息

停止活动，可选择一个舒适的睡姿，减轻腰背痛感，侧卧位时注意翻身，避免肌肉僵硬；也可试用以下体位，如髋膝屈曲 90°，小腿下放置几个枕头或棉被。

2. 热敷和按摩

肌肉紧张时可热敷疼痛局部，并可由家人轻轻按摩使肌肉放松。

3. 运动练习

（1）俯卧。平展俯卧，双臂靠身体，脸朝一侧，深呼吸数下，刻意完全放松，保持 4~5 min。

（2）伸展性俯卧。在俯卧的基础上，抬起上身，屈肘支撑上身，深呼吸数下完全放松，保持 4~5 min。

（3）俯卧背部最大限度伸展。由俯卧位双手撑地，抬起上身，骨盆、臀、腰必须完全放松，腰下垂，保持 1~2 s，恢复俯卧，重复以上动作，上身逐渐抬得更高，使背部最大限度伸展。如果感到疼痛减轻或集中，可使腰部下垂多保持 1~2 s，每节练习至少进行 10 次，以上是治疗腰痛最有效的步骤。

（4）站位伸展。当条件不允许做俯卧运动练习时，即可做站立伸展，双脚微分站立，双手放于腰部，手指向后，将腰以上躯干向后弯，双手做支柱，维持 1~2 s 回到开始的位置，这个练习也能防止腰背痛进一步发展。

（5）仰卧弯曲。平仰卧、屈膝，而后双手抱膝，平衡地将双膝尽量拉向胸部，保持 1~2 s，恢复原位，注意练习时头不可抬起，恢复时双膝不要伸直，屈曲练习后必须接着做一次俯卧伸展练习。

（6）在温泉水中泡浴或水中运动。经以上自行处理 2~3 天未见好转，则应去医院就诊。

案例 6.2

下背痛，竟是脊椎滑脱症

一位头发灰白的妇人弯着腰、穿着背架一跛一跛走进诊间，刚坐下就问："医生，我照了 X 光，外科医师说我的脊椎位置跑掉了，建议我开刀，可是我不想开刀。"原来妇人平时常需弯腰做事，几周前突然一个出力的动作让她背部剧痛，接着右脚开始酸麻，坐或躺都不舒服。她说自己走 50 m，整个小腿就会酸痛，没办法再继续走下去。医生安慰这位妇人说："您先别心急，我看过您的 X 光片，是第一级的腰椎滑脱，我们先用药物及复健治疗减轻疼痛，相信腰痛会逐渐改善。"经过约 3 个月的规则复健，她只在久站或走比较久后才会觉得腰疼，不过休息一下就没事了。医生还提醒她平日要注意姿势，不要一直弯腰或搬重物，同时要开始训练核心肌群，这样才能与脊椎滑脱和平共处。

分析："下背痛"在复健科门诊中占了很大的比例，根据健保资料库统计，因下背痛而就医的人数仅次于感冒，约八成的民众一生至少有一次严重的下背痛。一般下背痛常见原因与软组织（肌筋膜、肌腱或韧带）损伤、脊椎退化性疾病或脊椎神经压迫有关。发生下背痛大多为机械性（也就是跟活动或姿势不正确相关）原因，约占 98%，其他成因包含全身系统性的疾病或神经病变，以及身体其他部位病变所导致的传导痛。

活动与训练

职业性下背痛预防实践

一、目标

（1）了解常见下背痛的因素；

（2）掌握常见下背痛的预防措施；

（3）通过模拟演练，提高学生的职业素养和应变能力，展现个人魅力。

二、程序和规则

步骤1：将学生分成若干小组（3~6人为一组），小组进行任务分工，如查找资料、制作PPT、现场展示。

步骤2：每个小组根据任务分工，进行任务实施。

步骤3：展示过程3~5 min，每组派代表进行展示。

步骤4：小组互评、教师评价。

具体考核标准如表6-1所示。

表6-1　职业性下背痛预防实践评价表

序号	考核内容	评价标准	标准分值	评分
1	常见下背痛致因（30分）	常见下背痛的形式	10分	
		正确讲解1种常见下背痛的致因方式	20分	
2	职业性下背痛的预防（40分）	职业性下背痛人群及岗位	10分	
		下背痛的预防措施	20分	
		下背痛的常见治疗方式	10分	
3	汇报综合表现（30分）	内容汇报完整、清晰，能正确表达学习内容	20分	
		声音洪亮，肢体语言恰当得体，自信大方	10分	
得分				

三、总结评价

通过互评和教师评价，总结反思，巩固提升，强化学生的职业素养，提升学生的实践应用能力。

课后思考

1. 简述职业因素导致下背痛相关的岗位。

2. 解释常见的可能造成职业下背痛的原因。

3. 防治职业性下背痛需要注意哪些事项？

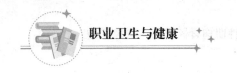

单元二　颈、肩、腕损伤

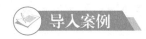

拯救久坐伏案工作的你！

一患者左侧肩部僵硬不适数年，近两周加重。一直存在颈肩不适的情况，平时没有特别注意，主要以休息或按摩的方式缓解疼痛。最近疼痛不适的症状开始加剧，同时他发现自己有明显的高低肩（身边的朋友也多次提到）。无明显外伤史、疾病史，无运动习惯。患者职业为设计师，常年使用电脑、纸笔，伏案工作。患者日常工作状态长期处于不良姿势，习惯将左肩抬高，以维持比较稳定的状态。从背面观察可发现患者左肩较右肩明显变高，右侧手臂距离躯干的距离较左侧大。

分析： 高低肩人群常常会面临着肩颈部的疼痛，特别是久坐的办公室一族、喜欢玩儿游戏的宅男宅女，以及长期伏案读书的学习党。头颈部两侧肌肉张力不平衡，颈肩部自然会出现酸痛不适感。异常姿态在我们的日常生活中常常出现，错误的坐姿、站姿、运动和锻炼姿势都可能导致高低肩的出现。具体情况视每个人的生活、工作、运动习惯又有所不同。在本次案例中，患者出现的不良工作学习习惯是坐姿状态下长期习惯单侧支撑。这种情况也是人群中常常见到的。

颈、肩和腕部的疼痛、倦怠、凝结、麻木、发冷等多种症状都可称为颈肩腕损伤。主要表现包括颈、肩、腕部疼痛、疲乏、活动受限及局部压痛等，同时伴有头昏、头胀、失眠、眼睛胀痛、视力疲劳及其他慢性肌肉骨骼疾患。

一、颈、肩、腕损伤的原因

颈、肩、腕损伤的最常见原因是身体的不良姿势。同一坐姿保持太久，脖子和肩膀周围的肌肉紧张，时间长了就导致酸痛感。腕关节的病痛是长时间使用电脑，手部的神经受到压迫所致。不同于繁重体力劳动的是，操作电脑是一项静力作业，伴随着头、眼、手的细小和频繁运动，往往持续时间长、工作量大，会使操作者的肌肉、骨骼反复紧张，引起相应的病症。例如，经常使用电脑的办公室员工，曾经出现过以下症状并持续一段时间，则可能患有工作相关颈肩腕综合征：在电脑前工作一段时间后，感觉颈、肩部酸痛；断断续续的手指和手掌发麻、刺痛，部分人群大拇指、食指和中指麻得较厉害；发麻的感觉在睡眠中和刚睡醒时较多发生；手掌、手腕或前臂有时有胀痛的感觉；疼痛的情形在晚上会变得更严重，有时甚至影响睡眠；伸展拇指时不自如且有疼痛感，严重时手指和手部都虚弱无力。

（一）长期伏案

由于社会节奏的加快，工作压力的增大，许多长期伏案工作缺乏运动的年轻人，尤其是年轻女性长时间低头造成颈部肌肉疲劳，最终导致颈椎变直甚至后凸、含胸、圆肩、驼背，这些成了困扰很多人的办公室疾病，其中以 IT 一族、学生、司机较为常见，当然地铁、公交上的低头族也是不容小觑的大群体。

此外有研究发现，女性头痛、偏头痛和颈椎疼痛远多于男性，也与此密切相关，因女性颈部肌肉的力量远小于男性，但头部的重量却几乎相当，在同样的身体姿势下更容易出现症状。

（二）不合适的锻炼方式

现在越来越多的人去健身房进行力量训练，追求肌肉带来的"美感"，而忽略了运动健身的真正目的是强身健体。经常以错误的方式或不正确的姿势进行锻炼，使身体没有得到应有的放松，还会造成这一症状的出现，久而久之可能诱发其他疾病。

（三）胸式呼吸

这个原因在伏案工作的人群中更为明显，人体的呼吸肌有很多，其中重要的肌肉就有胸锁乳突肌和斜角肌，做胸式呼吸往往会出现这些肌肉的收缩，尤其是对于伏案工作的人群，腹腔固定不动，更多的力量由胸部来承担，所以也会加重颈部呼吸肌的负担，尤其是斜角肌，进而出现颈肩臂腕的损伤。

（四）年龄

这种现象在老年人中也普遍存在，随着年龄的增长，肌肉质量下降，肌肉的不对称性增加，进而也可导致驼背、圆肩等一系列现象的发生。

近年来，很多国家把颈、肩、腕损伤视为一种职业病，因其有诸多影响，最直观的就是整个身体的变化。其次，就是出现头部、颈肩部和上肢的诸多症状，包括头痛、头晕、睡眠质量降低、眼睛模糊、听力下降，颈肩部酸胀、僵硬、疼痛，上肢的麻木、疼痛、腕关节的活动灵活度下降等多种症状。

案例 6.3

脖子、肩膀、胳膊酸麻胀痛？可能是颈、肩、腕损伤！

一患者平时经常使用电脑办公，颈部疼痛不适已经多年了，近两年经常感觉疼痛甚至累及肩背及手臂，曾多次到诊所做推拿理疗等，当时有所缓解，但是仍然反复发作。5 天前劳累后感右侧颈肩背部疼痛，头不能向左侧屈曲，右手臂不能向后摸背，疼痛起来整宿无法安睡，即使贴了药膏也没有得到明显缓解，随后就医确诊为肩、颈、腕损伤。

分析：随着电子产品的不断渗入，使得肩、颈、腕痛在无形中已经成为"刷屏一代"的"头号公敌"，人们常会感到脖子僵硬、酸痛，甚至整个肩背疼痛发僵，连点头、仰头及转头等动作都做不了。建议：尽量避免长时间操作电脑；如果工作离不开电脑，应做到每小时休息 5~10 min，活动一下颈肩部及手腕。多做颈肩部活动，如适当游泳、瑜伽、打羽毛球等。

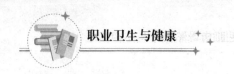

二、颈、肩、腕损伤的预防

（一）保持正确的姿势

颈、肩、腕出现问题，一般是因为长期姿势不当导致的，因此要注意调整。需要经常接听电话的人群，可以选择使用蓝牙耳机，避免一边夹着电话一边干其他的事情。电脑一族需要注意电脑、键盘、鼠标的摆放，避免身体双侧不平衡。睡觉时枕头的高度也有讲究。枕高以稍低于肩到同侧颈部距离为宜，在 10 cm 左右。需要注意的是，对于喜欢仰卧的人来说，最好选择低一些的枕头，在 6~9 cm 较为适合；喜欢侧卧的人，则适合使用高一些的枕头，在 9~12 cm 较为适合。

（二）做好保暖、避免受凉

无论是冬季还是夏季，都要做好颈、肩、腕部的保暖措施。冬季要及时增添衣物，夏季要避免空调、风扇等直吹。避免因为颈部受凉而诱发或加重颈椎不适的问题。

（三）学点颈、肩、腕伸展技巧

不能等到颈椎问题变严重了才想着去医院进行康复治疗。对于一些长时间保持一个姿势的职业人，要意识到学习肩颈伸展技巧的重要性。可以在路上或者上厕所的间隙进行适当的伸展，以缓解不适，如颈部旋转、抬头拉伸等。

（四）通过运动改善

平时有颈、肩、腕不适的人群，不妨严格要求自己进行适当的运动。运动是缓解身体酸痛的一个重要方式，可以选择跑步、瑜伽、游泳的方式进行改善、锻炼自己紧绷的肩部肌肉，使之放松；还可以选择合适的运动方式，通过锻炼肩颈部肌肉，预防颈椎病的发生。

案例 6.4

长时间伏案工作致颈椎病

23 岁的小梅（化名）从事电商工作，平时需要坐在电脑前工作 10 多个小时，其他空闲时间也是手机不离手，玩儿游戏、刷短视频不亦乐乎。近段时间，她一直觉得后颈、两肩周围疼痛，刚开始时稍加按摩便可缓解，但随着疼痛加剧，开始影响正常工作。到医院就诊初步检查发现，小梅两侧的枕下按压疼痛明显，肩部肌肉压痛显著，是典型的颈型颈椎病的症状。

分析：一旦出现肩颈酸痛、脖子活动有响声，甚至手指麻木等症状，就要考虑自己颈椎是否出现了问题。不要以为颈椎病就是有一点不舒服，忍忍就过去了，专家表示，颈椎病如果没有妥善治疗任其发展，除了给人带来疼痛不适影响日常工作学习外，还可能诱发全身多种病症：如视力障碍、腹胀便秘、胸痛、猝倒、老年痴呆、高血压，最严重的情况是一旦发生颈椎脱位，颈椎出血形成血肿，甚至可能压迫脊椎导致瘫痪。

活动与训练

职业性颈、肩、腕损伤预防实践

一、目标

（1）了解常见颈、肩、腕损伤的不良习惯或姿势；

（2）掌握常见颈、肩、腕损伤的预防措施；

（3）通过模拟演练，提高学生的职业素养和应变能力，展现个人魅力。

二、程序和规则

步骤1：将学生分成若干小组（3～6人为一组），小组进行任务分工，如查找资料、制作PPT、现场展示。

步骤2：每个小组根据任务分工，每组派代表进行任务实施。

步骤3：展示过程3～5 min，每组派代表进行展示。

步骤4：小组互评、教师评价。

具体考核标准如表6-2所示。

表6-2　职业性颈、肩、腕损伤预防实践评价表

序号	考核内容	评价标准	标准分值	评分
1	常见颈、肩、腕损伤的方式（30分）	常见颈、肩、腕损伤的行为	10分	
		正确讲解1种常见颈、肩、腕损伤的案例	20分	
2	职业性颈、肩、腕损伤（40分）	职业性颈、肩、腕损伤人群及岗位	10分	
		职业性颈、肩、腕损伤的预防措施	30分	
3	汇报综合表现（30分）	内容汇报完整、清晰，能正确表达学习内容	20分	
		声音洪亮，肢体语言恰当得体，自信大方	10分	
		得分		

三、总结评价

通过互评和教师评价，总结反思，巩固提升，强化学生的职业素养，提升学生的实践应用能力。

课后思考

1. 简述职业因素导致颈、肩、腕损伤相关的岗位。

2. 解释常见的可能造成职业颈、肩、腕损伤的原因。

3. 防治职业性颈、肩、腕损伤需要注意哪些事项？

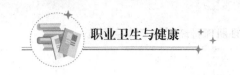

单元三 其 他

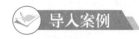

长跑运动员，确诊滑囊炎

一名年轻的长跑运动员，在某次锻炼后右侧膝盖疼痛，已1月有余，感觉膝关节红肿热痛，疼痛明显，日常行走也疼痛难忍。就医后，经医生初步诊断为滑囊炎。长期进行长跑活动，磨损膝关节、半月板，极易引发滑囊炎。

分析：滑囊炎的发生，简单来说就是滑囊受到刺激后引起的滑膜水肿，从而导致滑膜渗出液体增多，引起水肿，出现疼痛，反复的劳损摩擦，如关节屈、伸、外展、外旋等动作过度，经反复、长期、持续的摩擦和压迫，滑囊劳损，炎症发生。因此，不仅是运动员，普通人在日常锻炼时也要注意不过量，注意休息，合理锻炼。避免因运动健身引发滑囊炎等疾病。

一、滑囊炎

临床上，滑囊炎的分类有很多种。根据发病原因，分为创伤性滑囊炎、感染性滑囊炎、风湿性滑囊炎等。按病程可以分为急性期、亚急性期和慢性期。急性期主要表现为关节周围圆形、椭圆形或不规则形囊性肿物，自觉疼痛、活动受限、压之轻痛和有波动感，穿刺液为血性渗出物。亚急性期病程一般为 10～14 天，临床经过时间长且易反复发作，囊性肿物依然存在，走路或受压时有微痛，可扪及明显的囊肿边界，穿刺液呈淡黄色透明黏液。急性滑囊炎一般起病迅速，多由创伤或关节其他疾病导致，例如体操运动员空中转体时两侧内踝相互撞击导致内踝皮下滑囊炎。

（一）发病症状

根据不同病因，滑囊炎可分为创伤性滑囊炎和非特异性滑囊炎。患者主要症状为关节周围局部肿胀、僵硬或疼痛，移动或按压时疼痛加剧，皮肤红肿等。具体来说，几种典型的滑囊炎主要症状如下：

1. 急性滑囊炎

起病较为迅速，患者疼痛症状明显，活动或接触都会使疼痛增加，且疼痛一般为持续性胀痛，严重时可引起活动受限。

2. 慢性滑囊炎

表现为局部疼痛不适，阴雨天或受凉后、劳累或运动后疼痛可加重，局部可有边界清楚的囊性肿块伴有压痛。一般症状会持续数月，时轻时重，可能会限制运动，导致肌肉萎缩。慢性滑囊炎较急性滑囊炎更多见，一般发病较为缓慢，常由反复发生在同一部位的损伤或急性滑囊炎迁延不愈导致。多见于工作中经常摩擦、压迫滑囊的人群，如矿工等。慢性期的滑囊内为正常黏液，但囊壁往往呈水肿、增厚或纤维化。

3. 肩峰下滑囊炎

肩峰下滑囊炎表现为肩部局限性疼痛和压痛，尤其在外展50°~130°时更加明显。

4. 损伤性滑囊炎

损伤性滑囊炎较多见，呈慢性。常在骨结构突出部位，因长期、反复摩擦和压迫而引起，多在慢性滑囊炎基础上突发，损伤力量较大时，可伴有血性滑液渗出。

5. 感染性滑囊炎

感染性滑囊炎感染病灶带来的致病细菌，可引起化脓性滑囊炎，并可引起周围蜂窝组织炎，破溃后常残留窦道。感染性滑囊炎可伴有关节周围红、肿、热等继发感染症状。

6. 痛风性滑囊炎

痛风性滑囊炎易发生于鹰嘴和髌前滑囊，滑囊壁可发生慢性炎症性改变，并有石灰样沉淀物沉积。患者多有慢性损伤史和与致病相关的职业史。关节附近的骨突处有呈圆形或椭圆形、边缘清楚、大小不等的肿块。急性者疼痛、压痛明显，慢性者则较轻，患肢可有不同程度的活动障碍。若继发感染，则可有红、肿、热、痛表现。

（二）发病部位

根据发病部位不同，滑囊炎可分为髌前滑囊炎、髌下深滑囊炎、鹅足滑囊炎、窝囊肿、鹰嘴滑囊炎、肩峰下滑囊炎、肘膝综合征等。

1. 髌前滑囊炎

位于髌骨前方的滑囊有髌前皮下滑囊（皮下与深筋膜之间）、髌前筋膜下滑囊（阔筋膜与股四头肌肌腱之间）和髌前肌腱下滑囊（股四头肌与髌骨之间），髌前滑囊炎多见于皮下滑囊。反复摩擦、挤压、碰撞等机械因素均可引起，井下煤矿工人中最常见，也可因急性损伤而发病。主要表现为髌前局限性肿块，触之有波动感，柔软，界限清楚。有轻度疼痛或无痛，膝关节功能不受限。

2. 髌下深滑囊炎

髌下深滑囊又称胫前深滑囊，位于胫骨结节与髌韧带之间。髌下深滑囊炎多因创伤所致，局部肿胀疼痛，膝关节屈伸活动受限。检查时见髌韧带两侧生理凹陷消失并明显凸起，局部压痛。

3. 鹅足滑囊炎

鹅足滑囊位于缝匠肌、股薄肌及半腱肌的联合腱止点与胫骨内侧副韧带之间。鹅足滑囊炎主要表现为膝关节内侧疼痛，局部有肿块，常可误诊为慢性关节炎、内侧半月板损伤、内侧副韧带损伤等。

4. 窝囊肿

窝囊肿又称贝克氏囊肿，是窝内滑液囊肿的总称。有的是滑囊无菌性炎症积液膨胀而由深部向后膨出；有的是继发于膝关节内疾病而产生的滑膜腔渗出物。患者有窝部不适的感觉或行走后有胀感，有的无自觉症状。检查时可见窝有一囊性肿物，大小不等。对继发

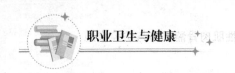

于膝关节内疾病的窝囊肿，首先应查明原发病并予以治疗，如存在骨骼畸形，须切除或矫正畸形的骨骼，原发病治愈后，有的囊肿可自行消失，否则可在另一次手术中切除囊肿。

5. 鹰嘴滑囊炎

鹰嘴部滑囊有两个：一个位于鹰嘴突与皮肤之间；另一个位于肱三头肌肌腱与鹰嘴上端的骨面之间。鹰嘴滑囊炎多发生于前者。发病原因以创伤多见，常因撞击或经常摩擦所致。煤矿工人在矿井中运煤时，用肘支撑着匍匐爬行，长期碰撞、挤压和摩擦鹰嘴滑囊而导致发炎者甚多，故又称矿工肘。主要表现为鹰嘴部皮下囊性肿物，直径为 2 ~ 4 cm，可有轻度压痛，一般无疼痛及功能障碍。

6. 肩峰下滑囊炎

肩峰下滑囊又名三角肌下滑囊，分为肩峰下和三角肌下两部分，两者中间可能有一薄的中隔，但大多数是相通的。滑囊将肱骨大结节与三角肌、肩峰突隔开，使肱骨大结节大致在肩峰下面发生摩擦。肩峰下滑囊炎，可因直接或间接外伤引起，但大多数病例继发于肩关节周围组织的损伤和退行性改变，尤以滑囊底部的冈上肌肌腱损伤、退行性改变、钙盐沉积最为常见。肩峰下滑囊由于损伤或长期受挤压、摩擦等机械性刺激，使滑囊壁发生充血、水肿、渗出、增生、肥厚、粘连等无菌炎症反应。肩部疼痛、运动受限和局部压痛是肩峰下滑囊炎的主要症状。疼痛位于肩部深处，常涉及三角肌止点，也可向肩胛部、颈部、手部等放射。肩部运动受限，随着滑囊壁的增厚、粘连，肩关节活动度逐渐减小，活动肩部时疼痛加重，尤以外展外旋时为著。肩峰下有压痛，如果滑囊肿胀，则整个肩部均有压痛。晚期可见肩带肌萎缩。X 线检查有时可见冈上肌钙盐沉积。

7. 肘膝综合征

由于煤矿井下工人特殊的工作环境，矿工除具有急慢性滑囊炎的改变外，还有上皮组织高度角化、半月板受损、尺骨鹰嘴骨质增生、髌前骨质增生、骨关节炎、尺神经炎、髌骨软骨软化等表现，称为矿工肘膝综合征。当滑囊受到过分摩擦或压迫时，滑囊壁发生轻度炎性反应，滑液分泌增多，同时有液体渗出，使滑囊膨大，急性期囊内积液为血性，以后呈黄色，至慢性期则为正常黏液。在慢性滑囊炎中，囊壁水肿、肥厚或纤维化，滑膜增生呈绒毛状，有的囊底或肌腱内钙质沉着，影响关节功能。多数病例，避免继续摩擦、压迫，休息后炎症可消退。穿刺抽液、囊内注入醋酸氢化可的松和加压包扎，常能获得良好疗效。对非手术疗法无效者可考虑做滑囊切除术。但若局部皮肤出现胼胝样改变时一般不宜再行手术治疗，以免伤口经久不愈。

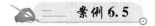 **案例 6.5**

五金厂 40 多名打磨工人罹患滑囊炎

小潘是深圳某五金厂一位打磨工。由于打磨的产品比较大，小潘要用膝盖作为支撑点，以便于产品固定，在打磨过程中上下前后地移动。可是，小潘的膝盖因此要承受打磨机轮往复的挤压和摩擦。打磨部门有 40 多位工友，每天都要工作 12 h 以上。半年过后，小潘和同事们的膝关节都开始隐隐作痛。起先，他们以为是工作强度大，累着了，觉得休息一下就应该没事了。但随着时间的推移，病情越来越严重，膝关节疼得更厉害，并且开始红肿。有的人膝盖还起了一个很大的包，有的甚至连走路都困难。

　　分析：医院对小潘等人的情况进行了仔细的诊断，对其他已患病的工人也做了检查。他们让工人示范打磨的姿势，再结合工人的职业史，经过分析，一致认为是由于工人的膝盖长期承受打磨机轮的挤压和摩擦而导致了滑囊炎。

（三）常见职业性滑囊炎

　　在相关职业活动过程中，滑囊长期受到摩擦、压迫、挤压和碰撞等导致滑囊壁充血、水肿、渗出、肥厚、滑囊扩大形成囊肿，称为滑囊炎。职业性滑囊炎与职业类型、工种、职业环境、劳动强度等密切相关，如矿工常因工作环境和劳动姿势等原因，用肘支撑着匍匐爬行，肘部和膝部滑囊长期受到摩擦、压迫和碰撞等导致髌前滑囊炎和鹰嘴滑囊炎，故又称为矿工肘、矿工膝；在石板磨光加工时，因石板重量过大，工人操作时为了减轻上臂劳动强度，常用膝部紧靠机台进行支撑，膝部长期受到振动和压力的影响，发生髌前滑囊炎；木工、水电工和网球运动员常会发生肱桡滑囊炎，也因职业需要经常做旋转前臂和屈伸肘关节等运动，滑囊受到挤压和摩擦所致。因肱桡滑囊炎最早发现于网球运动员，故称为网球肘。国外膝部滑囊炎称为牧师膝、女仆膝，在跪着工作或洗衣女工中发生；坐骨结节滑囊炎常见于坐着工作和年老瘦弱的妇女中，发病与长期坐着、摩擦有关，又称编织臀或织布工人臀；在骑马、骑牲口时常使位于缝匠肌、股薄肌及半腱肌的联合腱止点与胫骨内侧副韧带之间的滑囊发炎，称鹅足滑囊炎。在职业性滑囊炎中，多数病例避免继续摩擦和压迫，休息后炎症可消退。

二、下肢静脉曲张

　　静脉曲张是由于血液淤滞、静脉管壁薄弱等原因引发的一种疾病，表现为静脉迂曲扩张。常见的静脉曲张类型包括下肢静脉曲张、胃底—食管静脉曲张、精索静脉曲张及腹壁浅静脉曲张等。此疾病的病因和发病机制尚不清楚，但一般认为静脉壁先天发育不良、引发静脉压力增高的诸多因素等是主要原因。静脉曲张的诱发因素包括长期站立、重体力劳动、妊娠、慢性咳嗽、习惯性便秘等。

（一）发病症状

　　原发性静脉曲张的位置和程度与局部静脉内压力高低及管壁厚薄不同有关。由于病变的逐渐发展，其早期临床表现是以症状为主，后期则以曲张的静脉表现和产生的并发症为主。

　　病变下肢常感酸胀不适、沉重或疼痛，易疲劳。行走或平卧时，由于腓肠肌收缩的挤压作用，血液易于回流，静脉内压力降低，症状缓解。

　　曲张静脉先行扩张隆起，进而弯曲，从而引起瓣膜闭锁不合，而更增加其严重性。长久之后，中层肌肉为结缔组织所代替，管壁变薄，扩张静脉可成为结节状。大隐静脉曲张主要分布于下肢内侧，并延伸至前肌和后面。由于小腿大隐静脉管径较小，管壁较薄，所

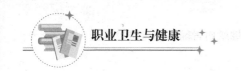

承受的压力比大腿压力高，故其程度与范围都较大腿重，其分支比主干更为严重。大腿静脉明显曲张时，往往提示其主要瓣膜功能不全。如发生在大腿外侧面，则显示股外侧浅静脉瓣膜功能不全；若发生在大腿后内侧，则显示股浅内静脉瓣膜功能不全。小隐静脉曲张主要分布在小腿后面和下部，并延伸至外侧和足背。

单纯原发静脉曲张，又无踝部交通支瓣膜功能不全，多不发生肿胀；如果有交通支瓣膜功能不全，也可出现轻度肿胀，其特点是经一天活动后出现，休息一夜后即减轻或消失。后期并发症包括：

（1）静脉曲张性静脉炎。这主要是由血流缓慢所致，但也可因外伤引起。

（2）溃疡形成。由于静脉长期淤血，血液含氧量降低，毛细血管渗透性增加，液体外渗，组织水肿，局部抵抗力降低，因轻度外伤而发生溃疡。这种溃疡常发生在内踝上部和小腿内下 1/3 处，其周围组织变薄，色素沉着，或有湿疹样改变，较难愈合。

（3）淤滞性皮下硬化症。由于踝上交通支瓣膜功能不全，血液倒流加重，下肢瘀血，结缔组织增生，在皮下组织内形成淤滞性硬化表现；或皮肤因血液循环障碍而发生退行性改变，表现为脱毛、皮肤变薄发亮、脱屑、色素加深等，也可因毛细血管破裂而出血有血色素沉着。

（4）出血。由于皮肤退行性病变而变薄，难以支持其下静脉承受腔内高压，或者是因外伤而引起大出血；也有因细静脉损伤而引起皮下出血者。

（二）发病原因

静脉壁软弱、静脉瓣缺陷以及浅静脉内压力持久升高，是引起浅静脉曲张的主要原因。

（1）先天性静脉壁薄弱或静脉瓣膜功能缺陷，如瓣膜缺如或发育不全。因此静脉壁易于扩张，近端静脉瓣膜闭锁不全使血液倒流，进一步影响其属支，最终造成静脉曲张。

（2）长期站立是造成下肢静脉曲张的重要因素。血柱垂直的重力对下肢静脉压力增大，同时回流可以直接造成大隐静脉瓣膜破坏，因此大隐静脉曲张多见于长期站立工作的劳动者。

（三）预防

1. 一级预防

从事长期站立工作的工厂、企业应予劳动保护，如工作时要应用弹力袜或弹力绷带，工作间隙组织做工间操等。

2. 二级预防

轻度静脉曲张的患者，用弹力绷带或穿弹力袜，抬高患肢。对有症状而无禁忌证患者可采取大隐静脉高位结扎并切断所有属支，抽剥大隐静脉主干及分支，结扎切断关闭不全的交通静脉、局部切除纡曲静脉团。小隐静脉曲张者应同时做小隐静脉干及分支剥脱。硬化剂注射压迫疗法，特别适用于术后残留曲张静脉的辅助治疗。常用硬化剂为 5% 鱼肝油钠溶液、油酸乙醇胺溶液、3% 十四羟基硫酸钠溶液以及高渗糖水及盐水。每点注射剂量是 5% 鱼肝油酸钠 1~2 mL，同时可做多点注射，注射后应加压包扎至少 6 周，使静脉壁相互粘连而闭合。注射加压治疗近期疗效较满意，但复发率高，需反复注射，注射时有部分患者有过敏、溶血反应，偶尔发生肺栓塞，硬化剂漏入皮下可引起皮下坏死，所以应特别注意。

3. 三级预防

（1）溃疡。这是下肢静脉曲张最常见的并发症，它不仅给患者带来痛苦和生活的不便，久而不愈的溃疡还可能会导致恶变，因此应及时治疗。可积极治疗原发病；卧床休息，抬高患肢，加强营养；局部可用生理盐水、1：5 000 呋喃西林溶液，1%新霉素溶液湿敷。外敷东方1号药膏或氧化锌胶布敷贴促进溃疡愈合；溃疡面大，持久不愈者可行溃疡切除，局部植皮。

（2）急性出血。多由于轻微外伤导致静脉破裂出血，出血量大而难以自行停止，所以必须及时处理。出血时，抬高患肢、加压包扎，必要时可缝合出血静脉。需与深静脉血栓形成下肢深静脉瓣膜关闭不全相鉴别。

案例 6.6

运动过量导致滑囊炎

一29岁男子，平常有健身的习惯。2021年1月底，在某一个平常的周日，他去健身房练腿，结果练完觉得没练透，又加练了4组共计50次的高台跳的动作，回家后，晚上右腿开始莫名发胀，常年健身的他觉得并没有什么大毛病，所以也没在意，想想休息两周不练腿应该就没事了。从第二天开始，右腿一直有一种很胀的感觉，但是走路下蹲暂时没有什么影响，但是那时也没太在意，只是单纯以为休息就没事了，于是休息了几周没有锻炼，其间经历了过年，每天吃吃喝喝，也不用怎么走路，也没什么大的感觉，但是一直没好。经历多番周折，最后确诊为膝盖滑囊炎。

分析：运动过量是可以引起滑囊炎的。活动过多、过度劳累、滑膜受损可引发滑膜炎，使局部造成肿胀并疼痛。因此，运动前要充分热身，保持正常体重，保持正确的运动姿势，运动要循序渐进，逐渐增加活动量。

活动与训练

职业性滑囊炎预防实践

一、目标

（1）了解常见滑囊炎的类型；

（2）掌握常见职业滑囊炎的预防措施；

（3）通过模拟演练，提高学生的职业素养和应变能力，展现个人魅力。

二、程序和规则

步骤1：将学生分成若干小组（3～6人为一组），小组进行任务分工，如查找资料、

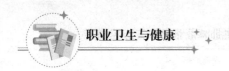

制作 PPT、现场展示。

步骤2：每个小组根据任务分工，进行任务实施。

步骤3：展示过程 3~5 min，每组派代表进行展示。

步骤4：小组互评、教师评价。

具体考核标准如表6-3所示。

表6-3 职业性滑囊炎预防实践评价表

序号	考核内容	评价标准	标准分值	评分
1	常见滑囊炎 （30分）	常见滑囊炎的产生原因	10分	
		正确讲解1种常见职业性滑囊炎的病因	20分	
2	职业性滑囊炎 （40分）	职业性滑囊炎常见人群及岗位	10分	
		滑囊炎的预防措施	30分	
3	汇报综合表现 （30分）	内容汇报完整、清晰，能正确表达学习内容	20分	
		声音洪亮，肢体语言恰当得体，自信大方	10分	
得分				

三、总结评价

通过互评和教师评价，总结反思，巩固提升，强化学生的职业素养，提升学生的实践应用能力。

课后思考

1. 常见罹患滑囊炎的职业有哪些？

2. 解释常见的可能造成职业性滑囊炎的因素。

3. 讨论预防职业性滑囊炎的措施。

职业健康风险评估

哲人隽语

居安思危，思则有备，有备无患。

——春秋·左丘明《左传·襄公十一年》

模块导读

　　劳动过程中存在或者可能产生职业病危害的，必须采用有效的职业病防护设施，为劳动者提供职业病防护用品和防护设备，实施由专人负责的职业病危害因素日常监测，定期对工作场所进行职业病危害因素检测、评价，引入新技术、新工艺、新材料、新设备时应当重新进行健康风险评估。可见，职业健康风险评估（Occupational Health Risk Assessment）是预防职业危害，实施职业健康风险管理（Occupational Risk Management）的基础。正确理解职业健康风险评估的相关概念、理论基础、评估方法、风险控制等内容，对于指导用人单位加强职业病危害的管理与控制具有重要意义。

学习目标

　　1. 了解职业健康风险评估的背景、目的、意义；

　　2. 掌握职业健康风险评估的相关概念；

　　3. 掌握职业健康风险评估的策略、职业健康风险评估的步骤；

　　4. 了解我国职业健康风险评估的发展历程；

　　5. 理解职业健康风险评估方法的优缺点，能够根据工作需要选择合适的职业健康评估方法。

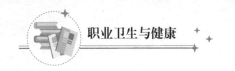

单元一　关于职业健康风险评估

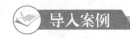 **导入案例**

企业未开展职业病危害预评价和控制效果评价案

2023 年 3 月 15 日，来宾市卫生健康委员会和兴宾区卫生健康局联合对来宾市兴宾区三五镇工业园区职业病防治情况进行监督检查，发现某用人单位自 2021 年 9 月投产运行，至今已有 17 个月时间，但该用人单位未能提供职业病危害预评价报告、职业病危害控制效果评价报告及危害项目申报回执。该用人单位未按照规定进行职业病危害预评价和控制效果评价的行为违法了《中华人民共和国职业病防治法》的规定，给予该用人单位警告的行政处罚，同时责令限期改正违法行为。

分析：《中华人民共和国职业病防治法》第十七条第一款规定：新建、扩建、改建建设项目和技术改造、技术引进项目（以下统称建设项目）可能产生职业病危害的，建设单位在可行性论证阶段应当进行职业病危害预评价。该法第十八条第三款、第四款规定：建设项目在竣工验收前，建设单位应当进行职业病危害控制效果评价。该法第十六条第二款规定：用人单位工作场所存在职业病目录所列职业病的危害因素的，应当及时、如实向所在地卫生行政部门申报危害项目，接受监督。

目前职业卫生领域，危害因素和疾病的调查研究大多处于分离的状态，对危害因素接触限值的划定多依据国际上已有的资料，人们对危害因素的认知多停留在"超标"或"不超标"的概念上。但实际上，只要产生和存在职业病危害因素，无论是否"超标"，都或多或少地对劳动者的身心产生健康影响，那么到底有多大的可能性会导致这些健康损伤却不得而知。而职业健康风险评估的过程，就是相对精确的预测，是对在接触一定时间的某浓度水平的某种职业病危害因素后，产生某种健康损伤的概率的预测过程。因此，职业健康风险评估将使职业卫生的管理更加精细、准确、有针对性，也是厘清该领域方向的关键方法。

一、职业健康风险评估的背景

（一）健康风险评估

健康风险评估（HRA）概念的提出至今已有 80 余年历史，可追溯至 20 世纪 40 年代罗宾斯（Lewis C. Robbins）博士关于宫颈癌和心脏疾病的预防工作。他提出"内科医生应记录患者的健康危害，用于指导疾病预防工作"，并创建了"健康危害记录表"，给医疗检查结果赋予了疾病预测性含义。到 20 世纪 60 年代末，随着人寿保险精算原理在量化个体死亡风险的特征参数及其风险评估中的大量应用，逐渐形成了量化 HRA 的必要条件。1970 年，罗宾斯和霍尔（Hall）共同编制出版了《如何运用前瞻性医学》手册。手册阐述了目前健康危害因素与未来健康结局之间的量效关系并提供了完整的 HRA 工具包。1980 年，美国疾病预防控制中心（美国 CDC）正式发布了 HRA 的公共版本。至此，HRA 得到了广泛应用和快速发展，特别是在工作场所的健康风险评估领域。

（二）工作场所健康危害的风险评估

从 20 世纪末开始，为预防和控制工作场所存在的健康危害因素，许多国家依据国际组织提出的指导性文件分别提出或建立了适合本国使用的针对工作场所健康危害的风险评估方法。这些针对工作场所的风险评估涵盖了 5 个方面的内容：一是危害识别；二是谁遭受危害和如何遭受危害；三是评估危害产生的风险和现行防护措施是否充分、有效，以及进一步应采取的措施；四是记录风险评估结果；五是健康风险的跟踪评估。我国曾于 20 世纪 80 年代提出粉尘、毒物、噪声、高温等危害接触的危害作业分级标准，并于 2013 年开始系统地开展职业健康风险评估。上述工作对我国预防和控制工作场所职业危害发挥了重要作用。

（三）毒理学风险评估

毒理学风险评估是在化学品安全性评价的基础上发展起来的，两者既有联系，又有区别。安全性评价和危害识别所用的毒理学实验方法基本相同。术语"安全性评价"是为了建立安全性的决策程序，然而"健康风险评估"是计算或估计风险的决策程序，是更大的决策程序的一部分。安全性评价常用于几个方面：一是控制接触。如用于食物添加剂、食物杀虫剂和兽药的残留物；二是新的化学物质、新产品许可或管理毒理学。化学品健康风险评估通常用来描述针对特定化学物进行公共卫生决策的整个程序。对化学品进行毒理学的安全性和危险性评价是毒理学最重要的任务。毒理学工作者的专业性工作可分为 3 个方面，即描述性研究、机制性研究和管理性研究。虽然每个方面都有自己的独特性，但它们是互相影响的，化学品的危险性评价将毒理学的描述性研究、机制性研究和管理性研究联系在一起。毒理学风险评估是更大的决策程序的重要组成部分，是开展职业健康风险评估不可或缺的重要内容。基于政府职业病报告与监测数据的健康风险评估对职业健康风险评估理论和方法的应用与发展，可以为政府决策程序提供重要依据。

二、职业健康风险评估的目的

职业健康安全风险评估是一个系统性的过程，用于识别和评估工作场所中可能对员工健康和安全构成危险的因素和活动。它的目的是帮助雇主和员工有效地管理和减少工作场所中的潜在风险。

（一）评估要素

职业健康风险评估包括对工作环境、劳动条件、工作内容，以及劳动者健康状况等多个要素进行评估和分析。

1. 对工作环境进行评估

包括检测室内外环境中的空气质量、噪声、光照等因素，以及评估工作场所的布局和安全设施情况。这些因素直接影响劳动者身体的健康状况，必须认真加以分析和评估。

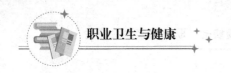

2. 对劳动条件进行评估

主要包括工作时间、工作强度、工作节奏、劳动强度等因素。其中，工作时间、工作强度等因素与劳动者的身体健康密切相关，需要通过科学的评估和分析，确定是否存在健康风险。

3. 对工作内容进行评估

包括工作任务的性质、工作技能要求、工作压力等因素。工作内容直接影响着劳动者的精神和心理健康状况，对于那些重复性、单调性较强的工作内容，需要提供相应的保护措施，减少对劳动者身心健康的不良影响。

4. 对劳动者自身的健康状况进行评估

包括个人的体格条件、健康状况和工作能力等。这些因素是对职业健康风险进行评估时不可忽略的因素，对于一些已有健康问题或患有慢性病的人员，需要采取相应的防护和治疗措施，降低职业健康风险。

（二）评估的目的

职业健康风险评估旨在针对工作场所中必须控制的健康危害因素做出有效的控制决策，目的是使雇主能够充分考虑工作场所所有危害因素并且对其健康风险做出有效判断。为完成和维持足够的风险控制，清晰地定义需要采取的步骤是风险评估过程的重要内容。定义足够的风险控制时，必须依据风险的可接受性。风险的可接受性有赖于许多因素，如法规要求、风险控制的成本和可行性、危害物质的毒性和接触的个体数量等。实施 HRA 时，风险的性质、程度，以及风险的复杂性和可变性决定了风险评估的难易程度。风险评估和风险管理是两个内部相关的程序，风险评估基于科学原则，而风险管理则涉及诸多问题，如技术的难易程度、成本效益、公众认知和政府政策。现在普遍认为，风险评估是整个风险管理的一个组成部分。

总之，职业健康风险评估是对不同职业环境中的工作岗位和劳动者进行全面评价，确定其所面临的健康风险，根据评估结果，可以采取相应的防护和治疗措施，例如改善工作环境、减少工作强度、提供职业健康教育等，以保护劳动者的身心健康，为减少职业病和劳动者职业健康问题提供科学和有效的依据。

三、职业健康风险评估的意义

《中华人民共和国职业病防治法》规定，国务院卫生行政部门应当组织开展重点职业病监测和专项调查，对职业健康风险进行评估，为制定职业卫生标准和职业病防治政策提供科学依据。新建、扩建、改建建设项目和技术改造、技术引进项目（以下统称建设项目）可能产生职业病危害的，建设单位在可行性论证阶段应当进行职业病危害预评价。职业病危害预评价报告应当对建设项目可能产生的职业病危害因素及其对工作场所和劳动者健康的影响做出评价，确定危害类别和职业病防护措施。建设项目在竣工验收前，建设单位应当进行职业病危害控制效果评价。《中华人民共和国职业病防治法》还规定，用人单位应当按照国务院卫生行政部门规定，定期对工作场所进行职业病危害因素检测、评价。

开展职业健康风险评估，是贯彻落实《中华人民共和国职业病防治法》预防为主、防治结合方针的行之有效的具体措施。通过职业健康风险评估，可识别工作场所中存在或者产生的职业危害因素和处于职业危害风险中的劳动者，评估职业危害因素对劳动者健康的影响及其严重程度和波及范围，确定职业危害风险等级，建立职业危害控制、管理优先顺序，为预防、控制和管理工作场所产生或存在的职业病危害对劳动者的健康所产生的风险提供依据；可以使工作场所的所有人，包括管理者都能够认识工作场所的危害并知晓防控对策，提升风险意识，尽可能在事前消除危险和危害，创造健康舒适的工作环境。

（一）制定职业卫生标准和职业病防治政策的需要

国家职业卫生标准是开展职业病防治工作的重要技术规范，是衡量职业病危害控制效果的技术标准、职业病防治工作监督管理的法定依据。用人单位对工作场所职业危害进行控制、治理，医疗卫生机构开展职业健康检查、职业病诊断，职业卫生监督管理部门依法对职业病防治工作进行监督检查等都需要基于职业卫生标准。

制定职业病防治对策，必须基于职业病防治形势、发展水平，着重解决影响劳动者健康的最主要职业卫生问题、最关键的影响因素，针对性地提出应对措施。科学制定职业卫生标准和职业病防治政策。

《中华人民共和国职业病防治法》规定，国务院卫生行政部门应当组织开展重点职业病监测和专项调查，对职业健康风险进行评估，为制定职业卫生标准和职业病防治政策提供科学依据。根据这一规定，国家开展了重点职业病及职业病危害因素监测项目，监测的重点职业病共 5 类 28 种，包括 13 种职业性尘肺病，11 种职业性肿瘤以及铅中毒、苯中毒、噪声聋、布鲁氏菌病等。旨在通过监测，掌握职业病在高危人群、高危行业和高危企业的发病特点，研究重大职业病危险源的分布情况，及时发现问题，分析趋势，明确防控重点。为制定职业病防治政策、完善职业病防治法律法规、标准提供科学依据和支撑。

（二）职业病危害前期预防的基础和依据

职业病是在职业活动中由于过度接触职业病危害因素所导致的疾病，病因明确。具有可防可控且多不可逆、致残性高的特点。劳动者一旦罹患职业病，往往导致劳动者丧失或者部分丧失劳动能力，有的甚至失去生命，因此，只有从源头控制职业病，消除职业病危害，切实改善职业卫生状况，才能保障劳动者的身心健康。

可以说，职业病的第一级预防是整个职业病防治体系中最重要的环节，只要有预防环节把好关，才会使职业病失去生长的土壤，才能切实保护职工的身心健康。《中华人民共和国职业病防治法》对职业病的前期预防做出了具体规定。第十七条、第十八条规定，建设项目可能产生职业病危害的，建设单位在可行性论证阶段应当进行职业病危害预评价。预评价报告应当对建设项目可能产生的职业病危害因素及其对工作场所和劳动者健康的影响做出评价，确定危害类别和职业病防护措施。在竣工验收前，建设单位应当进行职业病危害控制效果评价。可以认为，建设项目职业病危害预评价、职业病危害控制效果评价是法律规定的一种具体的职业健康风险评估类型。

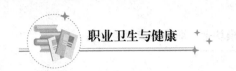

建设项目职业病危害预评价，是在建设项目前期根据建设项目可行性研究或者初步设计阶段。运用科学的评价方法，依据法律、法规及标准，分析、预测该建设项目存在的职业病危害因素及其危害程度，提出科学、合理和可行的职业病防治技术措施和管理对策。预评价报告应当对建设项目可能产生的职业病危害因素及其对工作场所和劳动者健康的影响做出评价，确定危害类别和职业病防护措施。建设项目职业病危害预评价在建设项目可行性论证方面起着重要作用，是建设项目职业防护设施设计的基础。

建设项目职业病危害控制效果评价是建设单位在项目竣工前，对建设项目存在的粉尘、放射性物质和其他有毒或有害物质等因素的浓度、强度，除尘、排毒、通风、照明等各种职业卫生防护设施及辅助设施，应急救援设施和职业卫生管理措施等职业病危害控制的效果进行的评价，包括建设项目及其试运行概况，建设项目生产过程中存在的职业病危害因素及危害程度评价，职业病危害防护措施实施情况及效果评价及建议等。建设项目职业病危害控制效果评价结果可客观反映建设项目职业病危害防护设施的效果，也是建设项目投产后职业病防治管理的基线，对于确保建设项目投产后职业病防护设施能够有效运行，作业场所职业卫生条件符合有关法律法规标准的要求具有重要的意义。

（三）劳动过程中的防护与管理的需要

《中华人民共和国职业病防治法》规定，用人单位应当实施由专人负责的职业病危害因素日常监测，并确保监测系统处于正常运行状态。对工作场所职业病危害因素进行日常监测，可以及时了解工作场所职业危害因素产生、扩散、变化的规律以及健康危害程度，鉴定职业防护设施的效果，并为采取科学合理的防护措施提供依据。《中华人民共和国职业病防治法》还规定，用人单位应当按照国务院卫生行政部门规定，定期对工作场所进行职业病危害因素检测、评价。通过检测、评价，可以对作业场所职业病危害现状进行评估，为职业病防治提供科学依据及预防控制对策。例如，基于检测、评估结果，用人单位可进行职业健康风险评估，进而制定职业危害预防、管理和控制措施，持续改善工作条件。当生产工艺、原材料、设备等发生改变时，对于应用的新技术、新工艺、新材料、新作业方法，也需要精准识别与之伴随的对人体的各种健康影响，依据职业健康风险评估的结果，制定符合其作业形式或特点的职业卫生对策。职业病危害因素检测，评价结果也是劳动者职业病诊断及职业病诊断鉴定的依据、职业卫生监督管理部门对用人单位进行监督检查和追究法律责任的依据。

案例 7.1

无资质提供职业卫生检测服务受罚

2022 年 7 月，执法人员对某环境检测有限公司进行检查时发现，该公司内设置理化室、前处理室、有机室、现场仪器室、样品间等，并且在现场查见 A、B、C 三家公司的检测报告、检测费发票、报价单、现场测量记录等，检测报告中涉及噪声、粉尘、有毒物质等项目，检测、评价依据引用《工作场所物理因素测量 第 7 部分：高温》（GBZ/T 189.7—2007）、《工作场所有害因素职业接触限值 第 2 部分：物理因素》（GBZ 2.2—

2007）等职业卫生标准，该环境检测公司现场未能出示职业卫生技术服务资质证书。

后续经询问调查、专家讨论，向某省卫生健康委员会、某市应急管理局等部门核实，确认该公司未取得职业卫生技术服务资质认可，擅自开展职业卫生技术服务的违法事实。依据相关法律规定，给予该公司没收违法所得 113 800 元，罚款 455 200 元的行政处罚。

分析：《中华人民共和国职业病防治法》第二十六条第三款规定：职业病危害因素检测、评价由依法设立的取得国务院卫生行政部门或者设区的市级以上地方人民政府卫生行政部门按照职责分工给予资质认可的职业卫生技术服务机构进行。职业卫生技术服务机构所作检测、评价应当客观、真实。

职业病危害严重的用人单位，应当委托具有相应资质的职业卫生技术服务机构，每年至少进行一次职业病危害因素检测，每三年至少进行一次职业病危害现状评价。

职业病危害一般的用人单位，应当委托具有相应资质的职业卫生技术服务机构，每三年至少进行一次职业病危害因素检测。

（四）制定工作场所职业危害因素职业接触限值的基础

职业病的主要特点是病因明确，且多数病因可定量检测，有明确的剂量—反应（效应）关系，病因可防可控，通过采取预防控制措施，控制和消除职业病危害因素的产生，可以有效地减少职业病的发生或减轻职业病的危害程度。为了衡量用人单位职业病危害控制效果，切实保障劳动者的健康，加强职业病防治工作的监督管理，根据《中华人民共和国职业病防治法》的规定，按照预防、控制和消除职业病危害，防治职业病，保护劳动者健康及其相关权益的实际需要，对国家职业病防治工作的技术要求做出了统一的规范，形成了以工作场所职业危害因素接触限值（Occupational Exposure Limits，OELs）及检测方法为核心的国家职业卫生标准体系。

根据国家职业卫生标准体系及分类，我国 OELs 包括工作场所化学因素（包括粉尘及生物因素）、物理因素以及生物接触限值 3 个部分。化学因素 OELs 的形式主要是空气中化学因素容许浓度（Permissible Concentration，PC）、皮肤标识（Skin Notation）、致敏标识（Sensitization Notation）及致癌标识（Carcinogen Notation），其中后三者为定性化的标识。化学危害因素容许浓度有 3 种类型：一是时间加权平均容许浓度（Permissible Concentration – Time Weighted Average，PC – TWA），指以时间为权数规定的 8h 工作日、40h 工作周的平均容许接触浓度；二是短时间接触容许浓度（Permissible Concentration – Short Term Exposure Limit，PC – STEL），指在遵守 PC – TWA 前提下容许短时间（15 min）接触的浓度。对那些制定了 PC – TWA、但没有 PC – STEL 的化学危害因素和粉尘，则采用峰接触浓度（Peak Exposure，PE）控制其短时间过高浓度的接触。容许在一个工作日期间内发生的任何一次短时间（15 min）超出 PC – TWA 水平的最大接触浓度，或者是在最短的可分析的时间段内（不超过 15 min）确定的空气中特定物质的最大或峰值浓度；三是最高容许浓度（Maximum Allowable Concentration，MAC），指工作地点、在一个工作日内、任何时间有毒化学物质均不应超过的浓度。《中华人民共和国职业病防治法》规定，产生职业病危害的用人单位其工作场所职业病危害因素的强度或者浓度应当符合国家职业卫生

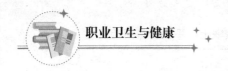

标准。

OELs是职业危害因素的接触限制量值，是指劳动者在职业活动过程中长期反复接触某种或多种职业危害因素，对绝大多数接触者的健康不引起有害效应的容许接触水平。容许水平的确定需要大量的研究数据，需要职业病监测和专项调查研究的科学数据，基于健康风险评估的结果才可以确定。随着健康风险评估理论和技术的日臻完备，健康风险评估方法已逐步应用于工作场所化学危害因素的健康风险评估，包括职业接触限值的制定与建议的控制措施。此外，健康风险评估也可应用于工作场所职业卫生管理领域。目前，一些规模用人单位也尝试运用健康风险评估的概念与技术，发展以作业环境与工艺特性为基础的管理策略，以进行自主性作业环境管理，以及采用适宜的防护措施。

《中华人民共和国职业病防治法》规定，用人单位应当实施由专人负责的职业病危害因素日常监测，确保监测系统处于正常运行状态，以及定期对工作场所进行职业病危害因素检测、评价。检测、评价结果存入用人单位职业卫生档案，定期向所在地卫生行政部门报告并向劳动者公布。职业病危害因素检测（Occupational Hazards Monitoring）是对工作场所劳动者接触的职业病危害因素进行的采样、测定、测量和分析计算，是衡量工作场所职业危害因素是否得到控制的手段之一，无论是粉尘，还是化学因素或物理因素，计算得到的浓度或强度都要与职业接触限值进行比较，并针对工作场所的职业病危害因素浓（强）度情况，给出明确结论，分析超标原因，决定是否需要采取职业卫生方面的行动，提出整改措施建议。可见，工作场所职业病危害因素检测是职业健康风险评估成果具体应用的一个实例。

案例7.2

职业病危害因素检测无所谓？不！用人单位需要认真对待！

2021年某日，某市卫生监督所执法人员对某机械有限公司日常监督时发现：该单位工作场所存在噪声、电焊烟尘等职业病危害因素，现场未能提供工作场所职业病危害因素检测报告。经调查，该单位2017年至今未委托具有资质的技术服务机构对工作场所职业病危害因素进行检测、评价。

分析：该单位未按规定对工作场所职业病危害因素进行检测、评价的行为违反了《中华人民共和国职业病防治法》第二十六条第二款、《工作场所职业卫生管理规定》第二十条第一款规定，依据《中华人民共和国职业病防治法》第七十二条第（四）项规定，执法人员当场出具监督意见书责令该单位在60日内整改完善，并给予其警告的行政处罚。若逾期不改正，该单位将会被处以五万元以上二十万元以下的罚款。

需要特别指出的是，不论是委托方用人单位，还是受委托方技术服务机构，都必须遵守《中华人民共和国职业病防治法》的相关规定，认真履行各自的职责，否则将会受到严厉的行政处罚。

活动与训练

职业健康风险评估违法案例分享——开展职业健康风险评估的目的与意义实践

一、目标

（1）正确介绍某企业职业健康风险评估的违法事实、违法条款及违法责任；

（2）正确总结违法案例的教训；

（3）通过模拟演练，提高学生的职业素养和应变能力，展现个人魅力。

二、程序和规则

步骤1：将学生分成若干小组（3~6人为一组），小组进行任务分工，如查找资料、制作PPT、现场展示。

步骤2：每个小组根据任务分工，进行任务实施。

步骤3：展示过程5 min，每组派代表进行展示。

步骤4：小组互评、教师评价。

具体考核标准如表7-1所示。

表7-1　开展职业健康风险评估的目的与意义实践评价表

序号	考核内容	评价标准	标准分值	评分
1	介绍某企业职业健康风险评估案例（20分）	介绍案例系统完整	20分	
		介绍案例不系统或不完整	10分	
2	介绍某企业职业健康风险评估违法事实、违法条款、违法责任（40分）	违法事实、违法条款及违法责任完全正确	40分	
		违法事实、违法条款及违法责任部分正确	20分	
		违法事实、违法条款及违法责任错误	0分	
3	案例教训（20分）	教训总结完全正确	20分	
		教训总结部分正确	10分	
		教训总结全部错误	0分	
4	汇报综合表现（20分）	表达清晰，语言简洁，肢体语言运用适当，大方得体	20分	
		表达较清晰，语言不够简洁，肢体语言运用较少，表现较紧张	10分	
得分				

三、总结评价

通过互评和教师评价，总结反思，巩固提升，强化学生的职业素养，提升学生的实践应用能力。

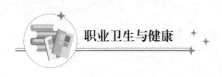
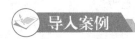

1. 从企业的角度介绍职业健康风险评估的目的。

2. 从企业员工的角度谈一谈职业健康风险评估的意义。

单元二　职业健康风险评估的内涵与分类

导入案例

企业未开展职业病危害预评价和控制效果评价案

2021 年 5 月，长兴县卫生健康局接市信访局转送的投诉件称某科技有限公司在加工过程中会使用很多化学物品，但是没有给员工配备防护工具，并且没有卫生验收。长兴县卫生健康局执法人员随即依法对该科技有限公司进行现场检查，发现该科技有限公司涉嫌存在未按规定进行职业病危害控制效果评价等违法行为。经进一步调查，查实该科技有限公司存在建设项目竣工未进行职业中毒危害控制效果评价、建设项目竣工投入生产和使用前职业病防护设施未按照规定验收合格及未向从事使用有毒物品作业的劳动者提供符合国家职业卫生标准的防护用品等违法行为，违反了《中华人民共和国职业病防治法》和《使用有毒物品作业场所劳动保护条例》的相关规定，依法给予该科技有限公司警告、罚款150 000 元的行政处罚。

分析：《中华人民共和国职业病防治法》第十八条第三款、第四款规定：建设项目在竣工验收前，建设单位应当进行职业病危害控制效果评价。

医疗机构可能产生放射性职业病危害的建设项目竣工验收时，其放射性职业病防护设施经卫生行政部门验收合格后，方可投入使用；其他建设项目的职业病防护设施应当由建设单位负责依法组织验收，验收合格后，方可投入生产和使用。安全生产监督管理部门应当加强对建设单位组织的验收活动和验收结果的监督核查。

《中华人民共和国职业病防治法》第二十二条规定：用人单位必须采用有效的职业病防护设施，并为劳动者提供个人使用的职业病防护用品。用人单位为劳动者个人提供的职业病防护用品必须符合防治职业病的要求；不符合要求的，不得使用。

劳动者在职业活动过程中可能接触各种职业病危害因素，进而面临各种职业健康风险。为有效预防和控制职业健康风险，保护劳动者的健康，就必须准确识别工作场所存在或者产生的职业危害因素，科学、客观地评估劳动者在职业活动中所面临的健康风险，有针对性地采取预防控制措施，尽可能消除或者最大程度降低职业健康风险，即有效实施职业健康风险评估。随着我国职业卫生职能的调整，公共卫生机构专业人员从原来开展职业卫生监督、工作场所职业病危害因素监测与评价、职业健康检查和职业病诊断转向职业病监测和职业健康风险评估，即从面向个体的工作转向面向群体的工作。职业健康风险评估是健康风险评估的一个专业分支，属于疾病预防控制体系，职业健康风险评估具有劳动卫生与职业病专业的特点。

一、有关概念

做好职业健康风险评估，需要了解危害和危害识别的基本过程，知晓风险的总类及分险评估的主要步骤，并明确健康风险评估的主要流程。

（一）危害和危害识别

1. 危害

危害是物质、因素或物理环境本身所具有的可能导致人体健康损伤或疾病、财产损失、环境损害或这些因素的综合的潜在能力或固有性质。导致这些危害的因素（危害因素）可能是物理、化学、生物、工效学（包括机械）和心理方面的。

2. 危害识别

危害识别是识别危害的存在并定义其特征的过程。危害识别是风险评估的第一步，不仅要做出有无危害及危害性质的判断，而且要对危害作用进行分级，以便用于风险评估。

针对化学性危害因素而言，危害识别主要涉及人体和人群流行病学研究、基于动物的毒理学研究、体外试验毒理学研究和结构—活性关系研究四大类，最重要的是确定化学物的毒作用性质，如靶器官毒物、致癌物、致畸物、致突变物等。对危害作用进行分级时，尤其要注意分别评定化学物对人类毒效应资料和对实验动物毒效应资料的证据是充分、有限、不足还是缺乏。被评定为人类致癌物、生殖细胞致突变物、生殖毒物、靶器官系统毒物等的物质，必须要有流行病学证据的支持。

（二）风险和风险评估

1. 风险及其可接受性

（1）风险。也称为危险，指危害或不期望事件发生的可能性或概率，即物质或因素在其使用或接触情况下将导致不良作用及可能危害程度的可能性或概率。它是危害接触与其伤害两者之间的函数关系，可进行定量和定性评定。风险的定量评定可分为归因危险度和相对危险度。归因危险度（Attributable Risk，AR）是指人群接触某危害因素而发生有害效应的可能频率。例如，AR 为 0.01，表示 100 个接触者中有 1 人可能发生有害效应，AR 为 10^{-6}，表示 100 万个接触者中可能有 1 人发生有害效应；相对危险度（Relative Risk，RR）是指接触组与对照组的危险度的比值。例如，RR 为 2.5，表示接触组发生有害效应的危险度是对照组（非接触组）的 2.5 倍。

（2）个人风险与社会风险。个人风险，指特定个体的风险，即具有人群代表性特征的个体接触危害因素的风险；社会风险，指特定人群的风险，即人群中危害事件发生的可能性。自愿风险和非自愿风险：与非自愿风险相比，个人和社会更愿意接受自愿风险。每当有人要过马路、爬梯子或吸烟时，风险是可预见并可以接受的。例如，一个人按时迅速到达一个地点，那么利益一定超过所遇到的风险。一种爱好会带来高风险，如滑雪或登山。然而，由于这些是基于人们自愿选择的结果，在平衡获得的乐趣和由此带来的风险后，他们是可以接受的。若含有未在他们的认知内或同意下所遭受的风险，即使风险可能很低，

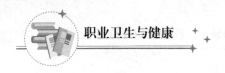

往往也是不可接受的。

（3）风险的可接受性。危害会持续存在，可能是因为社会不知道与之相关的风险，或者知道并接受了风险的水平。这些风险为可接受或由于从中获得感知或真正的利益而忍受这些风险，当为确定控制优先顺序而对危害进行测量和分级时，就需要对风险做出比较。如果个人或社会承担的风险没有从中获得任何受益，这种风险不大可能成为可接受的。法规制定者建立了雇主必须满足的风险水平标准。这些风险水平的范围涵盖从被认为可忽略、可接受或可耐受到不可接受。这些水平作为雇主要采取控制措施的行动指南。正常情况下不需要考虑风险发生的可能性时，这种风险被认为是可以忽略的。一般认为，每年产生严重不良后果的风险发生概率通常应在百万分之一以下。可接受的风险或广泛性可接受风险的发生概率处于每年发生严重不良后果的百万分之一区域，此范围应提供的合理预防措施不会影响日常生活行为。广泛性可接受风险是日常生活中可接受的部分本底风险。那些已经存在的低于本底风险水平且易于被社会接受的风险被认为是可接受的。这就需要评估"本底风险"，包括来自雷击、洪水和驾车。出现的问题是：这些风险是否可接受或者它们是否被社会耐受。

（4）可耐受并不意味着可接受。它是指所承风险的意愿与风险并存且风险处于适当可控范围以确保获得特定的利益。可耐受风险是风险不可被忽略且需要评述和进一步降低的范围。这些被承担的风险是以利益为特定基础。决定风险可耐受水平的通常是政治原因，同时要考虑不同方面给出的意见。不可接受性的风险是高于可耐受区域的风险。

可接受风险或广泛的可接受风险的发生概率处于每年发生严重不良后果的百万分之一（10^{-6}）区域，此范围提供的现有合理预防措施不会影响日常生活行为。广泛性可接受风险是日常生活中可接受的部分本底风险。那些已经存在的低于本底风险水平且易于被社会接受的风险被认为是可接受的。风险的可接受性取决于科学资料、社会因素、经济因素和政治因素，并且取决于对接触引起效益的认知。一般认为，对于非自愿风险，化学物终身接触所致的风险在十万分之一（10^{-5}）或百万分之一（10^{-6}），为可接受的风险。

风险的可耐受性水平对于工作人群和一般公众有所不同，也因国家、行业和处于风险中的人数而变化。有些行业可耐受风险水平是较低的，如铁路公司与参与森林和海上作业相比较。然而，这些行业中的每个行业都会持续降低风险至合理可行的程度。公众个体成员面临的任何重大危害风险至少都应低于风险行业中工人风险的 10 倍。而许多公众的风险水平相当于机动车事故死亡的风险水平。

2. 风险评估

风险评估是指在指定条件下接触某危害因素时，考虑所关注的固有危害特性或危害的潜在能力，计算或估计风险程度（包括伴随的不确定度），决定风险是否允许或可接受，并考虑现有任何措施的整个过程。风险评估包括危害识别、危害表征、接触评定、风险表征 4 个步骤。风险评估是识别危害，计算或估计危害发生风险的决策程序，其目的是提出风险的预防和控制策略或决策，为风险管理提供决策程序，是更大决策程序的组成部分。

风险评估的基本方法以简单的公式描述为：风险 = 危害 × 接触。

成功的决策应为提醒危害的存在和最大限度地减少接触。风险评估应是针对接触危害因素及其可能发生的风险进行评估。危害识别是识别新危害的存在及其存在特征，新危害包括新危害因素的危害和老危害因素的新危害。现行的 HRA 主要针对环境、职业、食品安全和毒理学等方面，主要区别在于评估的对象和目标有所不同。环境 HRA 针对环境健康影响因素及其危害特征，解决的是环境健康问题；职业 HRA 针对工作场所危害因素及其危害特征，解决的是工作场所健康问题；毒理学 HRA 是在安全性评价的基础上发展起来的，针对有害化学物的毒理学特征，解决的是化学物的安全性问题。

（三）健康风险评估

美国 911 事件后，风险评估（Risk Assessment）作为一门实用型方法学，发展迅猛。风险评估是基于风险分析和风险评价的全部过程，即通过系统地收集既有信息，识别出危险，并预测其对于人员、财产和环境的风险；再以此风险分析作为基础，考虑社会、经济、环境等方面的因素，对风险的容忍度做出判断的过程。

健康风险评估（Health Risk Assessment），是风险评估在健康领域的应用，是指通过收集大量的个人（或单位）健康信息以及影响其健康相关因素的信息，建立评估模型，分析影响因素与健康状态之间的量化关系，预测个人（或单位）在一定时间内发生某种特定疾病（特定健康损害），或因某种特定疾病（特定健康损害）导致死亡（疾病）的可能性，即对个人（或单位）的健康状况及未来患病或死亡危险性的量化评估。其中影响健康的因素也即流行病学中的危险因素。健康风险评估是一种方法或工具，既可用于个体，也可用于群体。因此，健康风险评估的对象不仅是具体的某一个人，也可以是一个用人单位、一个行业、一个区域的全体人员。疾病预防控制机构的健康风险评估主要是针对后者，"单位"指社会学上的某一群体，因此，疾病预防控制机构的健康风险评估具有流行病学意义及社会公共管理意义。

健康风险评估包括 5 个步骤，即识别健康风险、确定健康损害者以及如何引起健康损害、评价健康风险程度并决定预防措施、记录实施过程与实施结果、检查评估干预情况并持续改进。

（四）职业健康风险评估

职业健康风险评估（Occupational Health Risk Assessment），是健康风险评估的特例，早期职业健康风险评估主要是应用动物实验和人类流行病学研究的毒理学资料，结合不同暴露水平数据，以量化方式预测某一特定职业暴露人群特有的对职业性有毒有害因素的不良反应。

公共卫生学意义的职业健康风险评估，是基于职业病监测的大量信息建立风险评估模型，分析职业人群的健康状态与存在于职业活动中对健康产生影响的因素之间的量化关系，预测个人（或单位）在一定时间内发生某种职业病、职业相关性疾病（或职业性健康损害）的可能性；或因某种职业病、职业相关性疾病（或职业性健康损害）导致死亡（疾病）或经济、社会损失的可能性。疾病预防控制机构的职业健康风险评估对象主要也是某一用人单位、某一行业、某一职业、某一区域的职业人群，具有明显的流行病学意义及社会公共管理意义。

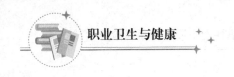

劳动者被诊断为职业病，企业被罚 10 万元

温岭某制造公司生产过程中存在粉尘、噪声、高温等职业病危害因素。2023 年 2 月，该公司 1 名劳动者被诊断为职业性硅肺病。卫生执法人员调查核实发现，该制造公司未按规定进行每年一次的工作场所职业病危害因素检测，且未按规定组织该名劳动者进行每年一次的职业健康检查等行为，导致该名劳动者罹患职业病。

依据《中华人民共和国职业病防治法》第七十七条规定，该公司最终被处以警告、责令停止产生职业病危害的作业及罚款 10 万元的行政处罚。

分析：《中华人民共和国职业病防治法》规定用人单位须对工作场所进行定期的职业病危害因素检测，要按照规定组织劳动者在上岗前、在岗期间和离岗时的职业健康检查，告知劳动者职业病危害因素，配置个人劳动防护用品等，否则可能使劳动者身体受损，严重的会导致职业病。

二、职业健康风险评估的内容

职业健康风险评估的目的在于评估某特定范围的工作场所、特定范围的用人单位、特定范围的行业或特定范围区域存在的职业健康危害因素与相应职业人群的健康关系。即在某特定范围内研究职业危害因素对该特定范围内职业人群的健康影响，评价其风险的程度，如"深圳市电子制造业职业健康风险评估""广东省宝石行业职业危害健康风险评估""深圳市信息技术产业（IT 业）职业健康风险评估"等。职业健康风险评估研究，也常做反向研究，即以某特定的职业危害因素为目标，研究该危害因素在特定范围导致的职业健康风险程度，如"深圳市三氯乙烯职业健康风险评估""深圳市建筑业粉尘危害职业健康风险评估"等。

职业健康风险评估可简单理解为特定范围内劳动者的健康与其接触或潜在接触的职业危害因素的关系风险程度评价。

（一）职业危害因素的识别、收集

1. 了解用人单位基本情况与工作流程、生产工艺

上述资料用于识别职业健康危害因素，确定存在危害因素的区域及工艺过程：监测工作场所危害因素的浓度、强度、频率。收集用人单位既往监测资料为被动监测；研究团队按风险评估方案主动开展抽查、普查的监测资料为主动监测。两者获取的信息可以做统计学的比较、误差校正。主动监测资料精准，但样本量少，耗费人力物力；被动监测资料粗糙、可信度低，但样本量大，收集省时省力，且可做回顾性研究。

2. 确定接触有害因素的人群

监测个体职业危害因素的浓度、强度、频率；定量化监测群体、个体的接触量。

3. 收集接触人群的健康资料

既往的职业体检、就医资料以及发病资料，为被动监测资料；主动抽查、普查的健康体检资料，为主动监测资料。职业健康检查的主动监测，可针对关键指标、特定目标损害进行。

4. 收集影响职业危害因素浓度、强度、频率的变量

有毒害化学品的使用量，抽排风设施、作业方式等。

5. 收集影响个人接触职业危害因素的变量

个人劳动保护用品的使用，接触工时，职业病防治知识，文化程度，职业健康素养等。

6. 类比资料收集

研究团队直接收集其他地区的类似资料，这种资料收集方法，如同匹配监测；间接收集资料：收集既往类似资料、其他地区的监测评估资料或文献资料。

7. 其他资料

职业病防治经费投入，管理者的态度，政府的政策，监管的力度，既往控制措施的有效性等。

（二）资料录入、建立评估模型与分析

将收集到的资料，分类录入，建立风险评估模型，比较分析各职业危害因素对人群健康的影响，并定量、半定量地预测风险的程度。

评估、测量并核实各变量在评估中的贡献因子，以及评估各变量因素的相互影响，重点是各变量因素对健康结局的影响。分析暴露于有害因素可能产生的健康风险，包括可能出现或已经出现的健康风险，按高风险、中等风险、低风险的顺序预测评估其职业健康风险的严重程度。分析应选择恰当的参比基准，过高过低的接触限值、职业卫生标准，不同的预期模型等作为参比基准，将直接影响职业健康风险的评估等级。

（三）风险预警与干预

实施风险登记管理，精确而系统地记录职业健康风险评估的计划、方案，实施过程、评估结果，并及时提出风险预警。按由高到低优先处理健康风险的原则，制订、实施和监督风险控制行动计划，确定采取行动的优先顺序，或对已有的行动计划进行跟踪、评估、持续改进。健康风险评估不是一个简单的线性过程，而是一个不断循环和反复的过程。

案例7.4

未安排劳动者职业健康检查，企业被罚6万元

某机电公司以铁制罩壳制造、加工为主，生产过程中存在噪声、甲苯等职业病危害因素，2022年11月，卫生执法人员检查发现该公司未按规定对工作场所进行职业病危害因素检测，且安排5名未经职业健康检查的劳动者从事激光下料及抛丸岗位、打眼岗位、拉

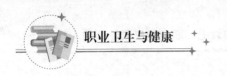

伸岗位、喷漆岗位等接触职业病危害的作业。

依据《中华人民共和国职业病防治法》第七十二条、第七十五条规定，最终该公司被处以警告、罚款 6 万元的行政处罚。

分析：根据《中华人民共和国职业病防治法》的规定，用人单位应当定期对工作场所进行职业病危害因素检测、评价，且用人单位不得安排未经上岗前职业健康检查的劳动者从事接触职业病危害的作业。若违反规定，将被处以 5 万元以上 30 万元以下的罚款，情节严重的，责令停止产生职业病危害的作业。

本案的违法行为非常典型，企业要引以为戒，主要负责人和职业卫生管理人员要提高职业病防治的法律意识，主动保障劳动者的职业健康权益，成为高质量发展的企业。

三、职业健康风险评估的类型

案例7.5

嘉兴某检测公司未按照标准规范开展职业卫生技术服务案

2023 年 8 月 29 日，海宁市卫生健康局执法人员对海宁市某纺织品有限公司进行监督检查，该单位现场出示由嘉兴某检测公司出具的《职业病危害因素检测报告》未对纺织车间进行职业病危害因素检测。经调查，嘉兴某检测公司在 2022 年对该纺织品有限公司开展工作场所职业病危害因素定期检测过程中未按标准规范开展职业卫生技术服务，嘉兴某检测公司违反了《职业卫生技术服务机构管理办法》第二十四条规定，依据《职业卫生技术服务机构管理办法》第四十四条第一项规定，海宁市卫生健康局对嘉兴某检测公司做出两项处罚：一是警告；二是罚款人民币 5 000 元的行政处罚。

分析：《中华人民共和国职业病防治法》第二十四条规定：产生职业病危害的用人单位，应当在醒目位置设置公告栏，公布有关职业病防治的规章制度、操作规程、职业病危害事故应急救援措施和工作场所职业病危害因素检测结果。对产生严重职业病危害的作业岗位，应当在其醒目位置，设置警示标识和中文警示说明。警示说明应当载明产生职业病危害的种类、后果、预防以及应急救治措施等内容。

《职业卫生技术服务机构管理办法》第四十四条第一项规定：职业卫生技术服务机构有下列情形之一的，由县级以上地方疾病预防控制主管部门责令改正，给予警告，可以并处 30 000 元以下罚款：未按标准规范开展职业卫生技术服务，或者擅自更改、简化服务程序和相关内容的。

职业健康风险评估是对劳动者在职业活动中接触各种职业危害因素的潜在不良健康效应的风险特性进行的描述。数据源不同，执行方法也就不同，从而有不同的风险评估策略。

（一）根据接触危害因素和生产工艺进行分类

根据接触危害因素情况和生产工艺的复杂程度，职业健康风险评估可分为一般评估和全面评估。一般评估是对有代表性的工作场所或工作进行的评估，适用于控制措施类型相同、接触危害因素方式相同的职业活动，评估结果可用于可比较风险因素的类似职业活动。全面评估则是对存在职业危害因素的每一个工作场所进行的全面评估。

（二）根据评估使用数据的充分性进行分类

根据风险评估所用数据的充分性及对风险的评价方法，职业健康风险评估又可分为定性风险评估、半定量风险评估和定量风险评估。

1. 定性风险评估

这是一种简单的描述性的风险估计方法，尤其在没有职业接触检测资料，或者无职业接触限值时，可利用危害因素的危害分类及接触状况等信息，如 ILO 化学品危害分类控制技术与 NIOSH（美国国家职业安全卫生研究所）职业接触分类，后者也称危害分类（OEB）。OEB 根据化学物的毒性强度和与化学物接触相关的不良健康效应，将一组化学物快速、准确地分配到一个与接触浓度范围有关的具体类别，这些类别用来定义预期保护劳动者健康的风险范围，该范围可作为控制接触、降低劳动者健康风险的目标，并依据不同的接触类别提出适当的控制方法。定性风险评估方法可作为 OELs 评估的筛选和代替方法，适用于职业危害因素单一的中小型企业，可为中小企业制定健康风险控制对策提供依据。

2. 半定量风险评估

这种评估方法主要通过危害结果（如物质毒性的大小）与接触结果（如接触强度、接触概率）表示接触危害风险的高低。但各国对于危害结果与接触结果的评估方式不尽相同，所推估的风险及建议的风险管理方法也各有特色。如新加坡半定量风险评价指南，综合考虑工作场所化学危害因素危害现状及技术需求，可作为不同类型的企业开展 OHRA 的一种工具，并为选择适宜的优先控制对策提供依据。

3. 定量风险评估

这是基于数学模型对风险程度进行的估计。定量风险评估需计算风险发生的概率和潜在后果的严重性，可以将职业接触与估计的疾病或伤害的终生风险的增加联系起来，多用于致癌风险评估和非致癌风险评估。定量风险评估要求：①与所关注的不良健康效应相关的职业接触数据；②与所关注的职业接触相关的不良健康效应的数据；③描述剂量—反应关系的数学模型。

🖊 **案例 7.6**

某地砖加工厂未采取职业病防治管理措施案

2023 年 3 月 14 日，大化县卫生健康局执法人员到大化某平地砖加工厂开展用人单位职业病防治随机抽查检查时发现：该加工厂有员工 5 人，接触职业病危害因素劳动者 3 人；该加工厂主要负责人（法人代表）未能提供 2022 年工作场所《职业危害因素监测报告》，未能提供接触职业病危害的作业劳动者的《职业健康检查总结报告》，最终给予该地砖加工厂警告的行政处罚。

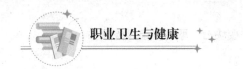

分析：该企业存在未全面采取职业病防治管理措施的违法事实。该地砖加工厂未进行工作场所职业危害因素监测的违法事实，违反了《中华人民共和国职业病防治法》第二十条、第二十六条规定；未组织接触职业病危害的作业劳动者进行职业健康检查的违法事实，违反了《中华人民共和国职业病防治法》第三十六条规定。

除此以外，接触职业危害的企业还需要到当地卫生行政部门进行职业危害因素申报，应当在工作场所醒目位置设置公告栏，公布有关职业病防治的规章制度、操作规程、职业病危害事故应急救援措施和工作场所职业病危害因素检测结果等。有条件的企业应当配备专职或兼职的职业卫生管理人员，负责本单位的职业病防治工作，建立、健全职业卫生档案和劳动者职业健康监护档案，尽量做到一人一档。

（三）根据不同的暴露水平和时间进行分类

针对不同的暴露水平和时间，职业健康风险评估分为三种类型，即基线评估、专项评估和连续性评估。

1. 基线评估

基线评估是一种用于评估和确定组织内部和外部环境中存在的潜在风险的方法。它通过识别和量化可能影响组织正常运营的各种风险因素，为风险管理和控制提供基础。基线评估用于确定目前职业健康风险的情况，评估范围往往非常广泛，包括对潜在的暴露风险评估。基线评估的过程可以分为以下几个步骤：

（1）确定风险定义和评估目标。在进行风险评估之前，需要明确具体的风险定义和评估目标。这可以帮助评估者明确评估的范围和目标，并为后续的评估工作提供指导。

（2）识别风险源。基于组织的业务和运营活动，将可能产生风险的因素和源头进行详细识别和分类。这些风险源可以包括内部因素（如人员、资产、流程等）和外部因素（如市场、竞争环境、政策法规等）。

（3）评估风险的概率和影响。对于已经识别的风险源，评估其发生的概率和对组织的影响程度。可以使用专业的风险评估工具和方法，如概率图、风险矩阵等，对风险进行定量或定性评估。

（4）量化和排序风险。根据风险的评估结果，给风险分配合适的权重，并进行风险的量化和排序。这有助于组织了解风险的重要性和优先级，并确定哪些风险需要重点关注和管理。

（5）制定风险管理措施。根据风险评估的结果，制定相应的风险管理措施和对策。这可以包括风险预防、减轻和转移等措施，以降低风险的发生概率和影响程度。

（6）建立风险管理体系。基于基线评估的结果，建立完善的风险管理体系和流程。这可以帮助组织在日常运营中对风险进行持续监测和控制，并及时采取相应的措施应对风险。

2. 专项评估

专项评估是指根据特定目标进行的一次系统性评估，针对某个特定的项目、计划或政策的实施情况和效果进行全面评价。它的目的是了解项目是否达到了预期的目标，是否按照规划和预期的时间进行，并评估项目在实施过程中所遇到的问题和改进的空间。下面是关于专项评估的一些相关内容。

专项评估是在基线评估的基础上，按其确定的优先处理顺序，分别对存在或产生危害的工艺过程、任务和区域进行详细的风险评估。专项评估是政府安全生产监督部门常用的职业健康风险评估方法。

（1）专项评估需要明确评估的目标和范围。评估目标应该是明确、具体和可衡量的。根据评估的目标，需要明确评估的范围，确定评估所关注的领域和内容。

（2）专项评估需要制定评估的指标和方法。评估指标是衡量项目达到目标的标准和要求，需要根据项目的具体情况和要求进行设计。评估方法是针对具体的评估指标，采取的数据收集和分析方法。可以使用问卷调查、访谈、文件分析等方法来获取相关数据。

（3）专项评估需要收集相关数据和信息。数据和信息的收集可以通过多种途径，包括直接观察、问卷调查、访谈、文件分析等；还可以根据需要进行抽样调查和实地考察，以获取更全面和准确的数据和信息。

（4）专项评估需要进行数据分析和解释。根据收集到的数据和信息，需要进行数据分析，包括统计分析和定性分析。通过数据分析，可以对项目的实施情况和效果进行客观和准确的评估。

（5）专项评估需要形成评估报告并提出相关建议。评估报告应该对项目的实施情况进行客观和全面的描述，对项目的优点和不足进行分析，并提出改进的建议和措施。评估报告应该以清晰明确的方式呈现，并及时传达给相关人员。

3. 连续性评估

连续性评估是一个连续监测或者定期核查的过程，目的在于辨识评估已经明确的职业危害对劳动者健康损害的风险程度，或评估潜在职业危害的健康风险，也用于确定职业危害因素控制措施、策略是否仍然有效，工艺过程、任务及工作区域是否发生变化，是否引起有害因素暴露情况的变化，从而预警潜在的健康风险。公共卫生机构常采用连续性评估方法。

针对变化情况实施管理，也可以看作连续性健康风险评估的一部分内容。健康风险评估既包括对暴露情况及风险的定性评估，如基线健康风险评估；也包括对暴露情况及潜在健康风险的定量测量与分析，如专项健康风险评估。

案例 7.7

莫让劳动者失去职业健康体检的保护屏障！

2022 年 6 月 21 日，丽水市卫生健康委员会对丽水某阀门有限公司进行执法检查，经调查，发现该公司存在以下违法行为：未按规定安排 3 名劳动者进行上岗前职业健康检查；未按规定安排 17 名劳动者开展在岗期间职业健康检查；未按规定安排 1 名需要复查的劳动者进行复查。丽水市卫生健康委员会于 2022 年 6 月 22 日立案调查，2022 年 9 月 15 日做出行政处罚决定，给予该公司警告、罚款 11 万元的行政处罚。

分析：职业健康体检是保护劳动者职业健康的重要屏障，岗前体检可预先发现职业禁忌证，避免已有职业健康损害或已患有职业病的劳动者进入企业。对于劳动者而言，能清楚地知道是否有职业禁忌证，能够让劳动者避免从事有职业禁忌的岗位，从而防止健康损伤。对于存在禁忌证的劳动者，企业必须及时安排劳动者调离其所禁忌的岗位，防止其发展为职业病患者或致其原有疾病加重。按照职业健康检查机构的要求对需要复查的劳动者安排复查是用人单位应尽的义务，如不及时安排劳动者复查，就无法及时发现职业禁忌证、疑似职业病甚至职业病，必将给劳动者造成更大的伤害。劳动者也要客观认识职业病危害，增强防范意识，维护自身健康权益。不但是岗前体检，岗中和离岗体检同样十分必要。这既是对劳动者负责，也是对企业负责，是保障劳动者和企业双方利益的重要环节。

活动与训练

相似概念异同分析
——职业健康风险评估的基本概念实践

一、目标

（1）正确介绍职业健康相关的概念；

（2）正确描述相似概念的联系和不同；

（3）通过模拟演练，提高学生的职业素养和应变能力，展现个人魅力。

二、程序和规则

步骤1：将学生分成若干小组（3~6人为一组），小组进行任务分工，如查找资料、制作PPT、现场展示。

步骤2：每个小组根据任务分工，进行任务实施。

步骤3：展示过程5 min，每组派代表进行展示。

步骤4：小组互评、教师评价。

具体考核标准如表7-2所示。

表7-2 职业健康风险评估的基本概念实践评价表

序号	考核内容	评价标准	标准分值	评分
1	介绍职业健康与职业卫生概念（20分）	介绍职业健康与职业卫生概念系统完整	20分	
		介绍职业健康与职业卫生概念不系统或不完整	10分	
2	介绍职业健康与职业卫生概念的区别（40分）	介绍职业健康与职业卫生概念的区别完全正确	40分	
		介绍职业健康与职业卫生概念的区别部分正确	20分	
		介绍职业健康与职业卫生概念的区别错误	0分	

续表

序号	考核内容	评价标准	标准分值	评分
3	介绍职业健康与职业卫生概念的联系（20分）	介绍职业健康与职业卫生概念的联系完全正确	20分	
		介绍职业健康与职业卫生概念的联系部分正确	10分	
		介绍职业健康与职业卫生概念的联系全部错误	0分	
4	汇报综合表现（20分）	表达清晰，语言简洁，肢体语言运用适当，大方得体	20分	
		表达较清晰，语言不够简洁，肢体语言运用较少，表现较紧张	10分	
得分				

三、总结评价

通过互评和教师评价，总结反思，巩固提升，强化学生的职业素养，提升学生的实践应用能力。

不同职业健康风险评估类型优缺点分析
——职业健康风险评估的类型实践

一、目标

（1）正确介绍定性风险评估、半定量风险评估、定量风险评估的适用范围；

（2）正确介绍定性风险评估、半定量风险评估、定量风险评估的优点和缺点；

（3）通过模拟演练，提高学生的职业素养和应变能力，展现个人魅力。

二、程序和规则

步骤1：将学生分成若干小组（3~6人为一组），小组进行任务分工，如查找资料、制作PPT、现场展示。

步骤2：每个小组根据任务分工，进行任务实施。

步骤3：展示过程5 min，每组派代表进行展示。

步骤4：小组互评、教师评价。

具体考核标准如表7-3所示。

表7-3　职业健康风险评估的类型实践评价表

序号	考核内容	评价标准	标准分值	评分
1	介绍定性风险评估、半定量风险评估、定量风险评估的适用范围（30分）	介绍适用范围系统完整	20分	
		介绍适用范围不系统或不完整	10分	

序号	考核内容	评价标准	标准分值	评分
2	介绍定性风险评估、半定量风险评估、定量风险评估的优点（30分）	介绍定性风险评估、半定量风险评估、定量风险评估的优点完全正确	30分	
		介绍定性风险评估、半定量风险评估、定量风险评估的优点部分正确	15分	
		介绍定性风险评估、半定量风险评估、定量风险评估的优点全部错误	0分	
3	介绍定性风险评估、半定量风险评估、定量风险评估的缺点（30分）	介绍定性风险评估、半定量风险评估、定量风险评估的缺点完全正确	30分	
		介绍定性风险评估、半定量风险评估、定量风险评估的缺点部分正确	15分	
		介绍定性风险评估、半定量风险评估、定量风险评估的缺点全部错误	0分	
4	汇报综合表现（10分）	表达清晰，语言简洁，肢体语言运用适当，大方得体	10分	
		表达较清晰，语言不够简洁，肢体语言运用较少，表现较紧张	0分	
得分				

三、总结评价

通过互评和教师评价，总结反思，巩固提升，强化学生的职业素养，提升学生的实践应用能力。

课后思考

1. 什么是风险评估？
2. 什么是健康风险评估？
3. 讨论健康风险评估与职业健康风险评估的联系。
4. 分析职业健康风险评估和全面评估的适用范围及优缺点。

单元三　职业健康风险评估策略

导入案例

公司安排有职业禁忌的劳动者从事禁忌遭处罚

2023 年 9 月 18 日，平湖市卫生健康局执法人员对某机械（平湖）有限公司进行职业卫生执法检查，现场查见有噪声职业禁忌的劳动者刘某某正在从事接触噪声禁忌作业等违法行为。上述行为违反了《中华人民共和国职业病防治法》第三十五条第二款规定，平湖市卫生健康局依据《中华人民共和国职业病防治法》第七十五条第（七）项等规定，对某机械（平湖）有限公司做出罚款人民币 80 000 元的行政处罚。

分析：《中华人民共和国职业病防治法》第三十五条第二款规定：用人单位不得安排未经上岗前职业健康检查的劳动者从事接触职业病危害的作业；不得安排有职业禁忌的劳动者从事其所禁忌的作业；对在职业健康检查中发现有与所从事的职业相关的健康损害的劳动者，应当调离原工作岗位，并妥善安置；对未进行离岗前职业健康检查的劳动者不得解除或者终止与其订立的劳动合同。

《中华人民共和国职业病防治法》第七十五条第（七）项规定：违反本法规定，有下列情形之一的，由卫生行政部门责令限期治理，并处五万元以上三十万元以下的罚款；情节严重的，责令停止产生职业病危害的作业，或者提请有关人民政府按照国务院规定的权限责令关闭：安排未经职业健康检查的劳动者、有职业禁忌的劳动者、未成年工或者孕期、哺乳期女职工从事接触职业病危害的作业或者禁忌作业的。

一、风险管理与风险交流

（一）风险管理

风险管理考虑了与危害信息相关的风险评估信息及其相关联的政治因素、社会因素、经济因素和技术因素的决策过程，以发展、分析和比较各种法规和非法规选项，并针对危害选择和实行适当的管理反应。风险管理包括个人、企业和社会三个水平的风险管理。个人水平风险管理是对自身做出的管理决策；企业水平风险管理是雇主对其雇员做出的管理决策；社会水平风险管理是政策制定者对社会群体做出的管理决策。

管理风险的目的是预防来自危害的伤害和疾病。例如，对于化学物质，采用何种风险管理策略的决定取决于有毒物质有无可替代的选择，以及是否有能够控制风险并安全使用有毒物质的机制存在。在充分考虑法律、科学和公众对于风险管理认知的情况下，风险的健康损害效应越严重，相应的管理策略就会越严格。采取的策略包括有毒物质或工艺过程的全面禁止、制定或遵守接触标准、与利益相关方的信息沟通、工作场所已有的预防控制措施。工作场所预防控制措施包括替代、工程控制、改善工作系统和使用个体防护装备。选择风险管理策略经常取决于个人或社会情愿为预防伤害、疾病和死亡投入的资源。

（二）风险交流

风险交流是在风险评估者、管理者（包括个人、企业和社会）、新闻媒体和一般公众之间关于健康危害和健康风险信息的相互交换。风险交流应以缩小认知风险与现实风险的差距为目的，应当由管理层采取行动以体现决策制定过程的透明性并做出承诺维持工作场所安全与健康，告知受影响最大的人群并确保他们了解风险信息交流的内容。

劳动者和社会公众的意见是一股强大的力量，容易被媒体和政治利益所操控。公众和

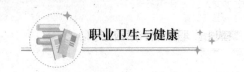

媒体对风险的认知经常受一些因素的影响，如个人利益得失、他们所获知的风险信息，以及对其熟知和理解的程度等。有时，他们的意见并不以专家的风险评定为基础，甚至会质疑专家对现实风险评定的看法，导致现实风险与认知风险存在较大差距。

二、职业健康风险评估步骤

不同国家采用的风险评估步骤略有不同，但基本遵守美国国家研究委员会确定的四步骤风险评估框架。1981 年美国国家安全理事会（NRC）成立公共卫生风险评估制度方法委员会，对多个监管部门制定的风险评估制度方法进行了研究，并于 1983 年发布最终研究报告《联邦政府的风险评估：管理程序》，将风险评估方法确定为危害识别、剂量反应评估、接触评估和风险表征四个步骤。这一评估框架得到风险评估领域的认可，整个风险评估领域都使用该基本结构。当然，也有一些权威机构使用不同的术语和步骤分组来描述风险评估的过程。例如，国际标准化组织将风险评估的整体过程描述为风险识别、风险分析和风险评价三个步骤，分别对应于 NRC 风险评估模式的危害识别、剂量反应评估和风险表征。NIOSH 的风险评估采纳了 NRC 三步骤中的危害识别、剂量反应评估和风险表征。美国 EPA 综合风险信息系统则包括了 NRC 风险评估过程的前两个步骤。欧盟在其框架"指令 89/391/EEC"中规定，为防止职业事故和不良健康效应保护工人免受其可能面临的职业风险，雇主每年至少进行一次职业安全健康风险评估，在工作发生调动或变动，引入新的设备、工艺或更换设备，引入新技术或使用新化学物时，也要进行风险评估。为此，欧盟职业健康安全局（OSHA）制定了风险管理程序，以为风险评估提供技术工具，该风险管理程序包括风险分析、风险评估和风险控制，风险分析包括危害因素识别和风险识别，风险评估分为风险评价和风险分级两个环节。英国 1999 年《职业卫生安全管理条例》规定，作为工作场所风险控制过程的一部分，雇主必须进行适当且充分的风险评估。为此，《有害健康物质控制条例》（COSHH）提供了评估健康风险、实施控制和监测接触情况的框架。COSHH 规定的工作场所风险评估分为危害识别、风险评估、风险控制、结果记录、控制评估五个步骤。尽管各国采用的评价步骤有所不同，但都基本保持了四步骤风险评估框架结构。

根据《工作场所健康危害因素监测与风险评估》，工作场所健康危害风险评估分为六步：

（一）危害识别

工作场所风险评估最好在相关管理人员和劳动者的配合下进行。他们可以为得出合适的结论提供所需要的信息，在风险不可接受的情况下，他们还能够帮助确定可能的解决方案。

风险评估的第一步是明确评估范围，描述评估领域及评估任务。可以选择从绘制一张危害分布图或评估工作流程图开始。检查风险评估是否已包括清洗、故障和保养等相关情况，然后列出每个活动涉及的物理、化学或生物危害因素，仔细考虑生产过程中产生的危害因素，并注意识别事故状态下的暴露情况。查看工作场所的布局和生产工艺情况，以明确不同危害物质之间的相互影响，并对温度、湿度和全面通风条件做出说明。搜寻行业协会和监管部门已发布的信息是非常有用的，如 HSE（英国健康安全执行署）或其他信誉良好的信息来源。可预见性的风险应加以注意，并对它们的重要性做出初步决定。被判定为不重要的风险应加以注明，以表明已经考虑了此类风险，而对于重要的风险需要给予更多的关注。

（二）确定谁可能受影响，如何受影响

列出可能接触危害的所有人员，包括每组人数，按照性别和其他任何相关的人口统计信息分类列出。对于新进年轻工人、孕妇或育龄妇女，以及残疾工人等人群可能存在的特殊风险，可能存在与他们有关的特殊法律要求。

通常按工作组或雇用类型进行识别，如一线操作工、维修工、电焊工、办公人员等，非雇佣工人，如供应商、客户或邻居等。如果合适，应记录每一组中更有代表性的特定工种名称。

（三）评估风险

首先识别可能的损害类型，如是否存在急性或慢性影响的机会，然后对一线操作工和非一线操作工可能的暴露情况进行估计。进行风险评估时，需要考虑以下内容：

（1）谁在开展工作；

（2）工艺流程和生产设备使用情况；

（3）工作方式和使用的原料；

（4）工作频率和持续时间；

（5）工作环境条件，包括现场通风、照明和其他因素；

（6）对生产活动是否有任何特殊作业的法律和规范要求。

在决定控制措施是否充分时，还应考虑 COSHH 中所列的用于控制对健康产生影响的危害因素暴露的良好操作规程，这些原则也可扩展到物理因素，具体如下：

（1）设计和实施生产工艺及生产活动，以降低有害物质的逸散、释放和扩散；

（2）制定控制措施时，应考虑所有相关的接触途径：吸入、皮肤吸收、注射和摄入；

（3）采用与健康风险相对称的暴露措施控制；

（4）选择最有效和可靠的控制措施，以降低工作场所中有害物质的逸出和扩散；

（5）对于通过别的方法不能有效控制危害的情况，应在结合其他控制措施的情况下，提供合适的个人防护用品；

（6）定期检查所有的控制措施，以保证其有效性；

（7）告知并培训劳动者有关他们工作中接触的危害物质和风险，以及用于降低风险已采取的控制措施的使用情况。

一旦汇总工作任务的相关信息后，没有简单的方法进行暴露评估。在某些情况下，通过在信息收集过程中的观察，很可能认为风险是可以接受的。例如，噪声水平低至不影响交流，或没有看到粉尘从粉灰转运站溢出的迹象，或使用手工工具时没有振动等情况下，可以排除暴露于这类噪声、化学物质和振动等引起的风险。在某些情况下，可能会借鉴以往其他工作场所中的相似生产工艺的经验进行风险评估。

认为风险不大的危害应加以注明，以表明已经考虑了此类风险。例如，在温度为 25 ~ 30℃的生产车间内，由于热应激引起严重风险的机会很小，但这种条件可能会引起工人的

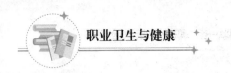

不适，尤其是他们从事体力劳动或需要穿防护服来限制散热功能的情况。然而，如果认为风险是不可接受的，则必须采取保护措施。最好的方法是确定需要采取哪些控制措施，并与目前正在采取的措施进行比较。在不确定的情况下，开展暴露检测是必需的，然后将检测数据与相应的限值进行比较。

（四）采取预防和保护措施

如果风险是不可接受的，就需要采取措施进行风险的预防或控制。在那些已采取控制措施的地方，必须检查其是否将风险控制在可接受水平。检查控制措施是否保持其原来安装时的功效，并检查是否进行定期维护保养，这可能是很有帮助的。如最初的判断认为风险是合适的，则定期的维护和测试将有助于确保这一控制措施持续有效。

考虑是否有可能通过调整工艺过程用来消除部分或全部危害物质是恰当之举，例如，通过用螺栓将金属片连接的方法替代产生有害气体和烟尘的焊接工艺。然而，必须始终警惕那种只改变危害而没有真正降低风险的情况。在之前提到的例子中，如果螺栓是通过使用可产生噪声和振动的电动工具加以固定，那就可能没有真正的优势可言了。对于有毒有害物质，使用毒性较低的原料或能较少逸散到工作场所的原料也是可能的。

应特别考虑操作人员穿戴的个体防护装备（PPE），尤其是在个体防护装备较重或由于较难穿戴而不能被正确穿戴的情况下。个人防护装备应该是"最后的手段"，即个人防护装备应只在其他形式的干预措施不可能取得有效控制的情况下使用，这是英国健康和安全规范所要求的，即个体防护装备应该在这种情况下使用。

无论什么时候，当采用一种控制措施时，就应该通过客观的监测或观察，检查控制措施的有效性。这些检查可能包括使用如防尘灯、烟管、直读式粉尘检测仪、电离探测器或声级计等仪器进行检测的方法。

关于在特定工艺过程中应采取的良好操作行为和控制措施的类型等有用的基础信息正在不断增加。作为《有害健康物质控制条例》的一部分，一些针对有害物质的指南手册已由英国健康安全执行署发布。这类信息提供了控制水平指南，以确保风险能得到很好的控制。

（五）记录重要发现

在风险评估过程的最后，必须有能力证明其评估是合适和充分的。尤其是：

（1）开展了全面的调查；

（2）已询问那些可能受危害影响的人群；

（3）考虑了所有重要的危害；

（4）实施的预防措施是合理的，由此产生的风险是很低的。

如果目前采取的控制措施不能很好地控制风险，则需要采取进一步的措施。主张采取进一步控制措施的任何建议都应该在评估记录中加以明确。

经常记录风险评估是一个很好的做法，但如果仅有少数人暴露于危害较小的物质中，那可能没有必要对评估进行广泛的书面记录。

（六）定期检查评估结果，必要时进行修改

风险评估必须在适当的时间间隔或当工艺流程或工作环境发生重大变化时重新进行。

在工作过程中已发生明确的工人伤害或疾病等情况时，应立即对风险进行重新评估，以确保它依然有效。

案例 7.8

某环境检测公司未取得职业卫生技术服务资质擅自开展职业卫生技术服务

2022 年 7 月，执法人员对某环境检测有限公司进行检查发现：该公司内设置理化室、前处理室、有机室、现场仪器室、样品间等，并且在现场查见 A、B、C 三家公司的检测报告、检测费发票、报价单、现场测量记录等，检测报告中涉及噪声、粉尘、有毒物质等项目，检测、评价依据引用 GBZ/T 189.7—2007、GBZ 2.2—2007 等职业卫生标准，该环境检测公司现场未能出示职业卫生技术服务资质证书。

后续经询问调查、专家讨论，向某省卫生健康委员会、某市应急管理局等部门核实，确认该公司未取得职业卫生技术服务资质认可，擅自开展职业卫生技术服务的违法事实。依据相关法律规定，给予该公司没收违法所得 113 800 元，罚款 455 200 元的行政处罚。

分析：《中华人民共和国职业病防治法》第二十六条第三款规定：职业病危害因素检测、评价由依法设立的取得国务院卫生行政部门或者设区的市级以上地方人民政府卫生行政部门按照职责分工给予资质认可的职业卫生技术服务机构进行。职业卫生技术服务机构所作检测、评价应当客观、真实。

职业病危害严重的用人单位，应当委托具有相应资质的职业卫生技术服务机构，每年至少进行一次职业病危害因素检测，每三年至少进行一次职业病危害现状评价。

职业病危害一般的用人单位，应当委托具有相应资质的职业卫生技术服务机构，每三年至少进行一次职业病危害因素检测。

三、基于职业病监测的职业健康风险评估方法

（一）基于职业病危害谱的风险评估

通过统计分析不同年份辖区内各种职业病危害因素的企业数和接触人数的变化，可以探测当地职业病危害谱的变化；根据职业病的潜伏期，预测该地区某一种或几种有高发风险的职业病病种。

（二）重点防控的地区、行业和企业评估分析

重点职业病监测机构根据所收集的用人单位信息，对照《国民经济行业分类》（GB/T 4754—2017）所确定的行业类别，根据国家安监总局印发的《建设项目职业病危害风险分类管理目录》（2012 年版）确定的其职业病危害风险分类（严重、较重和一般），可将分类为"严重"的用人单位作为重点防控的企业，将"严重"风险的企业和接触人数较多的行业和地区作为重点防控对象。

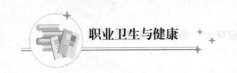

（三）应用检测结果评估职业卫生标准的适宜性

理论上，职业接触限值越严格越有利于保护劳动者的职业健康，但限值过于严格使得经济和技术可行性较差，执行时达不到预期的效果。通过长期、持续地收集职业病危害因素检测结果，可用来评估职业接触限值标准的适宜性，并为选择合适的时点修订职业接触限值提供依据。

（四）应用健康检查关键效应评估职业健康的潜在风险

收集接触职业病危害因素作业工人职业健康检查资料，以关键指标异常作为开展风险评估的基础，预测和分析职业病和工作有关疾病发病特点、规律、趋势，以弥补部分病种的职业病报告例数相对较少而无法作为观察结局的情形。

（五）应用职业病报告数据评估职业病的发病特点和趋势

对于部分报告病例数较多的职业病病种，可以对确诊的病例进行统计分析。通过监测，获取工龄总患病率、累计发病率等职业人群健康评价关键指标，用于制定职业病防治政策和规划，评价职业病防治干预效果。

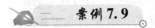 **案例 7.9**

某配件有限公司安排未经职业健康检查的
劳动者从事接触职业病危害的作业

2023 年 4 月 24 日，常熟市人民政府碧溪街道办事处执法人员对常熟市某配件有限公司进行执法检查，根据该单位提供的检测报告，该单位存在噪声、其他粉尘、电焊烟尘等职业病危害因素。该单位未安排存在噪声职业病危害因素的冲压岗位员工进行上岗前、在岗期间的职业健康检查。

该单位的行为违反了《中华人民共和国职业病防治法》第三十五条规定，依据《中华人民共和国职业病防治法》第七十五条第（七）项规定，责令该单位立即改正违法行为，对该单位做出罚款人民币 50 000 元的行政处罚。

分析：根据《中华人民共和国职业病防治法》规定，用人单位应当定期对工作场所进行职业病危害因素检测、评价，且用人单位不得安排未经上岗前职业健康检查的劳动者从事接触职业病危害的作业。若违反规定，将被处以 5 万元以上 30 万元以下的罚款，情节严重的，责令停止产生职业病危害的作业。

在接收到职业健康检查机构出具的报告后，应该及时查看，将检查结果书面告知劳动者，并根据职业健康检查情况采取相应措施。

对职业健康检查中发现有与所从事的职业相关的健康损害的劳动者，应调离原工作岗位，并妥善安置；

不得安排未经上岗前职业健康检查的劳动者从事接触职业病危害的作业；

不得安排有职业禁忌的劳动者从事其所禁忌的作业；

对未进行离岗前职业健康检查的劳动者不得解除或者终止与其订立的劳动合同。

四、风险评估与管理模型

风险评估领域广泛使用并被接受的模型/框架由美国国家科学委员会（国家研究委员会）报告提出。该框架将风险评估推荐为四个步骤：一是危害识别（确定危害人类健康污染物的存在和存在量）；二是剂量—反应关系评定（污染物浓度和健康损害发生率之间的关系）；三是接触评定（确定接触条件和接触者的吸收剂量）；四是风险表征描述（估计接触人群健康损害发生率及其不确定性）。

美国风险评估与管理委员会于 1996 由美国国会授权，提出各联邦机构需采取的不同风险评估策略，并提出一个框架，接受利益相关方的协同参与（与之合作共同完成风险评估和管理），具体内容包括 6 个阶段（图 7 - 1）。

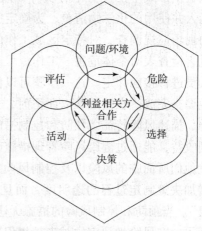

首先，要在广泛的公共健康和环境健康领域提出问题；其次，对风险的调查和分析，降低风险选项，以及每个选项潜在后果的评定（如社会、经济、道德、法律方面）；然后，监管机构基于相关方的介入做出决策，采取降低风险的行动；最后，实施评估。随着新工艺、技术和信息的出现，风险管理过程按需要应重复进行。

图 7 - 1　风险管理框架（1996 年由美国风险评估与管理委员会提出）

从事安全和健康工作的人员需要理解政策和标准制定过程中所考虑的因素，也需要评定和管理工作场所中的健康风险，被公认的风险评估与管理模型/框架如图 7 - 2 所示。该模型试图解释在政策层面做出决策的过程，同时也可用来进行风险评估和管理已识别的和

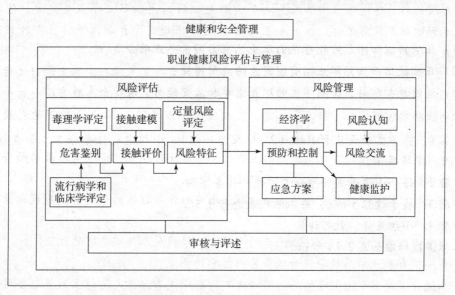

图 7 - 2　风险评估与管理模式

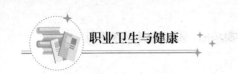

优化的风险。风险评估过程始于危害识别。对于风险管理者，危害识别包括为决定物质、环境或活动是否具有造成危害的潜力而可能实施的所有行动。风险管理者参与政策制定以及标准建立的详细过程，包括评估毒理学和流行病学资料的可用性、确定某种特定物质、工艺或活动能否造成危害以及造成什么样的危害。同样也需要参考流行病学提供的人类低剂量接触效应和相关易感性的定量证据。

在工作场所，风险评定者始于对现存已知所有危害的详细目录的评估。此危害目录涵盖正常或不正常工作活动（如故障和维修活动）存在的危害。该危害目录可来源于购入并使用的化学物清单、为确定中间产物和最终产品而对整个生产过程的理解、实施的现场巡视调查、对特定区域工作的人员进行全员参与的调查。危害识别可以通过制定危害检查表对个体危害、工作流程或工作单元实施调查。对雇员和处于危害因素接触的人员进行接触评定。这一步骤可以依据危害属性通过简单的巡视调查或者详细的职业卫生调查完成。在接触难以评估时，可以实施接触建模。接触建模的目的是估计风险大小、描述风险特征。预防和控制措施要考虑活动成本和可得收益。管理的最终目的是得到收益，能通过健康风险管理措施改善企业整体业绩，应高度重视与员工及利益相关方就他们所面临的风险以及控制风险所采取的步骤进行交流。风险管理者应当矫正观念，增加决策制定过程的透明度，而且不应向利益相关方隐瞒信息，即"利益相关方知情权"。当预防和控制风险的措施无法将风险降到可接受程度时，就需要实施卫生监测措施了。在风险性评定中越来越提倡使用生物标志、接触标志、随风险增加的个体及群体效应以及易感性等指标。

活动与训练

加油站职业性有害因素应对措施——职业健康风险评估策略实践

一、目标

（1）正确辨识加油站可能存在的职业性有害因素并正确分类；

（2）正确提出加油站职业性有害因素的应对措施；

（3）通过模拟演练，提高学生的职业素养和应变能力，展现个人魅力。

二、程序和规则

步骤1：将学生分成若干小组（3~6人为一组），小组进行任务分工，如查找资料、制作PPT、现场展示。

步骤2：每个小组根据任务分工，进行任务实施。

步骤3：展示过程5 min，每组派代表进行展示。

步骤4：小组互评、教师评价。

具体考核标准如表7-4所示。

表 7-4 职业健康风险评估策略实践评价表

序号	考核内容	评价标准	标准分值	评分
1	辨识加油站可能存在的职业性有害因素（20分）	加油站可能存在的职业性有害因素辨识系统完整	20分	
		加油站可能存在的职业性有害因素辨识不系统或不完整	10分	
2	加油站可能存在的职业性有害因素正确分类（20分）	加油站职业性有害因素分类完全正确	20分	
		加油站职业性有害因素分类部分正确	10分	
		加油站职业性有害因素分类错误	0分	
3	油站职业性有害因素的应对措施（40分）	加油站职业性有害因素的应对措施完整正确	40分	
		加油站职业性有害因素的应对措施部分正确	20分	
		加油站职业性有害因素的应对措施错误	0分	
4	汇报综合表现（20分）	表达清晰，语言简洁，肢体语言运用适当，大方得体	20分	
		表达较清晰，语言不够简洁，肢体语言运用较少，表现较紧张	10分	
得分				

三、总结评价

通过互评和教师评价，总结反思，巩固提升，强化学生的职业素养，提升学生的实践应用能力。

课后思考

1. 概括介绍职业健康风险评估的步骤。

2. 概括介绍职业健康风险评估的方法。

模块八

职业卫生管理

哲人隽语

天下之事，不难于立法，而难于法之必行；不难于听言，而难于言之必效。

——明·张居正《请稽查章奏随事考成以修实政疏》

模块导读

劳动者是职业健康保护的对象，是职业健康相关权益的诉求者，既参与本单位职业健康相关工作的民主管理，也必须遵守本单位职业健康管理相关规定。依据《中华人民共和国职业病防治法》，劳动者享有获得职业卫生培训、职业健康检查、了解工作场所职业病危害情况、要求提供符合防治职业病要求的职业病防护设施和个体防护用品等权利，同时也要履行学习和掌握相关职业卫生知识，增强职业病防范意识，遵守职业病防治法律、法规、规章和操作规程等义务。

学习目标

1. 了解职业卫生管理的相关法律法规和标准，理解不同层级法律法规的效力；

2. 掌握我国职业卫生法律法规体系；

3. 理解职业卫生管理在企业社会责任中的作用和意义；

4. 掌握发生职业病前期预防的制度要求，学习如何制定有效的职业病预防策略和措施；

5. 学习如何在劳动过程中实施职业卫生管理，比如工作场所卫生控制、人员卫生管理、工程控制措施及个人防护装备的正确使用等。

单元一　职业卫生法律法规

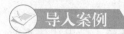

企业未按照规定报告疑似职业病
及未安排疑似职业病病人进行诊治案

2023 年 5 月 23 日，属地监督机构依法对某用人单位进行监督检查，该单位主要从事金属材料及辅料加工、销售等，主要工艺流程：原料→切割→热处理（校平）（180℃）→酸洗→修磨/抛丸→酸洗→打包。现场查见该单位 2022 年职业病危害因素检测报告。现场查见该单位劳动者陈某的上海某某医院出具的职业性健康检查复检报告，体检日期：2022 年 12 月 13 日，结论："疑似职业性噪声聋，建议到职业病诊断机构进一步诊断。"现场未查见该单位人向所在地卫生行政部门报告的书面材料。经查实，该单位未按照规定报告劳动者陈某的疑似职业病；未按照规定安排疑似职业病病人陈某进行诊治。上海宝山区某用人单位违反了《中华人民共和国职业病防治法》第五十条、第五十五条第二款规定，依据《中华人民共和国职业病防治法》第七十二条第六项、第七十四条规定，对该单位的行为给予警告的行政处罚。

分析：《中华人民共和国职业病防治法》第五十一条规定：县级以上地方人民政府卫生行政部门负责本行政区域内的职业病统计报告的管理工作，并按照规定上报。

第七十二条第（六）项规定：用人单位违反本法规定，有下列行为之一的，由卫生行政部门给予警告，责令限期改正，逾期不改正的，处五万元以上二十万元以下的罚款；情节严重的，责令停止产生职业病危害的作业，或者提请有关人民政府按照国务院规定的权限责令关闭：未按照规定安排职业病病人、疑似职业病病人进行诊治的。

一、法律基础知识

（一）法律

狭义的法律专指享有国家立法权的国家机关依照法定程序制定的规范性文件，是具体的法律规范。广义的法律是指由国家按照统治阶级的利益和意志制定或认可的，并由国家强制力保证实施的行为规范的总和。

1. 法律的特征

（1）法律具有规范性。法律为人们的交互行为提供了 3 种模式，即可为、勿为和应为。

（2）法律具有国家意志性。法律是通过制定和认可两种途径产生的，体现了国家意志。

（3）法律具有国家强制性。法律通过国家强制力强迫遵行。

（4）法律具有普遍性。法律的效力对象具有广泛性，法律的效力具有重复性。

（5）法律具有程序性。因为法律在本质上要求实现程序化，程序的独特性质和功能为保障法律的效率和权威提供了条件。

2. 法律的本质

法律的本质是指法律这一事物自身组成要素之间相对稳定的内在联系，是由法律本身所具有的特殊矛盾构成的。法律是统治阶级整体意志和共同利益的体现。

3. 法律的作用

法律的作用是指法律对人们的行为、社会生活和社会关系发生的影响。法律的作用可以分为规范作用与社会作用两类。规范作用是手段，社会作用是目的。法律的规范作用包括指引作用、评价作用、预测作用、强制作用、教育作用。法律的社会作用是法律为实现一定的社会目的而发挥的作用，主要表现在维护阶级统治和执行社会公共事务方面。

4. 法律的分类

（1）按照法的创制与适用主体不同分为国内法与国家法。国内法是由特定国家创制并适用于该国主权管辖范围内的法；国际法是指在国际交往中由不同主权国家通过协议制定或确认的，适用于国家之间的法。

（2）按照法的调整对象和调整主体范围不同分为公法与私法。公法是保护国家利益，调整国家与公民之间、国家机关之间的法律；私法是保护个人利益，调整公民之间的法律。

（3）按照法的效力、内容和制定程序不同分为根本法与普通法。根本法即宪法，是治国安邦的总章程，具有最高的法律地位、法律权威、法律效力，其内容、制定主体、程序及修改程序不同于普通法；普通法指宪法以外的法律，其法律地位和法律效力低于宪法，制定主体和制定程序不同于宪法，其内容一般涉及调整某一类社会关系。

（4）按照法的效力范围不同分为一般法与特别法。一般法是指在一国范围内，对一般的人和事物有效的法；特别法是指在一国的特定地区、特定期间或对特定事件、特定公民有效的法。

（5）按照法律规定的具体内容不同分为实体法与程序法。实体法是规定和确认权利和义务以及职权和责任为主要内容的法律；程序法是规定以保证权利和职权得以实现或行使，义务和责任得以履行的有关程序为主要内容的法律。

（二）法律规范和法律体系

1. 法律规范及其分类

法律规范是反映统治阶级意志，由国家制定或认可，以国家强制力保证实施的具体行为规则。法律规范是由假定、处理和后果 3 个要素构成的。

（1）依据法律规范本身性质分为义务性规范、禁止性规范和授权性规范。

（2）依据法律规范确定其内容的程度不同分为确定性规范、准用性规范和委任性规范。

2. 法律规范的表现形式

（1）宪法。是由全国人民代表大会制定，具有最高法律效力的国家根本大法。

（2）法律。包括全国人民代表大会制定的基本法律和全国人民代表大会常务委员会制定的基本法律以外的其他法律。

（3）行政法规。国务院根据宪法和法律制定的规范性文件。

（4）部门规章。国务院各部委根据法律和行政法规，在其权限范围内发布的规范性文件。

（5）地方性法规。由各省、自治区、直辖市以及省、自治区的人民政府所在地的市、计划单列市和经国务院批准的较大的城市人民代表大会及其常务委员会制定的规范性文件。

（6）地方性规章。由前述地方行政区域人民政府制定的规范性文件。

（7）自治条例和单行条例。由民族自治地方的人民代表大会制定。

（8）特别行政区的法律。香港、澳门特别行政区基本法和其他法律。

（9）国际条约。国际条约的效力优于国内法律，但我国声明保留的条款除外。

3. 法律效力

（1）法律效力的层次和范围。法律效力是指人们应当按照法律规定的那样行为，必须服从。法律效力分为规范性法律文件的效力和非规范性法律文件的效力。法律效力层次是指规范性法律文件之间的效力等级关系。我国法律效力层次可概括为：①上位法的效力高于下位法；②在同一位阶的法律之间，特别法优于一般法；③新法优于旧法。

（2）法律效力的种类。法律效力可以分为对人的效力、对事的效力、空间效力、时间效力四种。法律对人的效力是指法律对谁有效，适用于哪些人。在世界各国的法律实践中先后采用过属人主义、属地主义、保护主义和以属地原则为主，与属人主义、保护主义相结合四种效力原则。我国采用以属地主义为主，与属人主义、保护主义相结合原则。

①法律对事的效力是指法律对什么样的行为有效，适用于哪些事项。

②法律的空间效力是指法律在哪些地域有效，适用于哪些地区。

③法律的时间效力是指法律何时生效、何时终止效力以及法律对其生效以前的事件和行为有无溯及力。

二、我国的职业卫生法律体系构成

我国的职业卫生法律体系是指我国全部现行的不同的职业卫生法律法规所形成的有机联系的统一整体。目前，我国已经初步形成了具有中国特色并与国际接轨的，符合依法治国和社会主义市场经济建设需要的，由职业卫生法律（含国际公约）、行政法规、部门规章、地方性法规、地方性部门规章、职业卫生标准及规范组成的职业卫生法律体系。

（一）《中华人民共和国宪法》

《中华人民共和国宪法》（以下简称《宪法》）由全国人民代表大会制定，国家主席签发，是国家的根本大法。一切法律、行政法规、地方性法规、行政规章都不得与其相抵

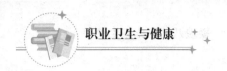

触。《宪法》第四十二条明确规定"加强劳动保护，改善劳动条件"，这是我国职业卫生方面最高法律效力的规定，是我国职业卫生法律体系的最高层级。

（二）职业卫生法律和国际公约

职业卫生法律由全国人民代表大会或全国人民代表大会常务委员会制定，国家主席签发，其法律地位和法律效力高于行政法规、地方性法规、部门规章、地方人民政府规章。现行职业卫生法律有《中华人民共和国职业病防治法》《中华人民共和国劳动法》《中华人民共和国突发事件应对法》《中华人民共和国劳动合同法》等。国际公约是指国际有关政治、经济、文化、技术等方面的多边条约。国际公约属于国际法范畴，经过全国人民代表大会及其常务委员会批准的国际公约，在国内是具有法律效力的，等同于法律，主要有《职业安全与卫生及工作环境公约》《矿山安全与卫生公约》《预防重大工业事故工作守则》《促进职业安全与卫生框架公约》等。

案例 8.1

某金属制品有限公司安排有职业禁忌的劳动者从事接触职业病危害作业案

2019 年 11 月 27 日，鹤山市卫生健康局执法人员根据市疾病预防控制中心上报的《疑似职业病报告卡》（某公司的工人源某在岗职业健康体检结果：疑似职业性噪声聋）的情况对市某金属制品有限公司进行现场检查，发现：第一，该金属制品有限公司从事生产、加工、销售：金属制品，生产场所内设有打模、切割、焊接、喷粉、包装等车间，存在噪声、粉尘等职业病危害因素；第二，该公司工人源某从事打模岗位作业，接触的职业病危害因素有噪声、粉尘，在岗职业健康体检结果：疑似职业性噪声聋；第三，源某的职业健康监护档案中，源某与该公司签订的劳动合同的工作岗位为模工，其上岗前《职业健康检查报告》结论为：有接触噪声作业职业禁忌证。

调查与处理：执法人员于 2019 年 11 月 27 日对该公司进行立案，提取了源某的相关体检证明、劳动合同等证据，并对该公司被委托人吕某等相关人员进行了详细地询问调查。最终依法查明：该公司安排有职业禁忌的劳动者从事接触职业病危害作业。依法处以罚款人民币 8 万元的行政处罚。2020 年 3 月 13 日，该公司自觉履行处罚并对违法行为整改完善，该案结案。

分析：该公司安排有职业禁忌的劳动者从事接触职业病危害作业的行为违反的法律条款：《中华人民共和国职业病防治法》第三十五条第二款"用人单位不得安排未经上岗前职业健康检查的劳动者从事接触职业病危害的作业；不得安排有职业禁忌的劳动者从事其所禁忌的作业；对在职业健康检查中发现有与所从事的职业相关的健康损害的劳动者，应当调离原工作岗位，并妥善安置；对未进行离岗前职业健康检查的劳动者不得解除或者终止与其订立的劳动合同"。

（三）职业卫生行政法规

职业卫生行政法规由国务院制定，国务院总理签发，其法律地位和效力低于有关职业卫生的法律，高于地方性职业卫生法规、地方人民政府职业卫生规章。

（四）职业卫生部门规章

职业卫生部门规章由国务院授权部门依照职业卫生法律、行政法规规定制定和发布，部门负责人签发，其法律地位和效力低于有关职业卫生的法律、行政法规，高于地方人民政府职业卫生规章。

（五）地方性职业卫生法规

地方性职业卫生法规是由各省、自治区、直辖市以及省会城市、计划单列市、经济特区的人民代表大会及其常务委员会制定的报全国人民代表大会常务委员会和国务院备案的职业卫生规范性文件。仅在本行政区域内有效，其效力低于宪法、法律和行政法规。如《北京市职业病防治卫生监督条例》《重庆市劳动安全条例》等。

（六）地方性职业卫生规章

地方性职业卫生规章是由各省、自治区、直辖市以及省、自治区人民政府所在地的市、计划单列市、经济特区人民政府制定的有关职业卫生工作规范性文件，经政府常务会议或者全体会议决定，由省长、市长、自治区主席签发。如《河北省作业场所职业卫生监督管理办法》《重庆市防暑降温措施管理办法》等。

（七）职业卫生标准

职业卫生标准法律化是我国职业卫生立法的重要趋势，职业卫生标准一旦发布，就具有法律地位和法律效力。职业卫生标准分为职业卫生国家标准和职业卫生行业标准，主要包括职业卫生专业基础标准；工作场所作业条件卫生标准；工业毒物、生产性粉尘、物理因素职业接触限值，职业病诊断标准；职业照射放射防护标准；职业防护用品卫生标准；职业危害防护导则；劳动生理卫生、工效学标准；职业病危害因素检测、检验标准等。

1. 职业卫生国家标准

职业卫生国家标准是指国务院有关部门按照《中华人民共和国标准化法》制定的在全国范围内适用的职业卫生技术规范。

2. 职业卫生行业标准

职业卫生行业标准是指国务院有关部门按照《中华人民共和国标准化法》制定的在职业卫生领域内适用的技术规范。职业卫生行业标准对同一职业卫生事项的技术要求，可以高于国家职业卫生标准，但不得与其相抵触。

案例8.2

发生职业病危害事故怎么办

B市某化工厂间二硝基苯车间因管道和阀门故障，导致间二硝基苯原料泄漏，并喷洒到正在从事回料和包装作业的李四身上。事故发生后该企业对李四采取了温水冲洗、给予牛黄解毒片、止疼片治疗的措施，但未及时送医疗机构就诊，且未报告所在地卫生行政部门和有关部门，导致李四未得到及时救治，病情加重，造成难以恢复的周围神经损伤。李四经职业病诊断机构诊断为职业性急性间二硝基苯重度中毒。

企业职业卫生管理工作不到位，不仅伤害了员工的健康，自身也将承担法律责任。

分析：本案例中，企业违反了《中华人民共和国职业病防治法》第三十七条：发生或者可能发生急性职业病危害事故时，用人单位应当立即采取应急救援和控制措施，并及时报告所在地卫生行政部门和有关部门。卫生行政部门接到报告后，应当及时会同有关部门组织调查处理；必要时，可以采取临时控制措施。卫生行政部门应当组织做好医疗救治工作。

对遭受或者可能遭受急性职业病危害的劳动者，用人单位应当及时组织救治、进行健康检查和医学观察，所需费用由用人单位承担。

三、我国职业卫生法律体系的特征

我国的职业卫生法律体系具有以下特征。

（一）法律规范的调整对象和阶级意志具有统一性

为了预防、控制和消除职业病危害，防治职业病，保护劳动者健康及其相关权益，促进经济社会发展，国家为职业卫生立法。

（二）法律规范的内容和形式具有多样性

职业卫生是安全生产工作的重要组成部分，它贯穿生产经营活动的各个行业、领域，各种社会关系非常复杂。这就需要针对不同行业特点和各种突出的职业卫生问题，制定各种内容不同、形式不同的职业卫生法律法规，调整各级政府、企事业单位、公民相互之间在职业卫生领域中产生的社会关系。

（三）法律规范的相互关系具有系统性

职业卫生法律体系由母系统与若干个子系统共同组成，各个法律规范是母系统不可分割的组成部分。职业卫生法律规范的层级、内容和形式虽然有所不同，但它们之间存在着相互依存、相互联系、相互衔接、相互协调的辩证统一关系。

活动与训练

我国职业健康相关法律法规标准体系分享
——职业卫生法律法规实践

一、目标

（1）按照立法主体、法律效力的不同，对我国职业健康法律法规进行分类；

（2）正确列出我国职业健康相关法律法规的名称及颁布部门；

（3）正确绘制我国职业健康相关法律法规标准体系图；

（4）通过模拟演练，提高学生的职业素养和应变能力，展现个人魅力。

二、程序和规则

步骤1：将学生分成若干小组（3～6人为一组），小组进行任务分工，如查找资料、制作PPT、现场展示。

步骤2：每个小组根据任务分工，进行任务实施。

步骤3：展示过程5 min，每组派代表进行展示。

步骤4：小组互评、教师评价。

具体考核标准如表8-1所示。

表8-1 职业卫生法律法规实践评价表

序号	考核内容	评价标准	标准分值	评分
1	对我国职业健康法律法规进行分类（20分）	对我国职业健康法律法规的分类系统完整	20分	
		对我国职业健康法律法规的分类不系统或不完整	10分	
2	我国职业健康相关法律法规的名称及颁布部门（40分）	列出的我国职业健康相关法律法规的名称及颁布部门完整正确	40分	
		列出的我国职业健康相关法律法规的名称及颁布部门部分正确	20分	
		列出的我国职业健康相关法律法规的名称及颁布部门错误	0分	
3	我国职业健康相关法律法规标准体系图（20分）	我国职业健康相关法律法规标准体系图完全正确	20分	
		我国职业健康相关法律法规标准体系图部分正确	10分	
		我国职业健康相关法律法规标准体系图全部错误	0分	
4	汇报综合表现（20分）	表达清晰，语言简洁，肢体语言运用适当，大方得体	20分	
		表达较清晰，语言不够简洁，肢体语言运用较少，表现较紧张	10分	
	得分			

三、总结评价

通过互评和教师评价，总结反思，巩固提升，强化学生的职业素养，提升学生的实践应用能力。

课后思考

1. 讲讲职业健康立法的重要性和意义。

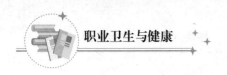

2. 陈述《中华人民共和国职业病防治法》的发展历程。

3. 讨论《中华人民共和国职业病防治法》和《中华人民共和国安全生产法》的联系。

单元二　职业病前期预防

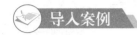导入案例

某家具加工厂未为刨工

提供个人使用的职业病防护用品案

2023 年 10 月 26 日，重庆市某区卫生健康委卫生监督员和重庆××区某镇卫生院协管人员一道，对某区某家具加工厂进行了监督检查，发现该公司为刨工××未提供个人使用的职业病防护用品。案件于次日受理，并于 10 月 28 日正式立案调查。

经调查核实：当事人某区某家具加工厂为刨工某某某未提供个人使用的职业病防护用品的行为，违反了《中华人民共和国职业病防治法》第二十二条第一款和《国家安全监管总局办公厅关于修改用人单位劳动防护用品管理规范的通知》（安监总厅安健〔2018〕3 号）第十一条第（二）项规定，依据《中华人民共和国职业病防治法》第七十二条第（二）项之规定给予行政处罚，并遵循《重庆市卫生健康行政处罚裁量基准》（2023 年版）ZY017A，通过对案件调查结果审查、合议、法制审核后，给予当事人警告的行政处罚。

分析：《中华人民共和国职业病防治法》第二十二条第一款规定：用人单位必须采用有效的职业病防护设施，并为劳动者提供个人使用的职业病防护用品。

第七十二条第（二）项用人单位违反本法规定，有下列行为之一的，由卫生行政部门给予警告，责令限期改正，逾期不改正的，处五万元以上二十万元以下的罚款；情节严重的，责令停止产生职业病危害的作业，或者提请有关人民政府按照国务院规定的权限责令关闭：未提供职业病防护设施和个人使用的职业病防护用品，或者提供的职业病防护设施和个人使用的职业病防护用品不符合国家职业卫生标准和卫生要求的。

《国家安全监管总局办公厅关于修改用人单位劳动防护用品管理规范的通知》（安监总厅安健〔2018〕3 号）第十一条第（二）项："用人单位应按照识别、评价、选择的程序，结合劳动者作业方式和工作条件，并考虑其个人特点及劳动强度，选择防护功能和效果适用的劳动防护用品。接触噪声的劳动者，当暴露于 80 dB≤LEX，8 h＜85 dB 的工作场所时，用人单位应当根据劳动者需求为其配备适用的护听器"。

在我国的职业病防治工作中，预防为主、防治结合的方针早已提出，并在实践中得到了不同程度的贯彻，《中华人民共和国职业病防治法》中有专门的一章规范前期预防，就是预防为主基本方针在立法中的体现。

一、前期预防的指导意义

防治职业病的法定方针是预防为主，预防就要从源头抓起，只有在源头实施控制和管理，才会是最主动的，也是最有效率的，可以防患于未然。

在职业病危害未发生前就及早地采取积极的预防措施，这是职业病防治的成熟经验，也是长期坚持的正确方针，这次在立法中以法律形式加以肯定，成为法定的方针，可以更坚定地、更有权威地实施职业病前期预防的措施。

前期控制职业病的危害，符合职业病的特点，有利于将这种人为的疾病及早地加以控制，有利于多加预防，减少发病。

总之，重视职业病的前期预防，可以保护劳动者的积极性，提高劳动者的生产效率，避免或者减轻社会以及企业由职业病造成的负担，良好的职业卫生环境，高水平的劳动者的健康素质，有助于提高我国企业的声誉，提高国际竞争力。

二、设立符合职业卫生条件的工作场所

设立符合职业卫生条件的工作场所是防治职业病的起点，也是保障劳动者健康最有力的措施，这一个环节做好了就可以最大限度地消除或者减少劳动者受到的职业病因素的危害。

所以《中华人民共和国职业病防治法》中首先规定，产生职业病危害的用人单位在其设立时，除应当符合法律、行政法规所规定的设立条件外，其工作场所还应当符合《中华人民共和国职业病防治法》所规定的条件。

（1）职业病危害因素的强度或者浓度符合国家职业卫生标准；

（2）有与职业病危害防护相适应的设施；

（3）生产布局合理，符合有害无害作业分开的原则；

（4）有配套的更衣间、洗浴间、孕妇休息间等卫生设施；

（5）设备、工具、用具等设施符合保护劳动者生理、心理健康的要求；

（6）法律、行政法规和国务院卫生行政部门关于保护劳动者健康的其他要求。

这6项要求，实际上就是设立工作场所在职业病防治方面的6项法定条件，这里所指的设立并非仅指初始之时，而是只要设有工作场所的，就必须具备这6项条件。

三、职业病危害项目申报制度

职业病危害项目申报制度是在《中华人民共和国职业病防治法》中确立的一项重要制度，它是在立法过程中根据对职业病防治监督管理的实际需要和职业卫生工作的实践经验而确立的。《中华人民共和国职业病防治法》第十六条对此所作规定为：在卫生行政部门中建立职业病危害项目的申报制度；用人单位设有依法公布的职业病目录所列职业病的危害项目的，应当及时、如实向卫生行政部门申报，接受监督；职业病危害项目申报的具体办法由国务院卫生行政部门制定。这项规定所表明的这项制度的含义为：

（1）职业病危害项目申报制度是法定的制度，由卫生行政部门实施，即法律授予了卫生行政部门这项权力，任何单位和个人都必须遵守，不得违背。

（2）实行职业病危害项目申报制度，目的就是将所有的职业病危害项目都纳入卫生行政部门的监督范围之内，受卫生行政部门的监控，防止职业病危害项目不受控制地造成损害，这里所指的职业病危害项目，不论是新设的还是原有的，什么行业、什么地区的，都必须申报，对职业病危害实行全方位、全过程的监控，只有这样才能为有效地实施监控提供条件。

（3）申报的范围是指法定职业病的各个危害项目，这是可操作的，监控目的明确，要求用人单位如实、及时申报，接受监督，这是他们的法定义务，不容规避，不准隐瞒，更不得拒绝。

（4）这里所指的用人单位向卫生行政部门申报职业病危害的项目，并不仅是一种程序，而是有实质内容的监督管理，从申报开始就要接受监督。

对于申报可以有 3 种处置方式：一是实施监督，纳入监督管理范围，符合规定的就起备案作用；二是对不符合法定条件的，进行检查，责令纠正；三是对违法设立的项目，依法采取措施，防止造成危害，甚至依法追究责任。

（5）申报的具体办法由法律授权国务院卫生行政部门制定，目的是使申报制度更周密有效，切实可行，当前如果经验还不够，可以在实施中进一步完善。

案例 8.3

未按规定及时向卫生行政部门申报产生职业病危害的项目

2023 年 4 月，执法人员对某公司进行检查，根据该公司提供的职业病危害现状评价报告书，该公司属于职业病危害严重的企业，主要职业病危害因素为木粉尘、其他粉尘、噪声，该公司未向当地卫生行政部门申报产生职业病危害项目，该行为违反了《中华人民共和国职业病防治法》第十六条第二款规定，依据《中华人民共和国职业病防治法》第七十一条第一项规定，给予该公司警告、罚款 7 万元的行政处罚。

分析：职业病危害项目申报是用人单位必须履行的法定义务，也是卫生行政部门履行职业健康监督管理职责的重要内容。存在或者产生职业病危害因素（如噪声、粉尘、化学因素等）的用人单位，不论是何种企业类型，也不论规模大小，均应在职业病危害项目申报系统（网址：https://www.zybwhsb.com/）进行职业病危害项目申报。存在需变更申报情形的，还应在规定时间内申报变更职业病危害项目内容。

四、职业病危害预评价制度

职业病危害预评价制度是预防和控制职业病的一项基础工作和重要手段，它在《中华人民共和国职业病防治法》中体现为一种法定的制度，它的主要作用在于从源头控制职业病危害，积极改善作业环境，有力地保障劳动力资源的可持续利用，同时也为企业在国际竞争中树立良好形象。

（一）适用范围

新建、扩建、改建建设项目和技术改造、技术引进项目可能产生职业病危害的，建设单位在可行性论证阶段应当进行职业病危害预评价。

（二）预评价报告内容

为了保证预评价报告能发挥实际作用，法律上规定，职业病危害预评价报告应当对建设项目可能产生的职业病危害因素及其对工作场所和劳动者健康的影响做出评价，确定危害类别和职业病防治措施。

有关建设项目职业病危害分类目录和分类管理办法由国务院卫生行政部门制定，这样就有了统一的标准、统一的管理办法，发挥了卫生行政部门对职业病防治监督管理的职能和作用。

（三）实行"三同时"

《中华人民共和国职业病防治法》中规定，建设项目的职业病防护设施应当与主体工程同时设计、同时施工、同时投入生产和使用；所需投入的费用应当纳入建设项目的工程预算。这里所指的职业病防护设施的建设、3 个同时进行的步骤、费用的列支都是法定的，带有强制性，防止只重视主体工程而忽视职业病防护设施的片面认识和做法，是实现对职业病预防为主方针的重要保证措施。

（四）防护设施的设计和验收

职业病防护设施必须是有效、合乎标准的，而不是形式上、质量无保证的。

医疗机构可能产生放射性职业病危害的建设项目竣工验收时，其放射性职业病防护设施经卫生行政部门验收合格后，方可投入使用；其他建设项目的职业病防护设施应当由建设单位负责依法组织验收，验收合格后，方可投入生产和使用。

卫生行政部门应当加强对建设单位组织的验收活动和验收结果的监督核查。

建设项目在竣工验收前，建设单位应当进行职业病危害控制效果评价；建设项目竣工验收时，其职业病防护设施经验收合格后，方可投入正式生产和使用。

上述规定的设计审查和竣工验收都是关键的环节，同时又明确必须符合国家职业卫生标准和卫生要求，质量合格，这是有针对性地做出的规定，也是严格的，只有这样才能真正地实施预防为主的方针。

案例8.4

未按规定进行职业病危害预评价

2023 年 3 月，执法人员对某装饰材料公司进行检查，发现该公司 2021 年改建的"木门新型装饰材料技术改造项目"未按规定进行职业病危害预评价，该行为违反了《中华人民共和国职业病防治法》第十七条第一款规定，依据《中华人民共和国职业病防治法》第六十九条第一项规定，给予该公司警告的行政处罚。

分析：职业病防治最关键的是要做好源头预防。新建、扩建、改建建设项目和技术改造、技术引进项目可能产生职业病危害的，建设单位在可行性论证阶段应当进行职业病危害预评价。通过评价建设项目可能存在的职业病危害因素及其对工作场所和工人健康的影响，确定危害类别和职业病防护措施，可从源头有效预防职业病。

活动与训练

加油站职业病危害项目申报分享——职业卫生法律法规实践

一、目标

（1）正确填写加油站的基本情况；

（2）正确填写加油站职业病危害因素种类；

（3）正确填写加油站职业病危害因素分布情况；

（4）通过模拟演练，提高学生的职业素养和应变能力，展现个人魅力。

二、程序和规则

步骤1：将学生分成若干小组（3~6人为一组），小组进行任务分工，如查找资料、制作PPT、现场展示。

步骤2：每个小组根据任务分工，进行任务实施。

步骤3：展示过程5 min，每组派代表进行展示。

步骤4：小组互评、教师评价。

具体考核标准如表8-2所示。

表8-2 职业卫生法律法规实践评价表

序号	考核内容	评价标准	标准分值	评分
1	加油站的基本情况（20分）	加油站的基本情况系统完整	20分	
		加油站的基本情况不系统或不完整	10分	
2	加油站职业病危害因素种类（30分）	加油站职业病危害因素种类完全正确	30分	
		加油站职业病危害因素种类部分正确	15分	
		加油站职业病危害因素种类错误	0分	
3	加油站职业病危害因素分布情况（30分）	加油站职业病危害因素分布情况完全正确	30分	
		加油站职业病危害因素分布情况部分正确	15分	
		加油站职业病危害因素分布情况全部错误	0分	
4	汇报综合表现（20分）	表达清晰，语言简洁，肢体语言运用适当，大方得体	20分	
		表达较清晰，语言不够简洁，肢体语言运用较少，表现较紧张	10分	
得分				

三、总结评价

通过互评和教师评价，总结反思，巩固提升，强化学生的职业素养，提升学生的实践应用能力。

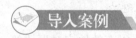

课后思考

1. 谈谈职业病前期预防的重要意义。
2. 叙述我国职业病危害项目申报制度。
3. 职业病危害预评价具有哪些作用？

单元三 劳动过程中的管理与防护

导入案例

企业未督促、指导从事职业危害大锯岗位工作人员韦某使用劳动防护用品案

2023 年 3 月 28 日，安龙县卫生健康局执法人员到安龙某石材有限公司开展监督检查，在向当事人出示执法证件、说明来意后，在该石材有限公司主要负责人王某某陪同下进行现场检查，经检查发现，该石材有限公司大锯岗位工作人员韦某未佩戴防尘口罩，防噪耳塞，经询问韦某陈述说单位发了防尘口罩、防噪耳塞等防护用品，但是工作忙，所以忘记佩戴了；生产有毒物品作业场所有害作业补板岗位（苯乙烯）与无害作业大锯岗位未分开，且经询问主要负责人，其表示知道苯乙烯挥发在空气中容易使人员中毒窒息。本案件有现场笔录 1 份、询问笔录 2 份、现场照片 5 张为证。

分析：《中华人民共和国职业病防治法》第三十四条第二款规定：用人单位应当对劳动者进行上岗前的职业卫生培训和在岗期间的定期职业卫生培训，普及职业卫生知识，督促劳动者遵守职业病防治法律、法规、规章和操作规程，指导劳动者正确使用职业病防护设备和个人使用的职业病防护用品。第七十条第四项规定：违反本法规定，有下列行为之一的，由卫生行政部门给予警告，责令限期改正；逾期不改正的，处十万元以下的罚款：未按照规定组织劳动者进行职业卫生培训，或者未对劳动者个人职业病防护采取指导、督促措施的。因此，对该单位进行了处罚。

在《中华人民共和国职业病防治法》中，对劳动过程中的防护与管理做出了 24 条规定，表明劳动过程中防护与管理不但很重要，是职业病防治中前期预防的延伸，而且在这个过程中要有更具体的规则，这就涉及了关于管理制度、工作场所的防护措施、个人防护要求、防治职业病人员培训、劳动者健康监护、劳动关系的调整，以及有关费用的开支等事项，使职业病防治从对预防措施的监督管理延伸到经常性的、劳动过程中的防护与管理，有关规定前后连贯，紧密相接，更深入、更具体。

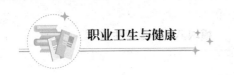

一、职业病防治管理措施

对职业病的防治应当是用人单位实施管理的经常性的内容，并且是必不可少的内容，这种管理应当定型化、制度化，并强有力地加以推行，因此《中华人民共和国职业病防治法》第十九条明确规定，用人单位应当采取下列6项职业病防治管理措施：

（1）设置或者指定职业卫生管理机构或者组织，配备专职或者兼职的职业卫生专业人员，负责本单位的职业病防治工作；

（2）制订职业病防治计划和实施方案；

（3）建立、健全职业卫生管理制度和操作规程；

（4）建立、健全职业卫生档案和劳动健康监护档案；

（5）建立、健全工作场所职业病危害因素检测及评价制度；

（6）建立、健全职业病危害事故应急救援预案。

上述6项，可以说是用人单位职业病防治管理的基本制度，它要求必须从组织、人员上落实，要有防治计划，在实际中要有相应的措施，坚实的基础工作，以有效地应对事故的发生。这些规定虽然简明扼要，但都是可以操作的，要作为法定的职责去实施。

除了上述管理措施外，用人单位还必须经常地采取技术措施，推进职业病防治，所以在《中华人民共和国职业病防治法》中规定，用人单位应当优先采用有利于防治职业病和保护劳动者健康的新技术、新工艺、新材料，逐步替代职业病危害严重的技术、工艺、材料。这是一项体现在法律上的技术原则，或者说是法定的保护劳动者的技术原则，应当从项目的开始以至整个劳动过程中都遵循。

二、个人的防护

在用人单位采用有效的职业病防护措施的同时，还应当重视劳动者个人的防护，尊重劳动者所享有的职业卫生保护权利，对此，在《中华人民共和国职业病防治法》中做出了多项规定，主要有：

（1）用人单位必须为劳动者提供个人使用的职业病防护用品。这是一项基本规定，当前有些用人单位做得很不好，必须从法律上确定用人单位的这项责任。

（2）用人单位为劳动者个人提供的职业病防护用品必须符合防治职业病的要求；不符合要求的，不得使用。这项规定不仅是针对有些用人单位为劳动者个人提供的防护用品质量差、数量少、难起防护作用的现象，而且是对所有用人单位提出的要求，只有合乎防护要求的、质量好的、有足够数量的防护用品才能发挥防护作用。那种只求表面应付，不求真正防护作用的用人单位应当承担由此产生的法律责任。

（3）劳动者享有的职业卫生保护权利，包括获得职业卫生教育、培训的权利；获得职业健康检查、职业病诊疗、康复等职业病防治服务的权利；有了解工作场所产生或者可能产生的职业病危害因素、危害后果和应当采取的职业病防护措施的权利；有要求用人单位提供符合防治职业病要求的职业病防护设施和个人使用的职业病防护用品，改善工作条件的权利；有对违反职业病防治法律、法规以及危及生命健康的行为提出批评、检举和控告的权利；有拒绝违章指挥和强令进行没有职业病防护措施的作业的权利；有参与用人单位职业卫生工作的民主管理，对职业病防治工作提出意见和建议的权利。

在法律中不仅赋予了劳动者上述各项权利，而且从法律上排除了干扰行使这些权利的障碍，所以又进一步地规定，用人单位应当保障劳动者行使上述所列权利，因劳动者依法行使正当权利而降低其工资、福利等待遇或者解除、终止与其订立的劳动合同的，其行为无效。上述各项规定，赋予并保障劳动者保护自身健康的权利，这是必要的，同时说明了防治职业病也要依靠劳动者自身的力量和积极的努力。

三、工作场所的防护

工作场所是劳动者从事职业活动所在的环境，其中的危害因素和劳动者与其接触的状况是职业病防治必须严密监测的，十分重要的是必须采取防护措施消除或者减少对劳动者的危害，《中华人民共和国职业病防治法》有针对性地规定了防护措施，主要有：

（1）用人单位在醒目位置设置公告栏，公布职业病防治的规章制度、操作规程、职业病危害事故应急救援措施和工作场所职业病危害因素检测结果。

（2）对产生严重职业病危害的作业岗位，应当在其醒目位置，设置警示标识和中文警示说明，依法载明警示的内容。

（3）对可能发生急性职业损伤的有毒、有害的工作场所，用人单位应当设置报警装置，配置现场急救用品、冲洗设备、应急撤离通道和必要的泄险区。

（4）对职业病防护设备、应急救援设施和个人使用的职业病防护用品，用人单位应当进行经常性的维护、检修，定期检测其性能和效果，确保其处于正常状态，不得擅自拆除或者停止使用。

（5）用人单位应当定期对工作场所进行职业病危害因素检测、评价；检测、评价结果存入本单位的职业卫生档案，定期向所在地卫生行政部门报告并向劳动者公布。

如果发现工作场所职业病危害因素不符合国家职业卫生标准和卫生要求时，用人单位应当立即采取相应治理措施；对于经治理后仍然达不到国家职业卫生标准和卫生要求的，必须停止存在职业病危害的作业，只有在治理后达到了标准和要求才能重新作业。

上面列举的工作场所的职业病防护，法律对其中几个重要的事项做出了规定，比如确定了防护责任，要由用人单位来采取防护的措施；对防护措施有具体的要求，目的是切实有效；工作场所的防护必须是经常性的，保持正常运行的状态；对工作场所应当按规定进行职业卫生检测、评价，坚持达到预定的标准和要求。

要做到这些，确实需要做大量的工作，即使这样立法时还是认为必须有这些规范，要有法可依，依法保护劳动者的健康，让用人单位履行这些义务。

 案例8.5

用人单位对劳动者生命健康造成严重损害要被重罚

某市执法人员在开展尘毒危害专项执法工作时对某混凝土生产公司进行了监督检查，

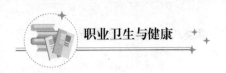

发现该公司两名劳动者于 2019 年 12 月被诊断为职业性尘肺病。

进一步调查发现，两名劳动者所患职业性尘肺病与该单位违反《中华人民共和国职业病防治法》相关规定密切相关。一是这两名劳动者的工作岗位在生产过程中涉及的主要扬尘点未采取密闭措施，也未采取通风除尘措施；二是岗位的矽尘浓度超过了国家职业卫生标准；三是未安排这两名劳动者进行上岗前职业健康检查，工作后也未及时安排其进行在岗期间职业健康检查。

该单位在违反《中华人民共和国职业病防治法》相关规定的同时，已经对劳动者生命健康造成严重损害。

处理结果：卫生健康部门依据《中华人民共和国职业病防治法》第七十七条规定，责令该单位停止产生职业病危害的作业，给予该单位罚款二十万元的行政处罚，并责令该单位在规定时间内整改完毕。

分析：用人单位因违反《中华人民共和国职业病防治法》的有关规定，对劳动者的生命健康造成了严重损害。《中华人民共和国职业病防治法》第七十七条规定的"对劳动者生命健康造成严重损害"的违法行为，虽然从法条中并没有体现出具体的定量或者定性标准。但从该法的立法宗旨，不难得出这样一个结论，用人单位的劳动者一旦罹患职业病，或者是造成劳动者身体永久性伤害（比如残疾），或者无法治愈的疾病，等等，这些都应该属于严重损害的范围。

用人单位存在的违法行为，已经对劳动者生命健康造成严重损害的，由卫生行政部门责令停止产生职业病危害的作业，或者按法定程序责令用人单位关闭。这里所讲的"责令停止产生职业病危害的作业"，属于《中华人民共和国行政处罚法》第八条规定的行政处罚的一种，是指行政机关对违反行政管理秩序的单位，限其在一定期限内停止生产或经营活动的一种行政处罚，属于行为罚。

四、职业卫生培训

在立法过程中许多意见认为，职业病重在预防，应当普及职业病防治知识，增强用人单位的职业病防治观念，提高劳动者的自我健康保护意识，这些内容在《中华人民共和国职业病防治法》的总则中都做出了规定。同时，这部法律还对劳动过程中的职业卫生培训做出了规定，成为用人单位、劳动者的法定义务，主要内容包含三层意思：

一是用人单位的负责人应当接受职业卫生培训，遵守职业病防治法律、法规，依法组织本单位的职业病防治工作；这是对负责人、管理人员的要求，必须规范他们的行为，增强他们防治职业病的观念，尤其是守法意识。

二是对用人单位的要求，就是规定用人单位应当对劳动者进行上岗前的职业卫生培训和在岗期间的定期职业卫生培训，普及职业卫生知识，督促劳动者遵守职业病防治的法律、法规、规章和操作规程，指导劳动者正确使用职业病防护设备和个人使用的职业病防护用品。这项规定是有积极意义的，也是有针对性的，目前有些职业病伤害是因为劳动者不懂得有关知识，有的也是用人单位不愿意让劳动者掌握有关知识，所以确定用人单位有进行培训的责任更为必要。

三是对劳动者的要求，劳动者也有应当主动履行法定义务，就是劳动者应当学习和掌握相关的职业卫生知识，遵守职业病防治法律、法规、规章和操作规程，正确使用、维护职业病防护设施和个人使用的职业病防护用品，发现职业病危害事故应当及时报告。这样规定后，劳动者既是职业病保护的对象，又在实现职业病防护措施时负有责任，应当将接受培训、遵守法律及操作规程等作为其应履行的法定义务。如果不履行这些义务，就应当对劳动者进行教育。

 **案例 8.6**

×钛业有限公司主要负责人未接受职业卫生培训案

2022年8月11日，××县卫生健康局卫生监督员对×县×钛业有限公司进行职业卫生监督检查。该公司现场出示了×县2022年用人单位职业健康监督与管理培训班回执，培训班回执显示参加培训人员为周×怡董事长、职业卫生管理人员张×彬。该公司现场出示了张×彬2022年职业卫生培训证书，未能出示主要负责人周×怡2022年职业卫生培训证书。经进一步调查核实，××县2022年用人单位职业健康监督与管理培训班签到册显示周×怡未参加培训及签到。经询问该公司负责人周×怡，周×怡承认已报名但实际未参加培训，经询问该公司文件签收人员刘×豪证明培训班仅有张×彬参加。××县×钛业有限公司未安排主要负责人接受职业卫生培训的行为违反了《中华人民共和国职业病防治法》第三十四条第一款规定和《工作场所职业卫生管理规定》第九条规定，依据《工作场所职业卫生管理规定》第四十七条第二项规定，给予当事人警告，罚款人民币5 000元的行政处罚。2022年8月17日发出《行政处罚事先告知书》，该公司放弃陈述和申辩权，2022年8月30日发出《行政处罚决定书》，该企业主动缴纳罚款，案件结案。

分析：该案是一起典型的用人单位主要负责人未接受职业卫生培训的案例。卫生监督部门要加强职业卫生的日常监督，做好服务与指导，确保用人单位充分履行主体责任，使职业卫生条件处于良好运行状态，预防和消除职业性有害因素对劳动者健康的损害，保证和促进生产经营的顺利进行。同时在处罚用人单位时，要从实际出发，综合考虑各方面的因素，促进用人单位健康、良性发展。同时，用人单位自身要严格遵守职业卫生相关法律法规，工作场所存在职业病目录所列职业病危害因素的，应当及时、如实向所在地卫生行政部门申报危害项目，接受监督，创造符合职业卫生标准的工作场所，守法经营，充分保障广大劳动者的身体健康和生命安全。

五、健康检查和健康监护

在《中华人民共和国职业病防治法》中做出健康检查、健康监护规定，都与防治职业病直接有关，以预防为目的，监视职业病的危害，鉴定受危害的人群，采取相应的对策：

一是对从事接触职业病危害作业的劳动者，用人单位应当按照国务院卫生行政部门规定组织上岗前、在岗期间和离岗时的职业健康检查，并将检查结果如实告知劳动者；职业

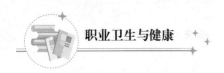

健康检查费用由用人单位承担。这里明确的是职业健康检查由用人单位组织，并由其承担费用。检查制度将有更具体的规定，反映不同职业的不同要求。

二是用人单位不得安排未经上岗前职业健康检查的劳动者从事接触职业病危害的作业；不得安排有职业禁忌的劳动者从事其所禁忌的作业，对在职业健康检查中发现有与所从事的职业相关的健康损害的劳动者，应当调离原工作岗位，并妥善安置；对未进行离岗前职业健康检查的劳动者不得解除或者终止与其订立的劳动合同。这些规定都是从保护劳动者合法权益出发的，作为职业健康检查中出现的几种情况的处置规则。

三是用人单位应当为劳动者建立职业健康监护档案，并按照规定的期限妥善保存；职业健康监护档案的主要内容由法律规定，保证档案的完整性，包括劳动者的职业史、职业病危害接触史、职业卫生健康检查结果和职业病诊疗等个人健康资料；劳动者离开用人单位时，有权索取本人职业健康监护档案复印件，用人单位应如实、无偿提供。

六、职业病防治中的劳动关系

职业病防治中涉及用人单位与劳动者关系，对这种特定条件下的劳动关系，《中华人民共和国职业病防治法》确立了处理的规则：

（一）用人单位承担责任的原则

这是指用人单位对采用的技术、工艺、材料，应当知悉其产生的职业病危害，对有职业病危害的技术、工艺、材料隐瞒其危害而采用时，对所造成的职业病后果承担责任。这项规定是针对有些用人单位对劳动者不负责的行为，甚至坑害劳动者的行为而做出的。劳动者是受害者，应当有权要求用人单位承担责任，法律则明确用人单位必须对其行为造成的后果承担责任，这是一种法定责任。

（二）用人单位有告知义务

这是指用人单位与劳动者订立劳动合同时，应当将工作过程中可能产生的职业病危害及其后果、职业病防护措施和待遇等如实告知劳动者，并在劳动合同中写明，不得隐瞒或者欺骗。这项规定表明应当尊重劳动者的权利，使劳动者在知情的情况下有做出选择的权利。

（三）对于新的职业病危害，用人单位仍有告知义务

这是指劳动者在已订立劳动合同期间因工作岗位或者工作内容变换，从事与所订立劳动合同中未告知的存在职业病危害的作业时，用人单位应当就这种危害履行告知义务，与劳动者协商变更原劳动合同相关条款。这项规定是具体地维护劳动者的权益，面对新的职业病危害，劳动者仍然有选择权。

（四）劳动者有权拒绝从事存在职业病危害的作业

用人单位违背法定的告知义务的，劳动者有权拒绝从事存在职业病危害的作业，用人单位不得因此解除或者终止与劳动者所订立的劳动合同，这是因为过错在用人单位，劳动者维护自己的权利是合理的。

（五）保护劳动者特定的权益，免受职业病的危害

这是指用人单位不得安排未成年工从事接触职业病危害的作业；不得安排孕妇、哺乳

期的女职工从事对本人和胎儿、婴儿有危害的作业。

（六）发挥工会在防治职业病中的重要作用

例如，督促并协助用人单位开展职业卫生宣传教育和培训；对用人单位违反职业病防治法律、法规，侵犯劳动者合法权益的行为，有权要求纠正；产生严重职业病危害时，有权要求采取防护措施，或者建议采取强制性措施；发生职业病危害事故时，有权参与事故调查处理等。

七、实行特殊的管理措施

实行特殊的管理措施有技术方面的，也有经济方面的，都是防治职业病所必需的，主要的有：

（1）国家对从事放射、高毒等作业实行特殊管理；

（2）向用人单位提供可能产生职业病危害的化学品、放射性同位素和含有放射性物质的材料的，必须遵守法律上所做的特殊规定；

（3）任何单位和个人不得生产、经营、进口和使用国家明令禁止使用的可能产生职业病危害的设备或者材料；

（4）任何单位和个人不得将产生职业病危害的作业转移给不具备职业病防护条件的单位和个人；不具备职业病防护条件的单位和个人不得接受产生职业病危害的作业。这项规定是为了控制职业病危害的扩散，特别是失控的现象，它与《中华人民共和国职业病防治法》第十五条、第二十二条规定都是相衔接的。

在经济方面，明确规定用人单位按照职业病防治要求，用于预防和治理职业病危害、工作场所卫生检测、健康监护和职业卫生培训等费用，按照国家有关规定，在生产成本中据实列支。这项规定使防治职业病的费用在法律上有了保障，而且也表明这是生产经营以及事业活动中的合法支出。

活动与训练

职业病防护用品使用分享
——职业健康风险评估的基本概念实践

一、目标

（1）正确介绍某职业病防护用品的作用；

（2）正确介绍某职业病防护用品的佩戴方法和使用要求；

（3）通过模拟演练，提高学生的职业素养和应变能力，展现个人魅力。

二、程序和规则

步骤1：将学生分成若干小组（3~6人为一组），小组进行任务分工，如查找资料、制作PPT、现场展示。

步骤2：每个小组根据任务分工，进行任务实施。

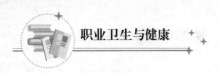

步骤3：展示过程5 min，每组派代表进行展示。

步骤4：小组互评、教师评价。

具体考核标准如表8-3所示。

表8-3 职业健康风险评估的基本概念实践评价表

序号	考核内容	评价标准	标准分值	评分
1	介绍某职业病防护用品的作用（20分）	介绍某职业病防护用品的作用系统完整	20分	
		介绍某职业病防护用品的作用不系统或不完整	10分	
2	介绍某职业病防护用品的佩戴方法（40分）	介绍某职业病防护用品的佩戴方法完全正确	40分	
		介绍某职业病防护用品的佩戴方法部分正确	20分	
		介绍某职业病防护用品的佩戴方法错误	0分	
3	介绍某职业病防护用品的使用要求（20分）	介绍某职业病防护用品的使用要求完全正确	20分	
		介绍某职业病防护用品的使用要求部分正确	10分	
		介绍某职业病防护用品的使用要求全部错误	0分	
4	汇报综合表现（20分）	表达清晰，语言简洁，肢体语言运用适当，大方得体	20分	
		表达较清晰，语言不够简洁，肢体语言运用较少，表现较紧张	10分	
得分				

三、总结评价

通过互评和教师评价，总结反思，巩固提升，强化学生的职业素养，提升学生的实践应用能力。

📖 课后思考

1. 简述职业病防护用品的重要意义。

2. 阐述职业健康检查的重要作用。

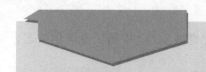

参 考 文 献

[1] 毕澜涛. 我国职业卫生出现的新问题及应对措施 [J]. 劳动保障世界, 2015 (33): 35 - 36.

[2] 朱秋鸿. 我国职业卫生标准体系发展历程 [J]. 中国卫生标准管理, 2019, 10 (18): 168.

[3] 任国友, 孟燕华. 职业安全与卫生法律教程 [M]. 北京: 机械工业出版社, 2015.

[4] 杨径, 李智民. 职业病诊断实践与案例评析 [M]. 北京: 人民卫生出版社, 2012.

[5] 刘景良. 职业卫生 [M]. 北京: 化学工业出版社, 2018.

[6] 肖颖衡, 朱晓俊, 李丽萍, 等. 不良作业条件、职业心理及企业风险因素对职业伤害发生影响的路径分析 [J]. 环境与职业医学, 2023, 40 (10): 1141 - 1146 + 1154.

[7] 李英武. 职业健康心理学 [M]. 北京: 北京师范大学出版社, 2018.

[8] 傅小兰, 周红玲, 谢彤. 心理健康教育 [M]. 北京: 科学出版社, 2020.

[9] 牛侨. 职业卫生与职业医学 [M]. 北京: 科学出版社, 2023.

[10] 李冰峰, 王一男. 职业健康安全 [M]. 北京: 化学工业出版社, 2018.

[11] 吴永会. 职业卫生与健康 [M]. 哈尔滨: 哈尔滨出版社, 2008.

[12] 吴强, 任国友. 职业卫生基础 [M]. 徐州: 中国矿业大学出版社, 2012.

[13] 王俊治. 职业卫生与职业健康通用读本 [M]. 北京: 工人出版社, 2012.

[14] 陈沅江, 刘影, 田森. 职业卫生与防护 [M]. 北京: 机械工业出版社, 2023.

[15] 何纳. 生物因素危害与控制 [M]. 北京: 化学工业出版社, 2019.

[16] 郁庆福主编. 现代卫生微生物学 [M]. 北京: 人民卫生出版社, 1995.

[17] 邓志爱, 李孝权, 李钏华, 等. 食品中产气荚膜梭菌的分离鉴定与基因分型 [J]. 热带医学杂志. 2006 (6): 682 - 690.

[18] 钟思武, 曲颖, 王忠旭. 工作相关肌肉骨骼疲劳与损伤相关生物标志物研究进展 [J]. 职业与健康, 2018, 34 (21): 3012 - 3018.

[19] 钟思武. 工效学负荷与肌肉疲劳及其标志物研究 [D]. 北京: 中国疾病预防控制中心, 2019.

[20] 何易楠, 彭志恒, 黄贵荣, 等. 广州市某啤酒制造厂工人颈肩背多部位肌肉骨骼疾患危险因素研究 [J]. 职业卫生与应急救援, 2022, 40 (6): 679 - 684.

[21] 宋挺博. 职业性肌肉骨骼疾患危险因素现场评价 [M]. 武汉: 华中科技大

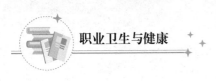

学，2011.

[22] 王忠旭．工作相关肌肉骨骼疾患及其评估方法的研究进展［J］．中国工业医学杂志，2016，29（4）：243.

[23] 张美辨．职业健康风险评估方法学实践应用［M］．北京：人民军医出版社，2016.

[24] 王爱红，张丹丹．职业与环境健康风险评估案例教程［M］．北京：人民卫生出版社，2022.

[25] 黄先青．职业病监测和职业健康风险评估理论与实践［M］．北京：人民卫生出版社，2017.

[26] 王忠旭，李涛．职业健康风险评估与实践［M］．北京：中国环境出版社，2017.

[27] 仪勇．职业健康风险评估方法学实践应用［M］．北京：北京师范大学出版社，2016.

[28] 陈雄．职业卫生法律法规［M］．重庆：重庆大学出版社，2018.

[29] 唐仕川．用人单位职业卫生管理与危害防治技术［M］．2版．北京：科学出版社，2023.

[30] 刘小真．职业卫生学［M］．北京：北京师范大学出版社，2022.

[31] 张龙连．职业卫生知识［M］．3版．北京：中国劳动社会保障出版，2023.

[32] 邬堂春．职业卫生与职业医学［M］．8版．北京：中国劳动社会保障出版社，2019.

[33] 王莹，顾祖维，张胜年．现代职业医学［M］．北京：人民卫生出版社，1996.

[34] 刘士杰，刚葆琪，王世俊．中华人民共和国职业病防治法与职业病防治管理全书［M］．北京：中国工人出版社，2001.

[35] 王簃兰，刚葆琪．现代劳动卫生学［M］．北京：人民卫生出版社，1994.

[36] 何凤生．中华职业医学［M］．北京：人民卫生出版社，1999.

[37] 沈国安．职业性肺病［M］．北京：中国医药科技出版社，1999.

[38] 金泰廙．职业卫生与职业医学［M］．5版．北京：人民卫生出版社，2003.